Ahnungslos
Jayme C. Scott

AHNUNGSLOS

Jayme C. Scott

Bibliografische Information der Schweizerischen Nationalbibliothek:
Die Schweizerische Nationalbibliothek verzeichnet diese Publikation in der Schweizerischen Nationalbibliografie; detaillierte bibliografische Daten sind im Internet über http://nb.admin.ch abrufbar.

Die Veröffentlichung erfolgt mit freundlicher Unterstützung der Academy der NIKU Neuro AG

Korrektorat und Buchsatz:	Kia Kahawa
Umschlaggestaltung:	Carolin Summer
Herausgeberin:	Academy der NIKU Neuro AG

ISBN: 978-3-9525189-9-1

Der Schlüssel zu
einer wichtigen Story
lautet nicht wie,
nicht was, nicht wo.
Sie lautet: wieso?

PROLOG

VIKTUALIENMARKT

Es ist ein sonniger Tag – ein Samstag –, die letzte Gelegenheit für die Münchner, ihre Einkäufe für den folgenden Ruhetag zu machen. Die bunten Menschenmassen wuseln geschäftig umher und der Viktualienmarkt ist überfüllt mit Besuchern der 140 Stände, die von Leberkäs über regionale Eier bis hin zu frisch duftenden Veilchen und Narzissen alles bieten, was das Herz begehrt. Die Vögel zwitschern und der Himmel ist strahlend blau. Es wäre sonst etwas hektisch, aber dennoch könnte es wie immer, bayerisch gemütlich und einfach schön sein, auf dem Viktualienmarkt. Nicht heute.

Wer nach oben blickt, und es muss jeder hinschauen, es geht nicht anders, der erstarrt. Man bleibt stehen. Voller Entsetzen schaut man hoch. Fast jeder hält sein Gesicht fest, manch einer ist nah dran, erbrechen zu müssen. Der Körper wird elektrisiert, viele beginnen zu zittern, für jeden ist das unfassbar, was da zu sehen ist. So etwas hat noch kein Mensch gesehen. Am Maibaum auf dem Viktualienmarkt hängt ein Mann. Aufgespießt wie eine Vogelscheuche, nur der Kranz hindert ihn daran, herunterzurutschen.

Sirenen ertönen, blaues Licht geht an: Die Polizeiwagen und Feuerwehrautos mit ihren ohrenbetäubenden Martinshörnern rücken blitzschnell an.

Auf den Gesichtern der Menschen kann man die verschiedensten Gedanken ablesen:

Gott sei Dank, das alles ist so erschreckend. Extrem skurril.

Wie ist der denn nach dort oben gekommen?

Das ist unmöglich, keiner könnte ihn so hochheben.

Ist der aus dem Flieger gefallen? Das ist nicht möglich, über München kann man nicht so ohne Weiteres fliegen.

Und tatsächlich, seit 9/11 ist ein Flug über Städte kaum mehr möglich. München hat einen dicken Panzer, Bayerns Landeshauptstadt will solche Vorfälle nicht. Allerdings müsste auch ein Flug über die Berge gesperrt sein, seit Thomas die Maschine an die Berge knallte. Das wurmt die Bayern, die hätten lieber, dass das ein Ausländer gewesen wäre. Jetzt müssten sie die Sperre auch für die hiesigen Piloten verhängen.

Das Ehepaar Müller aus Kreiling fasst sich fest an die Hand, den Anblick des Toten kann man kaum aushalten. Frau Müller macht ein Kruzifix-Zeichen, zieht ihren Mann zur Seite.

Gott sei Dank leben wir auswärts!

Da gibt ihr Mann ihr schnell recht und denkt sofort an all die Sünden, die er zuletzt begangen hat, unweit von hier. Hoffentlich nicht, weil … *Nie wieder werde ich Anna hier treffen*, nimmt er sich vor. Es war im Hotel, fast nebenan. Zuletzt viel zu oft.

Das ist ein Zeichen, das muss aufhören, raunt ihm eine innere Stimme zu.

Er drückt die Hand seiner Frau, als hätte er Angst davor, noch auf den Toten hochgeschleudert zu werden, und beide eilen davon.

„Doch nicht bei uns in Bayern“, sagt er halblaut.

Der Moderatorin im Fernsehen fällt es schwer, die Nachricht ohne Emotionen vorzutragen. Alle, die live dabei gewesen sind, stehen immer noch unter Schock.

„Heute Morgen wurde der bekannte Münchner Psychotherapeut Werner Hase tot auf dem Maibaum auf dem Viktualienmarkt gefunden. Über Motiv und Todesursache ist noch nichts bekannt, man geht aber …“

Das hätte an vielen Orten der Welt geschehen können, nicht nur in Bayern. In Wien, New York, Warschau, London, Paris oder Rom. Aber nun fanden ihn die Menschen hier, tot, entwürdigt und allein hängengelassen. Das hat mit der schönen Stadt München nichts zu tun.

Oder vielleicht doch?

Wie kam es dazu?

KAPITEL EINS

MEHRERE WOCHEN ZUVOR

Connys Leben verlief ganz normal, sie war immer die Beste in der Klasse, eine Streberin eben. Es hatte ihr stets Spaß gemacht, fleißiger als andere zu sein. Nein, heute dachte sie so, damals wusste sie gar nicht, dass sie als Streberin angesehen wurde, weil sie gerne klug war. Das brachte ihr den nötigen Respekt, und dann wurde sie auch noch Klassensprecherin.

Vielleicht hatte sie das seinerzeit von John, Thomas oder Kevin unterschieden. Sie glänzte mit sozialem Verhalten, Zuwendung und Intelligenz. Dicke Freunde hatte sie dennoch sehr lange Zeit keine. Bereits früh im Leben hatte sie sich angewöhnt, alles intelligent zu lösen, auch Freundschaften.

Emma nahm sie fest in den Arm und drückte sie an sich. Ganz fest. Wenn Hanna da wäre, würde sie das auch tun.

„Aber eines musst du mir sagen." Emma schaute sie tief an. „Wie ist es dir möglich, Gefühle denen gegenüber aufzubringen, die so viele Menschen auf dem Gewissen haben? Du hast doch keinen Mörder gerne!"

„Weil ich mich nur so weit in sie hineinversetzen kann, bis sie diese Taten verübt haben. Also, bis kurz davor. Dann kann ich nicht mehr nachempfinden, was in ihnen vorging", antwortete Conny ruhig.

„Ja, aber was kannst du da nachempfinden?", ließ Emma nicht locker.

„Du kannst dir nicht vorstellen, was für eine Demütigung und Quälerei es ist, einen Therapeuten zu haben, der dich erniedrigt, kleinmacht, verspottet und keinerlei Unterstützung gibt. Einer, der dich ins Nichts führt, weil du nicht das Glück hattest, emotional genährt und satt zu werden. Das ist eine unfassbare Quälerei, wenn das Gegenüber deine eigene Welt nach und nach zerstört, wenn du nur in eine Welt zurückgeführt wirst, in die Welt des Nichts, weil du auf nichts zurückgreifen kannst. In dem Nichts bist du dazu gezwungen, das unfassbar Schlimmste vor Augen zu sehen, zu wiederholen. Immer und immer wieder. Das ritzt sich doppelt und dreifach in die Seele hinein, und zwar so oft, wie dein Gegenüber dir das Nichts bewusst serviert und du nur eines spürst: wie die Seele immer und immer wieder zerbricht. Unkontrollierbar und so lange, bis du nicht mehr kannst, bis die Seele zerstört ist. Doch ganz tief in dir drin weißt du, du brauchst genau das Gegenteil. Du brauchst Liebe, Güte, Wohlwollen von dem anderen. Bringst du das jedoch zur Sprache, wirst du verspottet und im wahrsten Sinne des Wortes allein gelassen. Mit dem Schicksal, mit den erneut entstandenen Trümmern, mit der erneut gebrochenen Seele. Ohne jeglichen Halt, weil du keinen Halt haben kannst, weil die Vergangenheit dir nichts gegeben hat, weil die eigene Biografie dir nichts zu bieten hatte."

So ein Mist, dachte sie, *mache ich mich gerade lächerlich?*

Sie unterbrach, schaute Emma mit großen Augen an und merkte, dass sie ihr immer noch zuhörte. Ermutigt fuhr sie fort: „Damals hattest du niemanden. Und jetzt gehst du von einem zum anderen, die behandeln dich wie ein Nichts, wie den letzten Dreck. Du wirst analysiert wie ein Abgastest. Egal was passiert, du bist immer schuld, weil diese Leute das so gelernt haben: ‚Schuld hat der psychisch Kranke.'"

Conny war wütend, und mit Tränen in den Augen sprudelte es aus ihr heraus:

„Die müssen keine Verantwortung übernehmen, schuld sind immer die Diagnostizierten. Man wird im wahrsten Sinne entmündigt. Man erhält keine Chance, sich positiv zu zeigen, denn das Antlitz des anderen ist auf Kontroll-Modus und Ablehnung gestellt. Abstinenz nennt man das. Man betritt die Türschwelle des Gruselkabinetts und wird zum Spielball der sinnlosen Interpretationen. Je mehr man nach Fakten verlangt, desto eher bekommt man den Stempel des Kranken aufgedrückt, mit der Härte eines Diktators, der den Revolutionär zum Stillstand bringen muss. Und wenn es nicht anders geht, bis hin zum Tod. Man wurde längst aus den Augen verloren, zeigt man sich gequält, dann ist man schuld, zeigt man sich intelligent, dann wird einem alles weggenommen, man wird zum Nichts reduziert. Das tut so sehr weh, das kann man nicht aushalten! Und dann, wenn du Pech hast, reagiert die Umgebung wie bei John …"

John war ein junger Mensch, der auch in einer Psychotherapie Hilfe suchte, irgendwann jedoch um sich schoss, in einer der Schulen, wobei Kinder ums Leben gekommen waren.

Ein Teenie, ein kleines Arschloch aus der Klasse von John, hatte im Interview gesagt, dass John ein Loser war. Nach einem Amoklauf in einer anderen Stadt wurde bekannt, dass Kevin, der Amokläufer, gemobbt wurde. Thomas, der bei seinem Selbstmord mehr als hundert Menschen auf unvorstellbare Weise mit einem Flugzeug mit sich in den Tod gerissen hat, hatte zuvor Hilfe gesucht. Doch er hatte nur einen völlig unfähigen Arzt gefunden, der ihm, statt zu helfen, die Hilfe verwehrt hatte.

Sie alle haben keinen würdigen Umgang erfahren. Niemand akzeptierte sie so, wie sie waren, niemand brachte ihnen bei, wie das Leben sich anfühlte, oder wie es sich besser anfühlen konnte.

„Entschuldigt es das, was sie getan haben?", fragte Emma.

„Keinesfalls." Connys Antwort kam wie aus der Pistole geschossen. „Es sind aber nicht die Kinder, die versagt haben, sondern die Zuständigen. Das ist die Gruppe, die kompetent für sie hätte da sein müssen."

Sie schwiegen. Emma ahnte, dass in der Ausführung von Conny viel Wahres lag. Ihre Meinung dazu war klar. Die Versager waren die Psychologen, Ärzte, Psychotherapeuten und ihre Ausbilder sowie Praxen und Kliniken. Sigmund Freud trug die geringste Schuld dran. Er war ein Kind seiner Zeit und seine Werke waren voller Zuwendung und Liebe zu seinen Patienten. Er war Mensch in seiner Rolle als Arzt.

Conny fügte, ihre Stimme kaum mehr als ein Flüstern, hinzu: „Nicht die Kinder, nicht die jungen Menschen verantworten allein diese vielen Toten. Diese hatten nur das gute Recht, um Hilfe zu bitten."

Pustekuchen.

Conny überlegte weiter, ohne es laut auszusprechen: *Nach jedem Weltkrieg gab es etliche Denkmäler mit Gräbern für unbekannte Soldaten. Nicht für diese Kinder, jungen Menschen und Erwachsenen, die vernichtet wurden wie im Konzentrationslager. Für sie gibt es nach dem Ableben nur Unverständnis und Ablehnung, nicht einmal ein Grab. Wächter im Konzentrationslager und Psychotherapeuten, die die Seelen vernichten, wurden und werden niemals bestraft …*

Emmas Stimme holte sie ins Hier und Jetzt zurück. Conny hatte das Gefühl, im tiefsten Loch gewesen zu sein. Sie schreckte zusammen, als sie Emmas Worte hörte:

„Alle Menschen wollen jeden Tag glücklich erleben, die Zeiten sind hart, das Leben verläuft meist so, dass jeder mit sich und mit den eigenen Problemen genug zu tun hat. Du hast doch uns …"

Conny war froh, dass sie Emma hatte. Sie hatten sich auf der Kunstmesse Art Basel kennengelernt. Sie war immer gerne dort gewesen. Aber die Frage beschäftigte sie, die Amokläufe häuften sich, egal ob Flieger, Fahrzeuge oder Waffen als Mordwaffe genutzt wurden. Dann sprach man immer von psychisch Kranken. Meist waren diese aber in Psychotherapie. Warum half Psychotherapie nicht? Was war da faul?

Conny schüttelte den Kopf, sie verstand sich selbst kaum. *Wie bescheuert musste man sein, um diesen Tätern Liebe zu zeigen, sogar Verständnis oder Zuneigung?*

„Heute spüre ich Schauer auf meinem Rücken", erzählte sie weiter, „und bin immer noch erschrocken, wenn ich daran denke, dass ich dem Tod von der Schippe gesprungen bin. Hätte ich Rob, Kevin, John oder Werner und die vielen anderen auf der Schippe gesehen, hätte ich die mit zu dem Sprung ermutigt, mitgenommen, zurück in die Hölle des Lebens."

Sie trauerte um sie, auch wenn sie keinen von ihnen persönlich kannte. Sie teilte das gleiche Schicksal mit ihnen, denn in der Psychotherapie beschleunigte man die Vernichtung ihres Ichs, bot aber keine Maßnahmen zur Auferstehung von den Toten an. So sah sie das jedenfalls.

Gott sei Dank hatte sie schon immer eine bunte Fantasie. Oft tauchte sie in innere Bilder hinein, als ob sie in einer anderen Realität leben wollte. In dieser Welt hatte sie neue Eltern, Geschwister und Freunde. Die inneren Bilder, die sie tagein, tagaus prägten, als ob das ihre Realität gewesen wäre. Das hatte ihr geholfen, den Boden unter den Füßen wiederzubekommen. Und jetzt hatte sie Conny und ihre Freundinnen, war also nicht allein.

„Bin ich noch normal, wenn ich um diejenigen trauere, die andere umgebracht haben?"

Emma nahm ihre Hand. „Ja, weil du weißt, dass ihnen Unrecht getan wurde. Du weißt, dass wir auch so denken und dass das die Wahrheit ist, die niemand hören will."

Emma dachte kurz nach. Amelie kannte doch den Vater des Jungen, das war irgendwo auf dem Ländle, da war Amelie gerade bei einem Unternehmer gewesen, der den Vater kannte.

„Eine sehr nette Familie", hatte dieser Amelie erzählt. „Ich kann mir auch nicht vorstellen, dass der Junge das von sich aus gemacht hat. Wenn die Ärzte ihm nicht vermittelt haben, dass er ein selbstbewusster, toller Junge ist, dann haben sie ihn mit einer zerrissenen Seele gehen lassen. Ich glaube Amelie, dass das eine ganz normale Familie ist und sie haben es sicher nicht verdient, dass sie von Mitmenschen dermaßen zerrissen werden."

Während die Ärzte davongekommen sind – das hatte er jedoch nicht laut ausgesprochen.

„Amelie lässt dir ausrichten, dass sie eine Idee hat. Sie will mit dir reden", unterbrach Emma Connys Gedanken.

Conny beschloss, alle in ihr Gebet einzuschließen, für die sie Zuneigung spürte. Denn Liebe war eine unbegrenzte Quelle, die nicht weniger wurde, wenn man sie untereinander teilte.

Aber es ging nicht nur um Liebe, sondern auch um das unfassbare Leid, das so vielen Menschen angetan wurde. Man setzte sie unermesslichen Qualen aus und ließ sie damit vollkommen allein. Sowohl das Selbstbewusstsein als auch das Selbstwertgefühl wurden in der Psychotherapie vielfältig und vollkommen zerstört. Und zwar von denjenigen, die Verantwortung trugen. Conny hatte Hoffnung und wusste gar nicht, woher sie diese nahm. Hoffnung war eine gute Sache und gute Dinge starben nicht. Manchmal musste man sich entscheiden.

Doch es würde eine Reise werden, bei der das Ende noch ungewiss war …

JE AN EINEM ANDEREN ENDE DER WELT

Die Sonne war noch nicht über den Wolkenkratzern von New York aufgewacht, doch Hanna war schon auf den Beinen. Sie eilte mit ihrem Surfbrett zum Auto. Sie wollte die Erste am Rockaway Beach sein und einmal die ganze Welle nur für sich haben. Den gestrigen Abend hatte sie bei ihrem Freund in Manhattan verbracht, es war viel zu spät geworden.

Im Hurley Surf Club erwartete sie bereits Morgan.

„Wo bleibst du so lange?" Mürrisch zog er an ihr vorbei, sah wie immer gut aus und war, auch wie immer, ein bisschen unfreundlich.

„Kaffee ist fertig", brummte er nebenbei.

Hanna freute sich im Stillen auf den gut duftenden, frisch aufgebrühten Kaffee. Dann saßen sie beide auf der Holzbank und schauten den wütenden Wellen zu. Unvorstellbar, aber wahr. Noch war niemand da, gerade so, als wüsste der Ozean, dass sie heute ganz allein da sein würde. Sie musste zugeben, dass sie froh war, wenn Morgan zuschaute, um später dazuzukommen.

Begleitet von unfassbarer Leichtigkeit vergaß sie die Angst, lag auf dem Brett und arbeitete sich nach vorne. Langsam wurde es hell, der Strand war aber immer noch menschenleer. Während in der Metropole bereits die Sirenen jaulten, schien hier draußen alles wie von einer magischen Stille umgeben zu sein. Sie hörte ihr Herz rasen, lag auf dem Bauch wie eine Henne, mit den Flügeln nach oben. Im Nu stellte sie sich auf und ritt auf den Wellen. Der Rausch, das Nichts, kein Gefühl. Die Zeit schien eine Weile stehenzubleiben, nichts umgab sie, nur eine Aura von Glück, Rausch, Abgrenzung, Unendlichkeit, umhüllt von einer runden Welle. Sie sauste davon, wurde eins mit dem Wasser. Sie ließ sich tragen, vereinigt mit den Wellen und der Natur. Und dann wurde die Welle schneller, unruhiger …

Wow!

Die Wucht des Wassers riss sie herunter, sie erkannte weder Oben noch Unten, hörte nur das Rauschen des Atlantiks, die gewaltige Menge, die sie mitriss. Hanna ließ sich mitreißen, jetzt hatte es keinen Sinn, Kontrolle gewinnen zu wollen. *Das ist die Ewigkeit im Nichts, Grenzerfahrungen, das sind die Momente, in denen man spürt, dass man lebt*, ging es ihr durch den Kopf.

Der heiße Kaffee danach tat erneut gut. Jetzt schaute sie den anderen zu, die auch gekommen waren. Surfen war mehr als ein Sport, es war eine Offenbarung. Wie das Leben am Zipfel der Welt, das sich veränderte. Nichts blieb, wie es war.

Nur ungern verließ sie den Strand, sie hatte Sehnsucht nach Stille, nach purem Sein. Am liebsten würde sie die Welt anhalten.

Sie spürte noch ihrem neuen Siegesgefühl nach. Ihr Ritt über den Atlantik heute früh, das Gefühl der Unendlichkeit auf den Wellen …

In zwei Tagen würde sie wieder nach Europa fliegen, doch heute hatte sie noch ein Meeting bei einem der großen Publikumsverlage. Sie stellte dort das neue Buch ihrer Freundin Amelie vor, das deren neuentwickelte App ergänzte. Es ging dabei um eine Innovation in der Psychotherapie – für Hanna, die selbst Psychotherapeutin war, eine kleine Sensation. Sie kam aus Berlin und war nach New York gezogen, weil ihr Mann, ein Banker, eine gute Stelle im Management in der Bank of Scotland erhalten hatte. Sie hatte sich schnell im Big Apple eingelebt.

Zu Hause angekommen, zog sie sich schnell um und legte ein wenig Chanel N°5 auf. Dann sprang sie in eines der Taxis an der nächsten Straßenecke. Sie fuhren durch die Greenwich Street, unweit vom Broadway. Sie liebte die vielen Tower, in denen sich die Morgensonne glitzernd widerspiegelte. Ein Traum ging in Erfüllung, sie wollte alles geben, damit Amelies Baby, wie sie es immer nannte, auch in Amerika sein Publikum fand. Dessen war sie sich absolut sicher, die Amerikaner lieben solche Tools.

Amelie hatte es leider terminlich nicht geschafft, daher sprang Hanna gerne ein. In Deutschland hatte sich bereits ein Verlag gefunden, der das Buch veröffentlichte. Hanna hatte das deutsche Exposé ins Englische übersetzt und es an fünf infrage kommende Verlage in New York geschickt. Und nun war sie gespannt, was die Lektorin und der Verleger, mit denen sie gleich einen Termin hatte, dazu sagen würden.

* * *

Zur gleichen Zeit ging Amelie Tausende von Meilen entfernt windsurfen, joggen und baden. Bei ihr war es Mittag, die sechs Stunden Zeitverschiebung verschmolzen zu einem Moment an zwei Enden der Welt zusammen. Ob „Die Wahrheit ist eine Tochter der Zeit" oder „Truth is a daughter of time", ob in New York oder am Tegernsee, eines war gewiss: Die Uhren tickten überall im gleichen Takt. Das war etwas, das die beiden gemeinsam hatten. Sie wussten, dass tiefe Emotionen des wahrhaftigen Ursprungs das Leben leicht und schön machten. Die Leichtigkeit auf dem Wasser, sie allein, das Brett und der Wind, auf dem Wasser gleitend, das Gefühl der Freiheit. Sie hätte die Welt umarmen können, und das tat sie. Immer wieder, jeden Tag aufs Neue. Sie brachte bald ein Produkt auf den Markt, eine App. Sie wollte beweisen, dass jeder Mensch auf dieser Welt glücklich sein konnte.

Eine Innovation? Disruptive zugleich?

Sie hatte das Glück, eine Heimat zu haben, wenn auch eine zerrissene, durch Kriege und Missgunst derjenigen, die gewonnen hatten. „Den Krieg gewonnen." Doch kon nte man einen Krieg überhaupt gewinnen? Nein, das konnte man nicht, wenn es einen Krieg gab, dann verloren alle. Sie entstammte der zweiten Generation, aber spürte den Schmerz derjenigen, die verloren und den Hass derjenigen, die gewonnen hatten. Denn auch diese hatten viel verloren, auch die, die sie einst geliebt hatten.

Kriege zerstörten die Seelen. So hörten beide Seiten auf zu lieben. Generationen, die nicht mehr lieben konnten, die erstarrten, im Schmerz, im Leid. Und im Kampf ums Überleben zerstörten sie wieder. Es waren die Verdammten der Verdammten, wie ein Schleier, der das eigentliche Sein umhüllte und keine Emotionen nach außen ließ. Der eine blieb dabei stark, der andere ging unter.

Amelie liebte Menschen. Sie liebte sie einfach, ohne sich darüber Gedanken zu machen. Sie liebte jeden Menschen wie sich selbst, sie war schon immer so. Solange sie denken konnte, war sie für andere Menschen da gewesen.

Wenn Menschen von Mitgefühl sprachen, dann ahnten sie nicht, dass es jemanden gab, der sich nicht nur einfühlen konnte, sondern die ganze psychische Entwicklungsgeschichte vor Augen hatte, immer präsent, in jedem Detail. Kein noch so erfahrener Analytiker der Welt konnte da mithalten.

Allerdings wurde ihr immer klarer: Wenn man eine solche Begabung hatte, dann musste man das der Welt zurückgeben. Vielleicht würde dann der Schmerz der Sehnsucht weniger werden? Vielleicht hörte sie selbst dann auch endlich damit auf, mitten in der Nacht Cookies zu backen?

An die eigene Geschichte konnte sie sich kaum noch erinnern. Sie hatte jedoch ihre Methode gefunden, mit Gefühlen umzugehen. Das Glück der Welt begleitete sie und sie wusste nicht, wie sie das je dieser Welt zurückgeben sollte.

Wie im Film *Schräger als Fiktion* standen auf ihrem Schreibtisch frisch gebackene Cookies, manche bunt, andere schokoladig, immer mit Stücken aus Marzipan gebacken, was den Cookies die besonders nussige Note gab. Seitdem sie das tat, was auch andere liebten, war die Sehnsucht weniger schmerzhaft. Die Sehnsucht, die sie lange nicht einordnen konnte. Zu jener Zeit ahnte Amelie noch nicht, dass Erinnerungen das waren, was ihr Leben formte. Und zwar solche, die ihr Leben bereicherten. Sie hatte zu wenige davon, sie wollte mehr und langsam hatte sie eine Ahnung, wie sie dies aufholen konnte.

Auch sie war Schulsprecherin, lange Jahre. Auch sie war eine Streberin, vielleicht verstand sie sich deshalb mit Conny so gut. Aber die beste Freundin von Conny war eigentlich Emma. Amelie war einfühlsam, sie drängte sich nie zwischen Menschen. Sie konnte anderen nicht zeigen, wenn sie ihr wichtig waren. Sie war stets für andere da und verstand nicht, warum sie das tat.

Amelie erinnerte sich an die Worte einer ihrer Kunden, eines Konzerninhabers, der stolz zu seinem Sohn sagte: „Du bist genauso geworden, wie ich mir das immer vorgestellt habe."

Amelie war froh darüber, das Glück dieser Menschen, dieser Unternehmerfamilie, so nah mitbekommen zu haben. Sie fühlte mit, erfreute sich und fühlte ähnlich. Wie war das möglich?

Plötzlich wurde ihr bewusst, was sie da machte. Sie fühlte sich ähnlich, obwohl sie nicht dazugehörte.

Warum beflügelt mich das so?, dachte Amelie.

Sie versetzte sich noch tiefer in die Familie hinein, stellte sich vor, eine von ihnen zu sein – wie würde sie fühlen, wenn ihr Vater zu ihr sagen würde „Ich bin stolz auf dich"? Was würde ihr Gehirn daraus machen, was würde sie empfinden? Wenn die Sehnsucht sie packte, dann stürzte sich Amelie tief in diese Gefühle hinein. Es war Begehren, das tiefe Gefühl der eigenen Sehnsucht. Durch viele tief erlebte Begegnungen mit Menschen fühlte sie mit. Sie war davon überzeugt, dass sie damit die Strukturen ihres eigenen Lebens formierte.

Aber darf ich das?, dachte sie.

Amelie dachte pragmatisch. Der Mensch hatte so etwas wie Sehnsucht, und diese setzte sich sowieso immer durch. Man konnte sie zeitweise verdrängen, aber nicht lange. Wollte man gesund leben, dann musste man die Sehnsucht verstehen und ausleben, auch wenn es nur um mentale Vorstellungen ging. Es brachte aber nichts, diese zu verstehen, wenn man keinen Weg fand, sie auch zu erfüllen. Sehnsucht war dafür da, um erfüllt zu werden.

Aber wie?

Sie suchte nach Strukturen, um die Ganzheitlichkeit des Problems zu verstehen und den Weg zu finden, vollständig am Leben teilzuhaben. Sie war seit ihrer Jugend vollkommen allein, ohne Angehörige, für einen Partner oder Familie fehlte die Zeit, sie lebte intensiv und engagiert und liebte das Leben so, wie es war. Und dennoch – es schlich sich immer wieder eine Art Unsicherheit ein. *Irgendetwas habe ich noch nicht verstanden*, dachte Amelie.

Gab es wirklich keine Anleitung für das Leben?

Warum eigentlich?

Es gab Menschen, die sehr viel erreichten, doch das waren die wenigsten. Ob die Verdienste ehrlich erworben waren, das wussten nur diejenigen selbst. Bei den meisten Menschen passierten Höhen und Tiefen, die wild interpretiert wurden und diese damit vom Erfolg abbrachten. Dabei lagen die Interpreten selten richtig. Keine klare Linie, kein Ziel und vor allem kein Bewusstsein darüber, auf was man achten musste.

Mitten in der Nacht sprang Amelie plötzlich auf und saß senkrecht im Bett.

Ich habe eine Idee!

Sie saß noch lange am Schreibtisch, und als sich die Sonne am Horizont zeigte, fuhr sie mit der Zunge über die Briefmarke und klebte diese auf den Umschlag, adressiert an Conny. Danach fiel sie in einen Tiefschlaf.

* * *

„Ich habe etwas Dummes gemacht", sagte Amelie beim Telefonat mit Mary, die sie bald sehen würde. Hoffentlich, denn die Pausen waren viel zu lange zwischen den Treffen. „Ich habe mein ganzes Geld für eine Innovation ausgegeben – ich hab keine Ahnung, was daraus wird."

„Schuster läuft in kaputten Schuhen." Mary fasste sich am Kopf. „Hast Du schon was vom Businessplan gehört?"

„Da bist Du nicht auf dem neusten Stand", sagte Amelie schmunzelnd, „ich träume schon von Zahlen."

„Und?" Die Stimme von Mary klang besorgt. Sie kannte die forsche Amelie, die handelte, bevor sie dachte.

„Ich werde ein paar Nächte nicht schlafen, aber ich bin froh, dass ich es gemacht habe. Wenn wir uns in London treffen, dann habe ich mehr Details. Bis dahin habe ich viel zu tun. Lass mich weitermachen, ich hab gleich Videokonferenz. Bussi, Ich drück dich."

„Pass auf Dich auf." Sie verabschiedeten sich voller Vorfreude auf das baldige Wiedersehen.

Viele Menschen hatten Erfolge, weil diese eine nahezu geniale und erfolgreiche Vergangenheit inklusive der Zerbrechlichkeit eines Menschen kennengelernt hatten. Diese schienen mit einer beneidenswerten Leichtigkeit durch das Leben getragen zu werden.

Dann gab es solche, und das waren die meisten, die nicht wirklich weiterkamen. Wie aufsteigende Treppen, bei denen es plötzlich keine Stufen mehr gab. Als würden diese Stufen aufhören und unerwartet in andere Räume führen. Räume voller Ecken, verwinkelt und unüberschaubar.

Als würde die Zeit nicht fließen, sondern sich in diesen diversen Räumen verhaken, wo es nicht richtig weiterging. Räume der Leere.

Ja, dachte Amelie, *wie eine Leere, die man auffüllen muss, um weiterzukommen. Diese Räume brauchen Inhalte, die richtigen Inhalte, die Inhalte der Wiege.*

Was anderen in die Wiege gelegt worden war, das waren Inhalte. Was anderen nicht in die Wiege gelegt worden war, das hallte mit einer unerträglichen Leere.

„In all diesen Dingen werden wir allein gelassen“, hatte Emma mal gesagt. „Man denkt auf einer Stufe zu stehen. Hat die aber keine Inhalte, dann fällt man ohne Halt ins Unendliche.“

Wie recht hat sie, dachte Amelie und fühlte sich beflügelt. *Ich freue mich so sehr auf das Treffen im Savoy.*

Amelie hörte immer noch die Worte voller Freude von Mary: „Wenn wir uns treffen, dann kommen wir sicher weiter. Und wenn es sein muss, dann schreibe ich einen Artikel dazu.“ Das erfreute Amelies Herz. Es war eine gute Idee, denn Mary war Journalistin bei der Times in London.

Keiner konnte feststellen, woher das wirklich kam. Diese Verwirrtheit, die Parameter, die plötzlich fehlten, oder im Wege standen und uns nicht weiterkommen ließen. Man schob es auf die Vergangenheit, was zu einem kleinen Teil auch zutraf, allerdings nahezu unerheblich. Denn was zählte, das waren Erfahrungen.

Amelie war noch nicht an der Spitze der Elite angekommen, wenn sie beruflich auch schon sehr viel erreicht hatte. Sie hatte schon immer allein gelebt, war damit nicht glücklich, aber auch nicht unglücklich. Sie kannte es nicht anders. Ihr Leben verbrachte sie am schönen Tegernsee, sah die Berge, roch die Blumen und ging liebend gerne in der Käserei frühstücken, danach wandern. Das machte ihr Spaß. Nach oben laufen, an die körperlichen Grenzen gehen und an nichts mehr denken. Die Anstrengung schien ihr die gestressten Zellen zu erneuern, danach war sie immer wie neugeboren, wenn auch total erschöpft.

An diesem Tag fand eine Aufsichtsratssitzung statt, zu der sie eingeladen war. Die Nacht war unruhig, sie fühlte sich beim Aufstehen wie auf links gedreht. Die Anspannung stieg, sie freute sich auf die Sitzung. Im fünfzigsten Stockwerk des Towers ging der Lift auf – direkt in die Halle, in der noch schnell ein Snack eingenommen werden konnte. Dann ging es los. Momente voller Konzentration und Achtsamkeit.

Wie auf der Autobahn. Beim Tempo 300 tauchte in ihr ein Bild auf, das sie seit der Kindheit innehatte. Immer in Zeiten der Angst. Das ganze Auto verwandelte sich dann in eine Sonne, strahlte aus der Mitte heraus und übertrug sich auf die fahrenden Nachbarautos – ein Signal der Nächstenliebe, Güte und Verbundenheit. Es sah wie das Allerheiligste im Tabernakel aus, das der Priester in der katholischen Kirche während der Heiligen Messe hochhielt und das alle in die Knie zwang. Das waren einzelne Momente, an die sie sich erinnerte. Das Bild hatte sich in ihr verselbstständigt. Sie selbst hatte das Gefühl, sie wohnte darin, in dem Tabernakel. Es war der einzige Ort, an dem sie sich sicher fühlte. Auch heute, in diesem Gefühl, konnte sie jede Herausforderung auf sich nehmen und den Überblick behalten.

Während sie auf dem Rückweg den Blick vom Tower genoss und ihren Vorstellungen freien Lauf ließ, sich dabei ein Canapé mit Lachs, Apfel und Meerrettichsahne nahm, ertönte eine Durchsage, die alle Anwesenden über einen Vortrag informierte.

„Guten Tag, Amelie", hörte sie eine Stimme hinter sich und drehte sich um.

„Guten Tag, Kisho." Erfreut begrüßte Amelie ihren japanischen Kollegen. Er lebte schon sein ganzes Leben in den USA und das „Du" im Geschäft machte das Ganze lockerer.

Langsam näherte sie sich dem Raum, sie nickte dem Unternehmer Schmitt zu und ihre Blicke begegneten sich. Blicke voller Respekt, Nähe und Schulterzusammenschluss. Das tat gut, hier war alles zu spüren, was aufbaute. Positive Gefühle, gemeinsame Erfolge, eine

Kraft, die immer wirkte. So stellte sie sich das Geschäftsleben vor und so lebte sie es.

Bevor die Türe zuging, hörte sie den Rest der Rede von Donald Trump auf NTV: „Es gibt keinen zu großen Traum, keine zu große Herausforderung. Amerika wird größer, stärker und besser werden, als es je zuvor gewesen ist."

Wenn das Hanna sehen würde, schoss es Amelie durch den Kopf. An diesem Punkt verstand sie sich mit ihrer Freundin nicht. Hanna war Demokratin, Amelie schon immer politisch konservativ. Unternehmertum, Selbstverantwortung, das waren Werte, an die sie glaubte und diese vertrat sie. In vielem verstand sie den amerikanischen Präsidenten, wenn auch nicht in allem. Aber sie fühlte sich seinem amerikanischen Traum ganz nah.

Amelie ließ ihren Blick über die Anwesenden schweifen und begrüßt diejenigen, die sie zuvor noch nicht getroffen hatte, mit einem Nicken oder Lächeln. „Es gibt keinen zu großen Traum, keine zu große Herausforderung." Es hörte sich wie ein Traum an, und davon bekam sie nie genug.

* * *

„Das ist sicher die Amelie!", hörte sie von draußen und schreckte auf. Jemand donnerte an ihre Türe. Sie stieg aus dem Bett, machte das Licht an und die Türe auf. Draußen standen zwei Polizisten, der Nachbar Herr Flach und die 80-jährige Nachbarin Frau Sabbert. Warum hatte sie den Vornamen gehört? Hier sprach man sich streng mit Nachnamen an. Hatte sie das geträumt?

„Sie ist oben bei ihm und schlägt ihn", jaulte die erhitzte Frau Sabbert dem Polizisten ins Gesicht, so aufgeregt, als stünde das ganze Haus in Flammen.

Der Beamte schaute Amelie an und fragte nur: „Meinten Sie diese

Frau?" Da stand Frau Sabbert, hilflos, verwirrt und wusste nicht weiter. Das tat Amelie leid, sie wollte nicht, dass die 80-Jährige sich so quälte.

Doktor Baron, der ein Stockwerk höher wohnte und sicherlich an keiner Liebesbeziehung mit Frau Sabbert interessiert war, schlug die Hände über dem Kopf zusammen und rief zu den Beamten herunter, dass alles okay sei, es ihm gut gehe und niemand bei ihm wäre. Amelie schaute auf die Uhr, es war 3:00 Uhr in der Nacht, sie wollte noch schlafen.

Als sie wieder im Bett lag, dachte sie nach: Warum half eine Psychotherapie diesen Menschen nicht? Die Psychotherapie könnte doch so fortschrittlich sein, sie könnte sehr viel zu Aufklärung und Gesundheit beitragen. Aber sie tat es nicht.

Bevor sie wieder einschlief, gab sie den Gedanken freien Raum. Sie hatte so viel von den Neurowissenschaften partizipiert. Wenn Frau Sabbert nur einen Bruchteil davon hätte lernen können, dann würde sie ihr Alter jetzt viel mehr genießen können. Sie war voller Neid und voller Eifersucht, obwohl sie von Amelie alles bekommen hätte, was sie nur wollte. Denn Amelie half jedem, gab ihr letztes Hemd her, wenn es sein musste. Das war schon immer ihr größtes Problem gewesen. Die Nachkriegsjahre machten ihrer Nachbarin schon das ganze Leben lang zu schaffen. Amelie dachte an sie, schloss sie ins Gebet ein und schlief wieder ein.

Ein kleiner Junge läuft schnell über ein abgemähtes Weizenfeld, hinter ihm rast ein Soldat her. Der Junge rennt um sein Leben. Ein Mädchen beobachtet dies aus einer kleinen Hütte und leidet, da sie dem Jungen nicht helfen kann. Sie liebt ihn und fühlt sich eins mit ihm. Sie spürt seine Angst, will mitrennen, aber die Beine tragen sie nicht, sie ist wie gelähmt …

Schweißgebadet wachte Amelie auf, sie wusste den Traum nicht zu deuten. War sie der kleine Junge selbst? Während des Aufstehens breitete sich Sehnsucht in ihr aus, der Schmerz trieb ihr die Tränen in die Augen. Sie schaltete den Mac ein, checkte ihre E-Mails, nahm ein Bad. Alles lief wie von selbst, und das jeden Morgen, wie eingespielt.

An der Haustür traf sie Herrn Flach, der jede kleinste Kleinigkeit des nächtlichen Vorfalls noch einmal detailliert erzählte, als ob er vergessen hätte, dass sie selbst ja dabei gewesen war und alles selbst erlebt hatte. Höflich wie sie war, wollte sie nicht unterbrechen, hörte jedoch, wie Frau Sabbert leise ihre Türe einen Spaltbreit aufmachte und alles mithörte.

Laut rief Amelie Herrn Flach zu: „Ich muss los, sonst verspäte ich mich, alles Gute!"

„Ja, alles Gute!", hörte sie hinter sich.

Im Auto dachte sie wieder an die beiden, an alle drei Nachbarn. Im Laufe der Jahre hatte sie gemerkt, dass Herr Flach sie in allem, was sie tat, nachahmte. Das war anstrengend. Warum machte er das? Warum lebte er nicht sein eigenes Leben? Er wollte genau das haben, was sie auch hatte, wie zum Beispiel den großen Briefkasten.

Sorgen machte sie sich auch um Doktor Baron, ein Mann, der die halbe Welt bereist hatte, wenn er aber mit Amelie zusammenkam und kurz etwas erzählte, kamen die grauenhaftesten Geschichten aus ihm raus. Erschreckend. Amelie hatte ihn schön öfter gebeten, das zu unterlassen, sie konnte es nicht aushalten, sich so viele schlechte und brutale Geschichten anzuhören.

Die und die vielen anderen Menschen, alle beschäftigten sie. Jedem hätte sie gerne ein wenig geholfen, ein klein wenig zu ihrer Besserung beigetragen. Wenn Menschen litten, dann litt sie mit. Denn sie wusste, dass es niemanden gab, der den Schmerz lindern würde.

Warum bringt Psychotherapie trotz Milliardenausgaben nichts?

BEGEGNUNG MIT PROFESSOR SINNLICH

„Wie soll ich dem Blinden eine Farbe erklären? Wie soll ich das erklären, was falsch läuft?“ Amelie sitzt an ihrem Lieblingsplatz am Fenster und schaut während des Morgenkaffees raus. Sie schaukelt hin und her. Sonnenaufgang am Tegernsee – ein schönes Plätzchen.

Es herrscht ein Überangebot auf dem Markt, denkt sie bei sich, *und keiner kommt wirklich weiter*. Sie beschließt, Emma anzurufen, vielleicht hat die ein paar Tipps.

„Hey Süße, kommst Du mit nach London? Was sagt Dein Mann dazu?“

„Ach was, passt schon.“ Emma grinst breit, sie liebt ihren Mann sehr. „Und wie kommst Du voran?“

„Ganz gut.“ Amelie freut sich, dass Emma nachfragt, seit Wochen reden sie über dieses Thema und sie hat die Entwicklung ihrer App vom ersten Tag an begleitet. „Aber ich denke, es wird nicht einfach.“

„Nur mit einer differenzierten Erläuterung und in einem differenzierten Bezug zu dem nahezu unüberschaubaren Überangebot – dann hast Du vielleicht eine Chance gesehen zu werden“, sagt Emma besorgt. „Es versteht doch kein Schwein, was man für sich raussuchen soll, wenn man psychologische Unterstützung braucht. Und wirklich helfen tut von den bisherigen Methoden gar nichts“, teilt sie die Meinung mit Amelie.

„Okay, das heißt also, wir arbeiten mit allen Fachrichtungen zusammen und sind diejenigen, die Licht ins Dunkle bringen.“ Amelie denkt kurz nach.

Emma entgegnet: „Das würde bedeuten, dass Menschen erst einmal lernen müssen, sich selbst zu analysieren.“

Und Amelie dazu: „Jeder kennt seine Bedürfnisse.“

„Sicher, denn da kann jeder für sich einordnen, was er fühlt.“ Sie unterbricht kurz. „Okay, und dann?“, fragt Emma.

„Na ja, jedes Bedürfnis hat mit Bindungen und Beziehungen zu tun. Die müssen wir in einen Zusammenhang bringen. Das Wichtigste wäre, dass die Menschen verstehen, was für eine gesunde psychische Entwicklung alles vonnöten ist. Das ist die Analyse der eigenen Bedürfnisse und die Ergänzung der Inneren Repräsentanzen, damit die Bedürfnisse gestillt werden und der Mensch genügend Freiraum hat und die Kraft, sich weiterzuentwickeln.

„Ah, verstehe", stimmt Emma ihr zu, „das bedeutet, den Menschen, den man innerlich bewundert, als die Inneren Repräsentanzen zu implementieren."

„Ja, genau, du erinnerst dich, dass es deine Idee war, es *Psychische Implantate* zu nennen. Das tiefe innere Gespräch mit einem gewählten Protagonisten, zu dem man nach und nach dann eine tiefe innere Bindung aufbaut."

„Würden Menschen, vor allem Heranwachsende, dieses Prinzip kennen, dann müsste es doch für sie mehr als einfach sein, starke Anteile zusätzlich zu den eigenen zu verinnerlichen und sich so zu stärken."

Amelie ist eine Verfechterin dafür, stets positiv zu denken und nach vorne zu schauen. Sie interessiert sich nicht für die Vergangenheit und nicht für den Stillstand. Ist das Hier und Jetzt nicht passend, dann muss man ihrer Meinung nach sofort weiterschreiten, um in eine bessere Situation zu kommen. Sie lebt nach vorne gerichtet, überrumpelt diejenigen, die ihr dabei im Weg stehen jedoch nicht. Sie kann Menschen annehmen, wie sie sind. Egal wer es ist. Sie nimmt sich vom Leben das, was sie braucht. So war sie schon immer.

Amelie glaubt an Innovation und was sie nicht weiß, das holt sie sich von denen, die Ahnung haben. Sie geht viel weiter, tiefer müsste man sagen, sie verinnerlicht Menschen ganz tief, wie einen zusätzlichen Vater. Sie brauchte zum Beispiel viel mehr Sicherheit, als die, die sie von ihrem Vater bekam. In dem Buch zu ihrer App beschreibt sie, wie sie sich immer, wenn sie Angst hat, vorstellt, dass Arnold Schwarzenegger wohlwollend und schützend neben ihr steht. Auch wenn er nur in ihrer Vorstellung existiert, eine reine Imagination ist, minderte es ihre Angst auf der Stelle. In den letzten Wochen hat sie diese Verbindung mit den inneren Bezugspersonen perfektioniert und nennt sie innere Repräsentanzen.

Gibt es in ihrem Alltag eine reale Herausforderung, dann bemüht sie ihre Impulsgeber, ihre inneren Mentoren, die ihr mit Rat und Tat zur Seite stehen. Diese fragt sie nach ihrer Meinung zu dem gerade vorliegenden Problem, stellt sich vor, wie diese die Herausforderung meistern würden. Sie vertieft sich in Gespräche mit mehreren inneren Mentoren oder auch in Einzelgespräche, je nach Lage des zu lösenden Problems, doch immer hat sie das Gefühl, dass diese real neben ihr stehen.

„Wir sind in der Psychologie und Neurowissenschaften so weit. Warum wird das Wissen den Menschen nicht zur Verfügung gestellt?“, fragt Amelie Emma, ohne eine konkrete Antwort zu erwarten, immerhin hat sie sich lange mit der Sachlage beschäftigt. „Wer sitzt drauf und blockiert alles, wer profitiert davon? Ist der Fortschritt in dem Bereich verboten? Dagegen müssen wir endlich was unternehmen!“

Haben Menschen grundsätzlich Angst vor Bindung?, fragt sich Amelie innerlich, nachdem sie noch kurz mit Emma geplaudert und dann aufgelegt hat. Sie muss unbedingt den Vorschlag machen, eine Marktbefragung durchzuführen. Das hat sie schon oft in anderen Branchen durchgeführt, für Ihre Kunden. Sie denkt kurz an ihre Erfolge aus den letzten Jahren. Das sind dann immer die Momente, denen sie sofort Taten folgen lassen muss. Wenn ihre App auf den Markt kommt und sie das Buch in einer Talkshow vorstellen soll – zumindest hofft sie, dass dies passiert und ihr Produkt ein Erfolg wird –, will sie perfekt vorbereitet sein.

Sie fährt zur Uni und setzt sich in einige Vorlesungen. Dann spricht sie ein paar Leute an und erfährt, dass Professor Sinnlich für den Bereich Hirnforschung zuständig ist.

Sie geht in dessen Büro und tatsächlich hat er Zeit für sie.

„Herr Professor, wie sehen Sie das? Wäre es nicht an der Zeit, dass die Psychotherapie mehr von den Neurowissenschaften partizipiert? Es kann doch nicht sein, dass Menschen immer noch gequält werden, ihnen krasse Diagnosen gestellt werden und andererseits die Möglichkeiten da sind, um Menschen effektiver zu helfen."

„So deutlich spricht man normalerweise nicht darüber …" Professor Sinnlich zeigt sich überrascht und fährt sich durch seine Haare. Hat er zuerst auch gedacht, Amelie wäre eine dieser esoterisch durchgeknallten Spinnerinnen, die sich ab und an zu ihm verirrten, merkt er nun, dass sie eine kompetente Gesprächspartnerin ist.

„Ich bin der Meinung, der Bereich muss von Grund auf reformiert werden", fährt Amelie fort.

„Mmh, nun, eine Reformierung des Bereiches müsste in so einer Tiefe beginnen, dass eine Reformierung gar nicht möglich ist. Wir sind in der Psychotherapie auf so einer gefestigten Spur, dass wir sie gar nicht wechseln können."

„Ach was, für alles gibt es eine Lösung." Das ist typisch Amelie, völlig angstfrei das zu sagen, was sie denkt. „Sie verzeihen, Herr Professor, aber das kann man ja gar nicht mehr vertreten, was in unserem Land läuft. Ich kenne hier in München jemanden, der die Teilnehmer seiner Kurse bis auf das Übelste quält. Der ist einer von denen, die auf die falsche Bahn gekommen sind. Der Umgang mit seinen Patienten ist absolut nicht in Ordnung, zumindest wenn ich den Erzählungen der Betroffenen Glauben schenken soll. Das kann man nicht mehr vertreten, wie der sich verselbständigt hat. Er hat die Erkenntnisse der Neurowissenschaften vollkommen missbraucht, für sein persönliches Parasitieren permanent die Regeln gebeugt.

Er handelt wie einer dieser indischen Gurus, manipuliert, erniedrigt Menschen. Also wenn er eine Sekte hätte … Entschuldigung, ich hab mich da gerade in was verrannt." Amelie lacht, und auch der Professor ist ihr scheinbar nicht wirklich böse.

„Ja, Sie sind gerade mit Tempo dreihundert über die Gedankenautobahn gerast." Er zwinkert ihr zu. „Ganz schön gefährlich, oder?"

Amelie geht gar nicht darauf ein. „Eine Frage müssen Sie mir noch beantworten, Herr Professor. Wie kommt es, dass so viele Forschungen gemacht werden, die das Gegenteil beweisen und es wird doch am Althergebrachten festgehalten? Die Naturgesetze besagen das Gegenteil von dem, wie vorgegangen wird, Forschungen bestätigen das. Warum hält man immer noch an den faschistischen Methoden der – verzeihen Sie mir diesen Vergleich – der Rassensäuberung fest?"

„Das ist das gleiche wie im Verkauf", entgegnet der Professor, „wer fragt, der führt. Es werden die Fragen gestellt, die uns die Antworten geben, damit am Ende das rauskommt, was man hören will."

Beide lächeln verlegen und schauen sich an. Irgendwo zeigt sich ein Gefühl, was man selten kennt, das Gefühl, verstanden zu werden. Ein schönes Gefühl. Denn selten begegnet Amelie Menschen, die die gleiche Tiefe haben wie sie. Und hier kommt noch eins hinzu: Es geht darum, dass sie beide genau wissen, was hier zu tun ist. Und es scheint so, dass kaum jemand sonst es weiß. Sie fühlt sich durch dieses Gespräch so tief berührt, dass sie merkt, wie ihre inneren Mauern eingerissen werden und die Leere sich zu füllen beginnt. Die Inhalte wollen leben und in die Welt gebracht werden. Nichts ist gefährlicher, als einen Menschen in seiner tiefsten Überzeugung aufhalten zu wollen.

Nun geht das Gespräch vertraulich weiter. Sinnlich und Amelie scheinen keinen Halt mehr zu finden. Bis Sinnlich am Ende des Gespräches sagt: „Ich habe eine bekannte Familie in Rom. Sie haben ihren Sohn verloren. Ich will nicht zu viel dazu sagen, aber die Mutter würde sich sicher gerne mit Ihnen unterhalten."

„Rom? Oh, da bin ich mehrmals im Jahr, demnächst wieder an Weihnachten. Ich habe Karten für die Heilige Messe mit Papst Franziskus im Vatikan."

„Da werden Sie alle treffen, die sind katholisch." lächelte Sinnlich.

Es hat gepasst, sie tauschten viele Neuigkeiten aus und waren sich sicher: Wir müssen uns in Kürze wiedersehen.

KRIMINALISTIK UND FALSCHE GUTACHTEN

Der Vorlesungssaal war voll. Jeder wollte es wissen. Waren es Monster? Heute wurden die Gutachten vorgestellt. Von den Amokläufern der jüngsten Zeit. Waren es Bestien, wie das Kriminalist Dr. Thorsten Möller in seinem Buch *Die Bestie in uns* geschildert hatte?

Studiengang Kriminalistik, hier wurden Täterprofile angefertigt. Bestimmte Daten wurden erhoben, um die Täterprofile besser eingrenzen zu können. Es wurden Fragen gestellt, ob es Warnzeichen vor der Tat gab. Der Fokus lag dabei nicht auf der psychischen Entwicklung, es ging hierbei vielmehr darum, den Entwicklungsstand dieser Person zu beurteilen. Differenziert wurde betrachtet, welche Motive es waren, die zu einer solchen Tat geführt hatten, welche Ursachen dahinterstanden.

Amelie, Mary und Emma drängten sich zwischen die Studenten und wollten auch einen Platz ergattern.

„Ich komme mir wie eine alte Großmutter vor", lachte Emma, obwohl sie mit Mitte Dreißig sehr jugendlich wirkte.

Die jungen Studenten schauten auf die drei Frauen mittleren Alters, die eher wie die drei Engel für Charlie aussahen und hier natürlich direkt auffielen. Wer trug denn bitte noch solche High Heels?

„Dann findet eine Differenzierung zwischen Motiven und Ursachen statt", sagte Emma.

„Oh, und da gibt es noch etwas Interessanteres." Amelie war wie immer im Bilde. „Die jugendlichen Täter töten nicht, nach Meinung des Professors, weil sie psychisch krank sind, sondern weil sie Mobbing-Opfer sind. Also: voll schuldig."

„Ja, das habe ich auch gehört", entgegnete Mary. „Fehlendes Einfühlungsvermögen, soziale Isoliertheit, Misserfolge – das alles sind Bestandteile der psychischen Krankheit. Das Motiv ist Rache, das ist der Unterschied zur Psychose, zum Beispiel ‚Die Stimme kam vom Gott'."

„Das hört sich immer so an, als wenn die Schule nicht fähig wäre, die Jugendlichen, die aus der Norm fallen, aufzufangen. Wenn jemand gemobbt wird, dann ist das Mobbing, also das Verhalten des anderen mit daran schuld, dass es demjenigen schlecht geht", überlegte Emma laut.

„Wenn ein Lehrer merkt, dass jemand gemobbt oder immer wieder ausgelacht wird, nicht in die Klassengemeinschaft integriert ist, dann muss man doch Maßnahmen ergreifen, oder sehe ich das falsch?" Emma sah fragend in die Runde.

„Wenn das alles nicht so ernst wäre, dann könnte man darüber lachen. Man nimmt die Meta-Ebene an. Dann sieht man folgendes Bild: eine Gruppe von Menschen und einer steht immer abseits. In jedem Gruppengeschehen müsste sich doch das Gleiche abspielen. Einer kommt nicht mit." Emma wirkte nachdenklich, während sie das sagte.

„Aus der Psychologie ist bekannt, dass jeder schon einmal Tendenzen zum Rückzug hat. Werden diese aber immer stärker und korrelieren sie zum Beispiel mit der Häufigkeit der inneren Blockaden oder Ängstlichkeit zwischen introvertierten Zügen der Persönlichkeit, dann kann es von Natur aus nicht dazu kommen, dass diese

Person mit den Personen auskommt, die extrovertiert sind. Dann ist noch das Problem, dass mit jeder schlechten Erfahrung die Scham wächst, Rückzug ist die Folge, doch kein Mensch kümmert sich drum." Amelie wirkte verärgert.

„Die unsichtbaren Verbindungen zwischen Menschen sind nicht immer wohlwollender Natur. Und die schlimmsten sind diejenigen, die andere Menschen dazu missbrauchen, dass sie unter ihnen stehen sollen. Wie einer der Klassenkammeraden sagte: ‚Er war immer der Loser.'" Emma dachte dabei an den Fall des Amokläufers in der Schule.

„Wie lange hält man das aus, wenn man das in der Gruppe Tag für Tag zu spüren bekommt?", wollte Emma wissen.

„Neurowissenschaftler wissen, dass Verstärkung der negativen Eigenschaften ein massiver Eingriff in die Persönlichkeitsentwicklung ist. Wurde jemand zu einem Amokläufer und hat überlebt, dann begegnet er ausschließlich Menschen, die auf einer Ebene mit ihm reden, in der er unterlegen ist", antwortete Amelie, obwohl sie nicht gefragt wurde.

„Es gab doch mal den Fall von dem Mädel, das ein paar Monate nach dem schweren Amoklauf 2009 auch bewaffnet in die Schule ging. Es hat sie jedoch jemand stoppen können. Aber danach waren sich die Experten nicht einig. Mal Psychiatrie, mal Gefängnis, egal was es auch war, das Mädel wurde nur weiter verrückt gemacht."

Eine Studentin mischte sich ins Gespräch: „Sorry, Sie haben hier ein sehr interessantes Thema, darf ich wissen, wer Sie sind?"

„Nur am Thema Interessierte", antwortete Amelie, die noch nie gerne Aufsehen erregt hatte.

„Ja, aber das, was Sie gesagt haben, das interessiert mich. Denn ich sehe das so." Die Studentin überlegt kurz, um dann fortzufahren: „Wir leben in einer Gesellschaft, die für alle da sein will. Ansonsten müssten wir das deutlich kommunizieren, dass nur bestimmte

Menschen mit einer bestimmten Intelligenz oder einem gewissen Bildungsgrad die Schule betreten dürfen. Wir haben doch in Schulen keine Vorprüfung, damit suggerieren wir, dass die Schule für alle offen ist."

Sie hörte kurz auf zu sprechen und hatte Tränen in den Augen.

„Aber dann wird man in megagroße Klassen hineingeschmissen, in denen man nur wie in einem Lager aufwachsen muss. Keine Individualität ist möglich. Das halten doch nicht alle Menschen aus. Derjenige, der Bedürfnis danach hat, ganz er selbst zu sein, sich selbst zu finden, für den ist kein Platz in diesem System."

Die Studentin wirkte sehr aufgebracht. In diesem Moment trat Professor Stromberg auf die Bühne und begann, die Studie vorzustellen. Amelie blickte auf die neben ihr sitzende Studentin, der Tränen das Gesicht herunterliefen. *Was mag wohl der Grund dafür sein?*, fragte sie sich.

Amelie fasste sie an der Schulter und drückte sie an sich. Sie küsste kurz ihre Haare, wie eine gute Mutter es tun würde. Die Studentin legte ihr Gesicht in ihre Hände. Sie schien erleichtert zu sein. Dann hörten sie dem Vortrag wieder zu.

„Kriminalistik betrachtet Situationen in ihren Fakten", referierte der Professor. „Nun sind die Fakten so, dass das Individuum, in unserem Fall der Amokläufer, beurteilt wird und …"

Amelie war gedanklich kurz abgeschweift, dann hörte sie das, was sie aus ihren Recherchen der letzten Wochen bereits auswendig kannte: „… es ihnen an Einfühlungsvermögen fehlt, sie sind unfähig, Freundschaften zu schließen, sind sozial isoliert. Das alles fällt unter den Begriff ‚Auffällige Persönlichkeit'." Stromberg hielt einige Sekunden inne und schaute auf die Studenten. „Das bedeutet nicht krank. Kein psychiatrisches Bild …"

Und dann folgte noch all das, was jeder kannte: dass die Misserfolge als unerträgliche Demütigung gesehen wurden, dass man nicht einsah, selbst daran schuld zu sein und etwas tun musste. Dass diese Personen das Umfeld als schuldig für ihren Desaster ansahen.

Und dann kam die unglaubliche Äußerung, dass der Hass gegen die Erfolgreichen spürbar wäre.

„Na, da wäre ich aber gespannt, wie die das messen wollen", flüsterte Mary, jedoch so laut, dass man es drei Reihen vor ihnen noch hören konnte. Die weiteren Ausführungen des Professors drangen nur noch als Satzfetzen zu ihr durch.

„Bewusst ist dem Attentäter jedoch, dass …"

„Am eigenen Versagen sind die anderen schuld …"

„Gegenüber den Erfolgreichen fühlen sie Hass, dabei ist ihnen bewusst, dass ihr Denken nicht normal ist. Sie ziehen sich zurück", beendete er seine Vorlesung. „Jetzt machen wir eine Viertelstunde Pause."

Stromberg kam mit selbstsicheren Schritten nach oben und ging direkt auf Mary zu. „Sie sind doch die Journalistin von der Londoner Times, oder?"

Mary ließ sich ihre Überraschung nicht anmerken. „Sehr angenehm", sagte sie mit einem freundlichen und professionellen Lächeln zu ihm und stellte ihm Emma und Amelie vor.

„Wollen Sie in ihrer Zeitung über unsere Studie berichten?", kam Stromberg direkt zum Punkt, war dann jedoch verdutzt, als er ein schnelles „Nein" von Mary zu hören bekam.

„Nein, eigentlich nicht", entgegnete sie. Dann verwickelte sie ihn so geschickt in einen Small Talk, dass er gar nicht bemerkte, dass er nicht dazu kann, auch nur eine einzige Frage an sie zu richten. Für Mary war es kein Problem, die Viertelstunde Pause mit Höflichkeitsfloskeln zu füllen, dafür war sie Profi genug. „Ich bin hier ganz privat", sagte sie abschließend zu ihm und lächelt ihn an.

Professor Stromberg führte die Vorlesung fort.

Die drei Freundinnen hörten noch Begriffe wie „... Merkmal schwere seelische Abartigkeit ...", jedoch nichts darüber, wie es dazu kam, dass diese jungen Menschen aus der Empathie in die Empathielosigkeit gerutscht waren. Denn Empathie war uns Menschen eigentlich angeboren. Wer machte sich darüber Gedanken, warum diese Kinder nicht fühlen konnten? Empathie war so ein wunderbares Gefühl. Das, was uns zusammenschweißt.

Voraussetzung für moralisches Handeln war Empathie, genauer gesagt Mitgefühl. Es war die Basis, die Grundausstattung für unser soziales Miteinander. Hierzu wurden viele Untersuchungen gemacht.

Kleine Kinder, die noch kein fertiges Individuum waren, weinten, wenn andere Kinder weinten. Sie unterschieden sich selbst nicht von den anderen. Es bestand kein Bewusstsein darüber, ob Emotionen in einem waren oder bei dem anderen. Die lebte man halt mit.

In der Zeitspanne zwischen eineinhalb und vier Jahren legten wir eine wichtige Phase für die soziale Entwicklung ein. Hier begann man, Emotionen zu erleben, die einem selbst gehörten. Und es war die Zeit, in der man lernte, die Emotionen der anderen mit dem Bewusstsein wahrzunehmen, dass es eigene Emotionen gab und das Gegenüber wiederum seine eigenen erlebte. Man nahm Anteil am Erleben des anderen.

Nach der Vorlesung saßen Amelie, Mary und Emma im Café und unterhielten sich über die Entwicklung der Emotionen, der Wahrnehmung dessen und stellten sich vor allem eine Frage:

„Diese Unfähigkeit zum Mitgefühl müsste man doch bei den Menschen bereits im Kindergarten spüren. Bereits da könnte man doch eine Kindertherapie anordnen und die Welt der Kinder von Anfang an ändern", fasste Amelie ihre Eindrücke des heutigen Vormittags zusammen. „Und wenn im Kindergarten noch keine diesbezügliche

Auffälligkeit da war, dann ist sie erst später gekommen. Dann kann sie nicht angeboren sein."

„Dann haben die Erwachsenen versagt, nicht die Kinder", sagte Emma.

„Und zu Recht fühlen die Kinder, dass niemand für sie da war." Mary nahm einen Schluck von ihrem Espresso, man hörte ihrer Stimme an, dass das Thema sie stark mitnahm.

„So ein Mist", ärgerte sich Emma. „Wo sind die Lehrer, die Vereine, die Verantwortlichen? Wo sind die Psychologen mit ihrer fucking Frühdiagnostik?"

„Das alles ist viel tragischer, als bislang bekannt ist, denn wenn das niemand in der Frühdiagnostik bemerkt, dann entsteht das in der sekundären Entwicklung. Durch den Umgang der Kinder untereinander in der Schule."

„Ja, stell dir vor, deine Kameraden sehen dich als Loser. Wie lange hältst du das aus?"

Mary holte eine Aufzeichnung aus ihrer Handtasche und las laut vor:

> *Was tun wir, dass wir als Gesellschaft Amokläufer produzieren? Diese jungen Menschen wollen auch leben. Sich freuen, cool sein, Kumpel sein. Aber es hat nicht ausgereicht, in der Klasse, alle waren schon irgendwie unter sich.*
> *„Und dann gehörte ich niemandem."*
>
> *– Aus dem Tagebuch eines 12-Jährigen –*

„Wer das nicht versteht, dem fehlt es am Mitgefühl", schlussfolgerte sie. „Hat sich die Fähigkeit zum Mitgefühl entwickelt, dann beginnt die Phase der Identitätsbildung. Man erlebt sich zwar als eigenständiges Individuum, allerdings ist man auch fähig, das Erleben des anderen an sich heranzulassen. Diese Fähigkeit ist unterschiedlich ausgeprägt, je nach umgebender Atmosphäre."

„Mir ist in Gesprächen mit Betroffenen aufgefallen", ergänzte Amelie, „dass man auf eine aggressive Art und Weise nach Eigenschaften sucht, sei es in der Entwicklung oder im Verhalten, dass man partout etwas finden will, um eindeutig die Schuld des eigenen Vorgehen von sich zu weisen."

„Die Kriminalistik erforscht die Schuld und die Psychiatrie hat Inzestgutachter", sagte Emma, „und die Wahrheit erfährt keiner." Damit meinte sie wohl, dass Gutachter sozusagen aus eigenen Reihen geboren wurden. Es gab keine unabhängigen Gutachter.

„Glaubst du daran, dass man Mitgefühl *nicht* entwickeln kann?" Amelie schaute ihre Freundin auffordernd an.

„Nein, das glaube ich definitiv nicht. Jeder Mensch kann Empathie und Mitgefühl entwickeln. Das ist uns angeboren."

Mary las weiter in dem Gutachten und kommentierte:
„Der hat sich widersprochen. Erst behauptet er, man kann Empathie nicht erlernen, dann wird gesagt, dass Empathie eine lange Entwicklung ist … über die Jugendzeit – ergänzte sie.

„Ja", stellte Amelie fest, „und wir haben Fachleute, die diese Entwicklung beobachten, von klein auf."

„Es hat Hirnstrukturen entwickelt, analog zu seinem sozialen Umfeld", las Mary laut vor. „Was ziehen wir für Schlüsse daraus?"

Sie schauten einander an und schwiegen eine lange Zeit. Wären die Hintergrundgeräusche aus dem Café nicht gewesen, hätte man die berühmte Stecknadel fallen hören können.

KAPITEL ZWEI

DIE REISE NACH ROM

Draußen war es hässlich kalt, es wehte ein eisiger Wind. Amelie schlenderte durch Lido di Ostia, sie war wieder in Rom. Bevor sie sich in die Hölle der Roma-City stürzte, hatte sie zwei Tage an der Küste verbracht.

Am Horizont zeichnete sich die Röte der untergehenden Sonne ab, ein Moment zum Festhalten. Formationen bildeten sich, die van Gogh zu einem seiner schönsten Bilder festgehalten hätte, sie konnte es leider nur in Form eines iPhone-Fotos. *Was für ein Niedergang an Kompetenz*, ging es ihr durch den Kopf. *Kann man Kunst mit dem iPhone erleben? Ist die Natur Kunst oder Verweigerung des Moments, des Seins?*

Wenn sie aufgeregt war, kamen ihr immer viele Gedanken, ja sie war aufgeregt, sie freute sich auf Fabrizio, einen alten Bekannten, mit dem sie sich verabredet hatte, doch gleichzeitig war ihr unwohl dabei, weil das lediglich das Ausleben von Bedürfnissen war, die sie nicht zu kurz kommen lassen wollte. Doch Bedürfnisse waren eben Bedürfnisse.

Bedürfnisse – dahinter verbarg sich das ganze Schicksal von Amelie. Ihre Mutter hatte schon zwei Kinder, ein Mädchen und einen Jungen, und alles schien ideal zu sein. Bis eben ... ja, wenn die Bedürfnisse nicht gekommen wären.

Sie stammte aus einer Aristokratenfamilie, und ihr Mann ... nun ja, irgendjemand hatte ihn mal „Ziegenhüter" genannt, und so sah er auch aus. Das wusste sie als kleines Mädchen nicht. Die Mama war lebensfroh, bis zu jenem Tag, als der Schock kam.

Sie war schwanger – aber von wem?

In den Sechzigerjahren war das nicht lustig. Eher eine Tragödie. Ja, mehr noch als eine Tragödie war es für sie. In einem „ordentlichen deutschen Haus" machte man so etwas nicht. Und bei den „Polacken" schon gar nicht. Die zwei Kulturen musste sie gezwungenermaßen verarbeiten, und wer half ihr dabei? Keiner! Die Mäuler hatten sie sich zerrissen – Gott sei Dank wusste niemand, dass da die Bedürfnisse dazwischenstanden, die Liebe zu einem Mann, einem, den sie verehrte. Seine Frau spielte die Orgel in der Kirche und sprach danach nie wieder ein Wort mit Amelies Mutter. Wer wusste es sonst noch? Angeblich keiner. In Wirklichkeit wusste es das ganze Dorf, samt Priester, Richter und Lehrer.

Amelie war ein süßes kleines Mädchen und eine Verführerin von Kindesbeinen an. Sie kannte jedoch ihre Grenzen und ging dabei nie zu weit. Kokettieren hatte man ihr in die Wiege gelegt, wie auch ihrer Mutter – oder war das die Rache für all diese Mäuler, die sich ihretwegen zerrissen wurden?

Sie war ein richtig hübsches, süßes Mädchen, dazu intelligent und fleißig. Wie eine kleine Geschäftsfrau, die schnell merkte, dass ihre Mutter ebenfalls eine war, und so wollte auch Amelie darin glänzen.

Die Mutter war Schneiderin und übertrug die gespaltene Liebe auf Amelie. Sollte man das Kind lieben? Hätte man es gar nicht so weit kommen lassen sollen? Sollte man es wegstoßen?

Lieb hab ich das Ding doch irgendwie schon, dachte ihre Mama, zog es jedoch vor, das nie zu zeigen. Nicht bewusst natürlich, weil der innere Widerstreit längst die Oberhand übernahm. Das Unbewusste, wie uns Freud, der Wiener Psychiater, lehrte, einer, der bis heute Achtung und Würde verdiente. Heute wussten wir, es war das Unterbewusstsein.

Die Mama war schlau. Sie nähte Kleider. Wenn sie etwas brauchte, dann hatte sie der Frau ein Kleid genäht, umsonst versteht sich, so konnten Kies, Zement, Fenster, Werkzeuge und Schinken besorgt werden und die Steuerersparnis hat sich zu 100 Prozent amortisiert, weil auch der Frau des Fiskusmannes die Gunst der schönen Kleider zuteil geworden ist. Und die Mama nähte und nähte, das tat sie Tag und Nacht und verdiente kaum Geld, das brauchte sie auch nicht, denn nicht das Geld war das Problem, sondern die Waren. Und die bekam sie dann ja auch und konnte ein hübsches Haus davon bauen, das erste weit und breit mit Flachdach, später gab es viele, viel zu viele davon.

Es war Emanzipation. Die kleine Werkstatt, erst in einem kleinen, alten Haus, dann in dem neuen mit dem Flachdach und dem mürrischen Mann, der damit nicht zurechtkam, dass seine Frau alles managte und das dritte Kind zeugte – allerdings nicht mit ihm. Einmal sagte Amelies Vater im Vorbeigehen so etwas Ähnliches zu ihr wie: „Das ist eine Schande für jeden Mann!"

Amelie wollte das verstehen und verstand es aber doch nicht. Nicht aus Mangel an Intelligenz, denn sie hatte einen IQ, der einer Mensa-Mitgliedschaft würdig war, sondern weil es nicht logisch war. Was nicht logisch war, das hatte sich Amelie abgewöhnt verstehen zu wollen.

Vorgestern lief der Zweiteiler „Aenne Burda – Die Wirtschaftswunderfrau" im Fernsehen. Amelie lag auf dem Sofa und glaubte ihren Augen nicht. Musste erst so eine lange Zeit vergehen, bis sie verstehen konnte, was ihre Mutter bewegte? Es war wie der Aufbau von neuen Hirnstrukturen. Durch Frau Burda!

„Frau Burda war Mamas Vorbild!", schrie Amelie auf, als ob jemand da wäre, zu dem sie es hätte sagen wollen. Sie drehte sich um, es war aber niemand da, dennoch sagte sie weiter laut: „Mama, jetzt verstehe ich dich und dein ganzes Leben."

Amelie sprang auf konnte es nicht fassen.

„Deine wahre Inspiration war Frau Burda", sagte Amelie laut, als ob ihre Mama ihr gegenüberstehen würde. „Sie war deine Impulsgeberin. Sie war dein Vorbild, sie war viel, viel, viel mehr."

Wow, wie sehr das die Sicht auf ihre Mutter verändert hatte, das konnte sich kaum ein Mensch vorstellen. Alles fügte sich zusammen. Amelie verstand plötzlich das, was sie bisher nur in Theorie gelernt hatte:

Die Wurzeln der persönlichen Entwicklung waren nicht dort, wo man hineingeboren wurde, sondern entsprangen der Kraft und Kreativität des Gehirns, aus Impulsen sich selbst gegenüber, um daraus ein prachtvolles Leben zu konstruieren. Impulse von Menschen zu empfangen, diese zu verinnerlichen und frei zu leben. Leben nach dem inneren Wunsch, so zu sein, wie man war.

In diesem Moment der Erkenntnis ließ Amelie die innere Bindung dankend zu. Es war der Weg zu sich selbst.

So kann das Fundament zu jedem lang gehegten Traum gelegt werden. Und nicht nur im Traum, sondern als reales Lebensfundament, dachte sie bei sich.

Amelie war völlig geflasht von dem, was ihr da gerade bewusst geworden war. Sie hatte sich schon immer gewundert, wieso Mama so viel Kraft, Sicherheit, vielmehr Selbstsicherheit und vor allem das unerschütterliche Selbstbewusstsein hatte, um alle anderen um den Finger zu wickeln. Sogar das Finanzamt. Gott sei Dank gab es Burda, die Hefte mit den vielen Schnittmustern für schöne Kleider. Gott sei Dank gab es die fantastische Persönlichkeit Aenne Burda.

Sie ist meine mentale Großmutter, dachte Amelie.

Sie glaubte, dass es nicht nur so hätte sein können, sondern irgendwie auch so war. Innerlich, mental gesehen auf jedem Fall – unbestritten.

Amelie war verwirrt, denn sie begann noch etwas zu verstehen, was sie noch nie so gesehen hatte. Ihre wahren Großeltern hatten einen Bauernhof. Ihre Mutter hatte, man könnte fast sagen, keine Beziehung zu ihrer Mutter. Man konnte nicht immer eine gute Beziehung zu der eigenen Mutter haben. Wenn aber die mentale, innere Mutter jemand anderer war …

Kann das Gehirn so etwas adaptieren?, fragte sich Amelie. Auch ihre innere Bindung zu einem Oma-Vorbild galt nicht ihrer realen Großmutter. War so eine unbewusste Übertragung möglich? Zu Aenne Burda hätte sich Amelie sofort hingezogen gefühlt.

Wie war das möglich?

Nun fühlte sie Verbundenheit zu Ihrer Mutter neu. Das, was sich das ganze Leben wie ein Vakuum angefühlt hatte, das wurde zu einer inneren Realität. Es fühlte sich wie ein Implantat an, wie ein Zahn, der, wenn er kaputt ist, ersetzt wurde. Die Qualität des Lebens wurde dadurch verändert, für Amelie erhöht.

Und je mehr Amelie über ihre Kindheit, ihre Mutter und Aenne Burda nachdachte, desto mehr formte sich in ihr eine neue Idee. Sie rief ihre Freundin Hanna an, eine Psychotherapeutin, sie hatten sich auf der Art Basel kennengelernt. „Meinst du, man kann seine Vergangenheit bewältigen, indem man sich vorstellt, sie wäre besser verlaufen, wenn man andere Menschen an seiner Seite gehabt hätte …?“

Sie erzählte Hanna von ihrer mentalen Großmutter, Aenne Burda, und je mehr die beiden diesen Faden weiterspannen, desto mehr formte sich Amelies Idee zu einem konkreten Projekt: Psychische Implantate, die vielen Menschen dabei helfen könnten, endlich das Leben zu führen, von dem sie träumten es aber nie erreichen konnten, da ihnen etwas Wichtiges dafür fehlte. Und dieser „missing link", das letzte Stück zum Glück, genau das entwickelte Amelie in den nächsten Monaten.

* * *

„Ja, Herr Rossi sucht das Glück, er will nur vom Glück ein Stück …", sang Amelie leise vor sich hin. Herr Rossi, die berühmte italienische Comicfigur – wie passend, denn sie stand vor dem Colosseum, Angesicht zu Angesicht mit ihrer zum ersten Mal vollständig gesehenen Vergangenheit. Ihre App war fertig, und sie hätte die ganze Welt umarmen können. Und auch die Mauern des Colosseums schienen sie umarmen zu wollen: die Kraft, die Größe, die Ewigkeit des Seins. Die Römer. Amelie liebte sie.

Sie war völlig aufgedreht, lief gleich zum Pantheon über die Piazza Navona, vorbei an der Fontana di Trevi, Piazza Venezia, und irgendwie zurück an der Venchi Eisdiele vorbei, wo man ewig warten musste, bis man Eis bekam – aber hier lohnte es sich zu warten.

Doch so weit war Amelie noch nicht. Sie bog nach rechts zum Pantheon und beschloss, noch einmal hineinzugehen, nächstes Jahr sollte es nur noch mit einem Eintrittsgeld gehen – heute schien es noch kostenlos zu sein. Eigentlich wollte Sie noch kurz bei Fabrizio vorbeischauen, nun stand sie mitten im Pantheon und traute ihren Augen nicht. Da wuselte ein Mann herum, den sie kannte. Sie konnte sich nicht erinnern, woher, aber irgendwo hatte sie ihn schon einmal gesehen. Ihre Verunsicherung wurde noch größer, als er mit einer todernsthaften Miene auf sie zukam. Was spielte sich hier ab?

„Signora Amelia, schön, dass Sie vorbeikommen."

„Buongiorno", entgegnete sie völlig perplex. *Der spricht ja blendend Deutsch*!

„Sie werden sich an mich nicht erinnern, wir haben uns in dem kleinen Ristorante an der Piazza del Popolo gesehen. Sie saßen am

Nebentisch und haben geschrieben, an Ihrem Buch, wenn ich mich richtig erinnere."

„Verfolgen Sie mich etwa?" Sie kam sich wie in einem schlechten Film vor.

„Nein, nein, keine Panik, wir wollen nur wissen, mit wem wir es zu tun haben."

„Und wer ist bitte *wir*?"

„Sie wollen mit unseren Justizbehörden zusammenarbeiten."

Oh, daher weht der Wind, dachte Amelie. *Es geht also um den Kontakt von Sinnlich, aber dass die mich beobachten, ist unerhört, vielleicht aber auch verständlich.* Sie war verunsichert. Oder um es genau zu sagen: Ihr flatterten nicht nur die Knie! Und vor allem fehlten ihr Emma und Mary, sie wollte in Rom allein sein, doch jetzt steckte sie tief in der Scheiße. Gab es denn niemanden, der ihr beistehen konnte?

„Vielleicht sehen wir uns morgen Abend?", fuhr der Mann unbeirrt fort.

„Wie bitte? Ich wusste nicht, dass ich irgendwo verabredet bin."

„Mit Papst Franziskus im Petersdom." Er lachte und meinte dann, vielleicht eine Spur zu jovial: „Ich kenne Ihre Pläne scheinbar besser als Sie. Oder wollen Sie doch nicht kommen? Seien Sie früher da, so gegen 19:00 Uhr, da kann ich Ihnen noch einiges zeigen."

„Mmh, ja, ich muss nur noch heute in Prefettura della Casa Pontificia die Karten holen – Sie bringen mich ganz durcheinander."

„Da müssen Sie lange anstehen, das ist da, wo die lange Schlange steht, um Einlass in die Basilika zu bekommen. Sie wissen, die ewig lange Schlange rechts, wenn Sie auf den Petersplatz gelangen. Gehen Sie bitte …"

„Scusi Signore", unterbrach sie ihn, „habe ich Ihren Namen vergessen? Oder haben Sie sich bis jetzt gar nicht vorgestellt? Es tut mir leid, wenn ich Sie nicht kenne … Sie kennen mich, vielleicht mehr als mir lieb ist." Nun lächelte sie und fühlte sich langsam in ihrem Element.

„Francesco Scotti, Dottore in Scienze politiche ."

„Angenehm. Meinen Namen kennen Sie ja bereits. Aber Sie können mich weiter gerne Amelie nennen."

„Signora, ich wurde schon gewarnt, dass Sie unglaublich charmant sind, immer einen Scherz auf den Lippen ..."

„Aha, wer erzählt denn sowas?"

„Und unnahbar?", fügte Dottore Scotti grinsend hinzu.

„Und Sie geben der Agenzia Informazioni und Sicurezza Interna, der Internen Informations- und Sicherheitsbehörde, Ihren Bericht?"

Ohne auf Ihre Frage einzugehen, entgegnete er: „Ich werde Sie für heute Nachmittag bei der Schweizer Garde anmelden, gehen Sie um 19:00 Uhr nicht rechts, sondern links, da wo sich gewöhnlich der Ausgang befindet und sprechen Sie die Herren an, dass Sie von Dottore Scotti kommen, dann werden Sie gleich zur Prefettura gebracht. Und wir sehen uns später am Eingang des Petersdoms."

Er nahm ihre Hand nach den besten Gepflogenheiten der alten Wiener Schule und hauchte einen Handkuss darauf. „Ich empfehle mich."

Und schon war er weg, als wäre er nie im Pantheon gewesen. *Was soll das alles?*, fragte sie sich. Niemand, noch nicht einmal sie selbst konnte wissen, dass sie um diese Uhrzeit im Pantheon sein würde.

So 'ne fette Scheiße, dachte Amelie und musste irgendwie den Schock verarbeiten. Sie war wütend und außer sich. Bis sie merkte, dass das nicht nur reine Wut war, sondern … sie musste sich eingestehen, sie war einfach verdammt erschrocken. *Es wird spannend* – und plötzlich freute sie sich auf die Heilige Messe im Petersdom, vor allem, wenn sie eine solche Begleitung bekam. Wow, das waren unerwartete Ereignisse, die sich genial anfühlten.

Das Projekt entwickelte sich auf allen Ebenen genial. Und am

Abend die Christmette mit dem Papst, das war auch nicht alltäglich. Sie war voller Freude auf jede Minute in Rom und im Vatikan.

* * *

Draußen war es kälter als am Vormittag noch. War der Himmel am Morgen noch blau gewesen, so war er nun grau und sie fror. Um 16:00 Uhr begann Amelie, sich fertig zu machen. Hätte sie gestern Francesco nicht getroffen, dann hätte sie jetzt Jeans angezogen. Deshalb war sie noch schnell shoppen gewesen und hatte Strümpfe mit einer Naht hinten gekauft, die Haare gestylt und ein dezentes Make-up aufgetragen. Sie lächelte in den Spiegel.

Es war später geworden, als sie eigentlich wollte. Sie machte sich auf den Weg in Richtung Tiber, es war nicht weit. Die hohen Schuhe hatte sie in die Tasche gesteckt. Jetzt überquerte sie die Engelsbrücke und nahm den Weg nach links, Richtung Vatikan. Überall standen Schlangen von Leuten, die die Kontrollen passieren wollten. Amelie hielt ihre Eintrittskarte fest in der Hand, mit der Kleidung stach sie aus der Masse heraus.

Ein Poliziotto wurde auf sie aufmerksam: „Signora Amelia? L'ho riconosciuto subito", um dann auf Deutsch hinzuzufügen: „Ich habe Sie gleich erkannt."

Er freute sich sichtlich, sie zu sehen. „Signore Scotti sorgt sich, dass Sie wohlbehalten ankommen."

„Uno momento, Signore", unterbrach Amelie seinen Redefluss und wechselte schnell die Schuhe. Unbeholfen stützte sie sich auf die Schulter des Poliziotto, dem diese Geste Vergnügen zu bereiten schien. Er war nicht sehr groß, wie die meisten Italiener eben, allerdings wuchs er sichtbar an seiner Aufgabe. Amelie war fast einen Kopf größer als er. Italiener mochten große Frauen, und waren diese elegant gekleidet, dann übertrug sich etwas auf den Italiener wie ein

Zauber, der ihn aus seiner Kleinwüchsigkeit in den Himmel wachsen ließ, und das in Sekundenschnelle.

Mir nichts, dir nichts hakte er sich wie selbstverständlich bei ihr ein und zog sie in die Gegenrichtung, wo alle anderen warteten. Ihre Schritte den Stöckelschuhen angepasst – wohlgemerkt.

Selten war es der Fall, aber in diesem Augenblick sehnte sich Amelie danach, eine von vielen zu sein. Was würde sie jetzt erwarten? So dachte sie jedoch nicht lange, denn am Treffpunkt angekommen, wurde sie auch schon weitergereicht und vorgestellt.

„Signora Amelia?", schallte es ihr entgegen. „Benvenuti al Vaticano. Sie wissen, wir sind ein sehr katholisches Land und Frömmigkeit wissen wir zu schätzen ..." Da eilte auch schon Dottore Scotti in ihre Richtung. *Oh Gott, wenn der wüsste, dass ich schon lange aus der Kirche ausgetreten bin*, dachte sie erschrocken.

„Religion ist das Fundament unseres Seins", sagte sie stattdessen mit einem diplomatischen Lächeln. „Es ist mir eine Freude, an der liturgischen Feier im Petersdom teilnehmen zu dürfen." Sie beugte sich leicht nach vorne.

Nach dem Austausch der Nettigkeiten hatten sie sich auch schon wieder verabschiedet wie eine famiglia – wie das in Italien so üblich war – mit dem Versprechen, sich unbedingt wiederzusehen.

Sie fand den ihr zugewiesenen Sitzplatz, begrüßte ihren Sitznachbarn mit einer angedeuteten Verbeugung und setzte sich elegant hin. Sie wusste, dass die Menschen einen am Anfang beobachteten, später nicht mehr so. Also gemütlich würde es wohl erst einmal mal nicht werden.

Es war noch fürchterlich früh – eine ganze Stunde bis zum Beginn der Messe. Die Menschen saßen unten bis zum Ende der Basilika dicht aneinander gedrängt. Hunderte, vielleicht gar Tausende von Stühlen waren aufgestellt worden, um alle Gläubigen zufriedenzustellen. Langsam füllte sich die Basilika voll.

Sie schaute auf die Massen und fühlte mit ihnen. Sie wusste, wie wichtig der Glaube war. Sie wusste wie wichtig es war, Gleichgesinnte zu finden. Kaum ein Mensch wusste das so gut wie sie. Kurz dachte sie an ihre Freundinnen Hanna, Mary und Emma und lächelte, doch dann überkam sie Nachdenklichkeit. *Gibt es einen Gott?*, fragte sie sich zum wiederholten Mal.

Sie hatte die Antwort gefunden, für sich, ganz für sich allein, allerdings gab sie der Kirche dabei keine Chance. Wie Martin Luther. Er war ihr ein wichtiger Impulsgeber – ein sehr wichtiger, innerer Begleiter.

Sie freute sich auf die Heilige Messe, in die Massen einzutauchen, vielleicht Erinnerungen an ganz, ganz frühe Zeiten aufzufrischen. Die Pilgerwege aus der Kindheit, die Gespräche mit den Pilgern, das gemeinsame Übernachten, zusammen frühstücken. Das waren schöne Zeiten, sie spürte Sehnsucht. Hätte sie damals das Wissen von heute gehabt, dann hätte sie jetzt vielleicht auch Weihnachten mit der eigenen Familie haben können.

„Sie schauen so fragend auf die Menschen dort unten?“, sprach sie ein eher kleiner und pummeliger, allerdings sehr eleganter Signore an und reichte ihr die Hand. „Buongiorno, Bertolini mein Name. Ja, es ist sehr eng hier.“

„Buongiorno“, erwidert Amelie freundlich. *Es ist ganz schön kalt hier drin*, dachte sie im Stillen und war froh über die Abwechslung – vor allem von diesem netten Menschen

„Das ist übrigens meine Frau“, stellte er die Dame neben sich vor.

Diese hatte anscheinend nur darauf gewartet. Schnell setzte sich auf den leeren Stuhl links von Amelie.

„Buongiorno.“ Sie gaben sich die Hand. Signora Bertolini wartete nicht lange, schob ihre Hand unter den Arm von Amelie und sagte unverhohlen in fast perfektem Deutsch: „Mir kommt es so, als wenn ich auf Sie all die Jahre gewartet hätte, Signora.“

„Wie kommt es?", fragte Amelie verwundert.

„La mia cara, ich habe gehört, was Sie vorhaben, Ihre App und das dazugehörige Buch – grandissimo! Ich weiß nicht, wie es bei Ihnen in Deutschland ist, aber hier in Italien könnten wir das sehr gut gebrauchen."

„In Deutschland ist beides noch nicht erschienen", erklärte Amelie ihr, „aber bald. Und meine Freundin Hanna hat das Buch gerade einem Verlag in New York präsentiert, das sieht alles sehr vielversprechend aus."

„Sehr schön, sehr schön", murmelte sie und wurde von einem Moment auf den anderen sehr nachdenklich. „Wenn Sie das schon früher gemacht hätten, dann wäre mein Sohn wohl noch am Leben. Das hätte meinem Sohn das Leben gerettet. Niemand hat uns damals geholfen."

„Nun lass die arme Signora Amelia, versuchte ihr Mann zu intervenieren, doch keine Chance: Die Frauen klebten fast schon aneinander und verstanden sich prächtig. Wie ein Band zwischen Menschen, das schon immer vorhanden gewesen ist, und nun endlich nach langem Warten geknüpft werden konnte.

„Wissen Sie, es geht manchmal um mehr als nur darum, den Menschen, der noch in der Entwicklung ist, zu analysieren. Das bringt sowieso nichts, wenn der Junge mit seiner Lebenseinstellung nicht gesehen wird."

Amelie schenkte ihr ein Lächeln und gab ihr zumindest das Gefühl, dass sie es verstand. Sie hatte jedoch keine Ahnung, welche Familientragödie sich dort abgespielt hatte.

„Mein Mann ist seit so vielen Jahren im Justizministerium", fuhr sie fort.

Ach, daher weht der Wind. Sie schmunzelte, ließ sich aber nichts anmerken. Sie erinnert sich an die Worte von Sinnlich, damals hat sie ihm das gar nicht abgekauft.

„Er wird Ihnen alles ermöglichen, Sie müssen uns unbedingt einmal besuchen kommen."

„Das mache ich sehr gern", entgegnete Amelie voller Mitgefühl und drückte die Hand der Signora fest. Ihre Geste kam bei beiden Bertolinis gut an.

Hmm, hier wissen ja anscheinend bereits sehr viele von meinem Projekt, dachte sie und nutzte die Gunst der Stunde. „Signora Bertolini, würden Sie mir bitte sagen, wer diese Menschen sind? Sie kennen hier doch anscheinend alle, oder?"

Das brauchte Amelie nicht zwei Mal zu fragen. So unauffällig wie möglich zeigte Signora Bertolini auf die Anwesenden, darunter sehr viele Kollegen ihres Mannes, und beschrieb deren jeweilige Funktion so genau, dass Amelie ahnte, was hier in Italien für Verbindungen bestanden und mit wem sie es zu tun haben würde.

Im Hintergrund ertönte das Gebet der katholischen Gläubigen. Es war 21:00 Uhr, noch eine halbe Stunde, bis Papst Francesco kommen würde, um die Heilige Messe zu zelebrieren. Die Gebete waren laut, manche Leute unterhielten sich, die beiden Frauen auch. Der Geräuschpegel kam ihnen sehr gelegen, denn was sie sich zu sagen hatten, musste niemand mitkriegen. Das war ein Gespräch unter Frauen. Und es war viel mehr als nur ein Gespräch, es war ein Miteinander, das nur diejenigen empfinden konnten, die vom Schicksal betroffen waren, die diese Ebene kannten und viel mehr. Die nicht passiv waren, sich auch nicht vor dem verschlossen, was so unendlich wehtat. Vor allem aber spürte Amelie die Kraft, dem Unrecht endlich ein Ende zu setzen. Die Kraft, das Neue zu sehen, obwohl der Schmerz einem bei Tag Kummer bereitete und einen in der Nacht nicht schlafen ließ und das unaufhörlich. Ganz kurz flammte das Bild des von ihr so verhassten Psychotherapeuten aus München auf, doch sie verdrängte den Gedanken direkt wieder. Nicht jetzt, nicht hier, dafür war die Stimmung zu feierlich, um sie sich verderben zu lassen.

Die Begegnung der beiden Frauen zeigte, dass es Seelen gab, die die Kraft hatten, sich stärker zu offenbaren. Wenn sich die richtigen Menschen fanden, die zu einem Teil würden und neue Fundamente aufbauten, entstand dadurch ein viel tieferes und noch kraftvolleres Miteinander. Signora Bertolini war auf jeden Fall schon einmal sehr begeistert von Amelies Projekt.

Viele sagten, dass man durch Schicksalsschläge stärker wurde. Das glaubten Amelie und Signora Bertolini indes nicht. Sie hatten ausreichend Herzenstiefe, Liebe zu den Menschen und Güte, sie hätten keine so heftigen Schicksalsschläge gebraucht, um so zu werden, wie sie waren.

Es war unnötig!

Das, was die Universitäten unterrichteten, das wurde der Menschlichkeit nicht gerecht und war für niemanden von Nutzen. Hier musste sich etwas ändern, das war Amelies erklärtes Ziel.

Amelie nahm intuitiv die Hand der Signora in ihre und sprach mit den Gläubigen den Rosenkranz. Das hatte sie schon vierzig Jahre lang nicht mehr gemacht. Im Gebet verschmolzen fühlten sich beide zu Hause. Die Frauen fühlten sich darin geborgen. Fest umschlungen vergaßen sie alles um sich herum. Amelie kam es vor, als ob sie hier ein Stück Zuhause gefunden hätte. Ein Zuhause in Italien, in Rom im Vatikan.

Es hätte auch das Opferfest der Islamisten, Vesakh der Buddhisten, Rosch ha-Schana bei den Juden oder ein Treffen von Atheisten sein können. Doch Amelie wusste: Zufälle gab es keine, und so geschah es an diesem Abend im Vatikan.

Sie merkten gar nicht, dass das Licht gedimmt wurde. Beide Frauen spürten plötzlich einen Ruck, in dem Moment wurde auch das Licht wieder heller und Papst Franziskus näherte sich, eskortiert von unzähligen Priestern, dem Altar. Dort stand der päpstliche Sessel, die sogenannte Sedia gestatoria. Franziskus nahm seinen Platz ein.

Amelie hatte noch eine Karte für den Silvesternachmittag, eine Messe zum Abschluss des Jahres. Sie fror aber so dermaßen, dass sie sich schwor, an Silvester nicht hierherzukommen. Doch in dem Moment, in dem Franziskus die Basilika betrat, strömte so viel Wärme und ein unendlicher Frieden in sie, dass sie ihre Meinung änderte und doch hierherkommen wollte. Nahezu musste.

Verstehen konnte sie das nicht. Sie war vor zwanzig Jahren aus der Kirche ausgetreten. Sie betrat keine Kirche in der Zeit.

„Was Rom mit einem macht", dachte sie im Stillen.

LONDON, HOTEL SAVOY

Es sah fast so aus wie im Film *The Illusionist.* Die Menschen gingen in ein Restaurant, nahmen jedoch an keinem Tisch Platz. Sie verschwanden buchstäblich, für den Außenstehenden nicht zu begreifen.

London war wie ein einziger großer Club, und jeder wollte dazugehören.

Die Themsemetropole sollte man als Insider erleben, als Tourist erfuhr man oftmals nicht, was sich hinter den Restauranttüren oder hinter den Vorhängen befand. Viele Türen blieben einem ohne Empfehlung verschlossen. Es waren äußerst produktive Insidergruppen, die konstant und stabil waren. Interessanterweise schien sich das jedoch ganz gegen alle sonst üblichen psychologischen Regeln der Gruppenbildung abzuspielen. Einige lösten sich nach einer sehr aktiven Phase wieder auf, während andere Insidergruppen ewig bestehen blieben.

Die Gesetze in London schienen andere zu sein, bereits vor Jahrhunderten hatten sich hier Geheimbünde entwickelt und wie es schien, hatten diese, mit kleinen Veränderungen, bis zum heutigen Tage überlebt.

Mary Kings war Journalistin bei der Times und lebte seit vielen Jahren in London. Es war ihr gelungen, direkt zwei solcher Insidergruppen beizutreten, und sie hatte noch nie ein Treffen ausfallen lassen. Zu wichtig, zu interessant, zu einflussreich, könnte man sagen, sie wollte nichts verpassen und immer dabei sein. Irgendwann würde sie gerne Amelie mitnehmen, das ging aber kaum.

Die Aufregung stieg, Mary hatte sich heute besondere Mühe bei ihrer Garderobe gegeben und war sehr aufgeregt. Sie war eine von wenigen, die wusste, wer heute eingeladen war.

Die Vertreter des Königshauses würden Diskussion führen und die neuen Pläne des Vereins zur Psychischen Gesundheit vorstellen. Mary fuhr mit dem Taxi vor. Sie hatte einen Plan. Sie wollte all ihren Mut aufbringen und die anderen für die Idee von Amelie gewinnen. Sie musste indes sehr vorsichtig agieren, man konnte viel verlieren.

Ich muss sie überzeugen, dachte sie, als sie aus dem Taxi stieg und einen flüchtigen Blick auf die majestätischen Platanen im Fitzroy Square Garden warf. Als sie durch den Vorhang des Restaurants ging, empfing sie eine unvorstellbar freundliche Atmosphäre. *Es ist einmalig, was die Vertreter der Königshäuser mit ihren Persönlichkeiten bewirken können*, dachte Mary. Sie war glücklich und ergriffen zugleich.

* * *

Amelie übernachtete im Londoner Hotel Savoy. Die Nacht in den seidenen Laken des Kingsize-Bettes war mehr als genial gewesen, zum Frühstück trank sie Kaffee und aß ein warmes Croissant im Bett, dann tauchte sie in die riesige Badewanne ein. Der Duft von Rosenwasser entspannte sie zusehends und die Anstrengungen der letzten Tage verblassten immer mehr. Ihr Projekt hatte sie viel Kraft gekostet, doch es hatte sich gelohnt. Erleichterung und Entspannung breiteten sich aus, sie wollte sich darin verlieren und zugleich in das Londoner Chaos stürzen.

Eine andere Exklusivität in London war der Afternoon Tea, besonders der im Hotel Savoy. Und das in der Anwesenheit der Londoner Gesellschaft – das reinste Vergnügen. Doch der Nachmittag heute sollte alle Erwartungen übertreffen. Die Sehnsucht nach gediegener Gesellschaft, ein weiterer Pool zwischen Tegernsee und Stanford – noch einmal eine völlig andere Welt. London war für sie wie ein „Reboot of reality", ein Neustart für ihre geschundenen Nerven – und in dieser Umgebung sogar par excellence.

Den Vormittag verbrachte sie am Covent Garden, einem wunderschönen Plätzchen inmitten des lauten und bunten Großstadtmolochs. Vor allem aber genoss sie es, von der Stelle aus, wo sie gerade stand, nach unten zu schauen und beobachten zu können, wie zwei Köche eine Riesenpfanne Paella vorbereiteten. Sie sah von oben zu und konnte einen Anflug von Enttäuschung nicht unterdrücken, als sie feststellte, dass die Zutaten aus großen Tiefkühlbeuteln kamen.

Sie dachte an den Afternoon Tea heute. Ihre Freundin Hanna aus New York, die sie immer ein wenig an die junge Mia Farrow erinnerte, würde auch dabei sein. Sie dachte gleichzeitig an Bond, James Bond. Was machte James so anziehend, so sexy, so einmalig? In London fühlte sie sich sicher und zu Hause.

Endlich war es 16:00 Uhr, sie ging zum Lift und traf dort Mary. Sie sollte bei der Gesellschaft für Psychische Gesundheit einen Vortrag halten. Sie war gerade erst aus Frankreich zurückgekehrt und die beiden Frauen kamen auf das Thema Fliegen. Mary hatte Angst vorm Fliegen, das musste für sie die Hölle gewesen sein …

Hanna war auch schon da. Sie war eine unfassbar warmherzige Person, sie liebte Menschen über alle Maßen und hat für jeden immer die richtigen Worte, voller Mitgefühl und Zuneigung, sodass man sich sofort mit ihr verbunden fühlte. Die Herzen flogen ihr zu und jeder hatte sie gerne um sich. Mit ihr konnte man viel lachen, Spaß haben, aber auch ernste und tiefgehende Gespräche führen.

Auch Emma war schon da. Sie war mit derselben Maschine wie Mary aus Paris gekommen. Alina und Samantha standen im Foyer und bewunderten die Köstlichkeiten der hauseigenen Patisserie. Nach einem ausgiebigen Small Talk mit erlesenen Köstlichkeiten eröffnete Mary die Runde mit einer mitreißenden Begrüßungsrede und lud dazu ein, Beiträge zum Thema „Entwicklung der Psychotherapie" zu sammeln.

Als Amelie sich den Damen näherte, hörte sie, wie Emma gerade sagte: „Meine Freundin Conny hat so schlechte Erfahrungen in ihrer Psychotherapie gemacht, ich kann's gar nicht beschreiben, sie hätte sich beinahe umgebracht. Sie fühlte sich manipuliert und ständig in die Vergangenheit zurückgeworfen. Ihr kennt Conny, sie ist doch nicht gestört!"

„Das war schon immer so", entgegnete Hanna. Schau dir das Schicksal von Bertha Pappenheim an, du weißt schon, der Freud'sche Fall Anna O. Damals mussten sich Menschen vollkommen einschränken, in der Liebe, im Umgang mit ausgegrenzten Gruppen, Frauen durften nicht wählen. Frau Pappenheim war jemand, der dazu fähig war, das alles zu sehen und sie setzte sich für Frauen ein. Das zu sehen und verkraften zu müssen, das hat sie krank gemacht. Aber statt die Hintergründe zu beleuchten und die Verrenkungen der menschlichen Natur, denen sie begegnet war, zu berücksichtigen, hat man bei ihr eine angebliche Hysterie diagnostiziert. Das Kind musste einen Namen bekommen, Deckel drauf, Problem gelöst, da hat man es sich damals sehr einfach gemacht."

„Ja", meinte Alina, die das alles sehr mitzunehmen schien, „und genau hier beginnt die Schizophrenie. Das ist bis heute so. Statt den Menschen zu helfen, die Dinge beim Namen zu benennen und die

Welt als Ganzes zu begreifen, mit einem gesunden Menschenverstand zu urteilen, statt die verrenkte Realität als verrenkt zu sehen, werden Leute wie Frau Pappenheim bis heute als gestört angesehen. So entstand das damals so oft diagnostizierte Krankheitsbild Hysterie. Die Definition müsste sein: Ein Mensch, der in der Gesellschaft unfreie Umstände definiert, der wird verrückt genannt, so wie Frau Pappenheim damals als hysterisch eingestuft wurde. Bis heute werden den Menschen angebliche Störungen zugeschrieben, statt sie zu stärken."

„Was haben die Recherchen ergeben?", fragte Mary. „Was gibt es für Studien zu Diagnosen und Therapieverläufen? Was gibt es für Ergebnisse und Erfolge?"

„Keine", stellte Alina ernüchtert fest. „Außer der Verhaltenstherapie habe ich kaum etwas Sinnvolles gefunden. Kognitive Therapien sind einfach im Prozess darzustellen, weil es dabei um Einübung des Verhaltens geht. Hier sind in den entsprechenden Hirnarealen die Unterschiede in den Aktivitäten zu erkennen. Anders in der tiefenpsychologischen oder analytischen Therapie. Hier scheint es diese Klarheit nicht zu geben. Auch keine Studien zu erfolgreich durchgeführten psychotherapeutischen Verfahren."

„Also, langsam, kann jemand erläutern, was in einer tiefenpsychologisch fundierten Psychotherapie abläuft? Also, wie der Prozess genau abläuft?", wollte Emma wissen.

Hanna schaute alle an und versuchte, es so einfach wie möglich zu erklären:

„Das Ziel ist, die unbewussten Elemente, die einen Menschen daran hindern, das Leben frei zu leben, zu verstehen. Das kann bei einer Depression sein, die am meisten diagnostiziert wird, oder bei anderen Dingen wie dem Vergessen bestimmter Elemente aus der Kindheit. Es wird jedoch zu wenig unterschieden zwischen Vergessen und Verdrängen. Das Problem ist, dass man dafür bis ins Kleinkindalter zurückgehen muss. Die Voraussetzung ist natürlich, dass der Betroffene dem Therapeuten vertraut und den Prozess mitgeht. Angenommen dem Erwachsenen ist etwas im Kleinkindalter passiert, dann fängt man als Erwachsener automatisch an, die Bindung aus diesem Alter auf den Therapeuten zu übertragen. Und hier beginnt das Problem. Der Therapeut darf keine Abhängigkeit entstehen lassen, so dosiert er mit seinen Interventionen die Zuwendung. Für den Patienten besteht das Problem darin, dass er die Dosis der Zuwendung nicht selbst bestimmen kann, den psychischen Hunger nicht nach seinem eigenen Bedarf stillen kann. In der Interaktion zum Therapeuten entsteht dadurch dann das gleiche Misstrauen, wie es früher zu einem oder auch beiden Elternteilen bestand. Das Problem wird also vom Therapeuten ausgelöst, weil er auch die Zuwendung dem Patienten gegenüber verweigert. Der Therapeut erwartet, dass der Patient zum Beispiel wütend wird und mit ihm zu streiten, zu kämpfen beginnt. Denn der Patient soll ja dem Therapeuten und dem Prozess vertrauen – der allerdings nie so erläutert wird."

„Und woher soll der Patient wissen, dass er die therapeutische Beziehung auf zwei Ebenen verstehen soll: die des erwachsenen Ichs und die des Kindes?", fragte Emma.

„Genau", stimmte Hanna ihr zu. „Ich habe das auch nie verstanden. Deshalb habe ich mich gegen die Ausbildung entschieden. Für mich ist klar, dass das irgendwie schizophren ist."

„Also wurden diese Prozesse, diese therapeutischen Verfahren, noch nie erforscht?" Emma stand das Erstaunen ins Gesicht geschrieben.

„Nein, weder diese Prozesse noch die Diagnosen", entgegnete Hanna schulterzuckend.

„Hungerhaken-Therapie!" Das kam von Amelie, sie war wütend, als sie das hörte. „Das ist Bullshit, so was macht krank. Vor allem wenn man nicht weiß, wenn es nicht klar ausgesprochen wird, dass man die Zuwendung zu dem Therapeuten nicht frei nach eigenem Ermessen ausleben kann. Das ist sehr gefährlich. Man wird tatsächlich manipuliert. Und wenn man diese Manipulation nicht durchschaut, dann wird man verrückt. Hier wird die Aggression erst richtig getriggert."

„Conny ist dabei fast zugrunde gegangen. Sie ist traumatisiert von der Psychotherapie", meinte Emma.

„Wow, das sind Dimensionen, die absolutes Tabu sind." Mary konnte ihr Erstaunen kaum verbergen.

„Psychotherapeuten sind nicht verklagbar, Gutachter ebenso wenig." Mary schaute alle der Reihe nach an und sie wurden still. Mary hatte mehrere Artikel für die Times darüber geschrieben und war daher bestens im Thema drin.

„Ich musste Conny damals auffangen!" Emma wollte sich kaum beruhigen. „Habt ihr schon mal gesehen, wie ein Antrag an die Krankenkasse aussieht, wenn jemand eine Psychotherapie machen will? Da wird nicht die Wahrheit hineingeschrieben, sondern nur das, was die Krankenkasse hören will, damit Geld fließt. Damit werden Menschen für ihr Leben gebrandmarkt. Aber jetzt wird es erst richtig verrückt: Man muss eine Prognose schreiben. Dabei werden dem Menschen Diagnosen auf den Kopf geworfen, und jetzt muss die Prognose folgen. Schreibt man die bestmögliche Prognose, dann werden Anträge nicht bewilligt!"

„Genau", stimmte Conny zu. „Ich wollte mich nur an das erinnern, was ich in einem Flashback plötzlich gesehen habe, und schon wurde mir von meinem Therapeuten eine schwere Störung diagnostiziert, und es gab nur eine mittlere Prognose …"

„Ja", stimmte Hanna zu, „ein endloser Teufelskreis. Da hat sich jemand auf deine Kosten sein Butterbrot gesichert."

Alle schauten sich entsetzt an und Betroffenheit machte sich breit.

Alina war die Erste, die ihre Sprache wiederfand: „So habe ich das noch nie gesehen, bei uns in Polen ist das noch gar nicht so verbreitet, man muss es selbst zahlen. Aber es wäre interessant zu sehen, ob es dann anders läuft."

„Krankmachende Vorgehensweisen, die niemals enden werden", sagte Amelie langsam. In Deutschland, auch wenn man selbst zahlt, erfährt man die Prognose nicht unbedingt, aber die Methode, die Hungerhakenmethode – die bleibt die gleiche."

„Zuwendung zu dosieren, ist die höchste Art der Manipulation." Amelie wirkte niedergeschlagen bei ihren Worten.

„Wir müssen strukturiert vorgehen", stellte Mary fest. In diesem Punkt waren sich alle einig.

Das Gespräch verlief weiter sehr laut und chaotisch. Mit voller Ernsthaftigkeit stritten die Damen um den Konsens, was für einen Außenstehenden eventuell als Streit hätte wahrgenommen werden können, obwohl es das es natürlich gar nicht war.

Hanna nahm einen Artikel zur Hand, der vor ihr lag. Eine Mutter hatte versucht, einen Jugendpsychotherapeuten zu verklagen. Mary hatte den Artikel bereits gesehen und meinte empört: „Dass der Arzt hier ohne Strafe davonkommt, das ist ein Skandal! Zuwendung zu dosieren, ist nicht nur die höchste Art der Manipulation. Es ist Folter, es ist Schwächung der Persönlichkeit. Es ist ein Verbrechen!"

„Wenn das eine ordentliche Behandlung sein soll, was Conny da schildert, zweifle ich an der modernen Psychotherapie." In Emmas Stimme schwang deutlich der Ärger mit. „Für mich ist das ein Nichts-Tun, unterlassene Hilfeleistung. Das sind wahre Verbrecher!" Sie holte tief Luft, dann schnappte sie sich die letzte Köstlichkeit vom Buffet und schob sich sie in den Mund. Erst danach fragte sie, ob noch jemand etwas wollte. Aufregung ging bei ihr immer schon mit Unterzuckerung einher, dagegen war sie machtlos. Beim Anblick von Emma, die mit einem viel zu großen Eclair kämpfte, brachen sie alle in schallendes Lachen aus, es beflügelte ein wenig und milderte die Wut. Die Wut, die raus musste, die in die Welt rausgeschrien werden sollte. Das gab den Frauen Luft zum Aufatmen.

Amelie hatte solch einen Lachanfall, dass sie kaum ein Wort herausbekam.

„Was willst du denn sagen?", brachte Emma mit vor Lachen tränenden Augen heraus.

„Ich lache, um das nicht an mich ranzulassen. Wer so einen Umgang erfährt, der hat sicher nie Lust, surfen zu gehen ..."

„Du hast recht", stimmte Hanna ihr zu, „das ist so grotesk!"

Als Hanna in ihre Suite zurückkehrte, war sie erschüttert über alles, was sie gerade gehört hatte und begann zu recherchieren. Sie las alles, was sie im Internet zu amerikanischen und deutschen Jugendlichen fand, die als psychisch Kranke definiert wurden und keine Chance hatten, aus ihrem Leben noch etwas zu machen. In so jungen Jahren bereits keine Aussicht auf ein normales Leben zu haben ... das war für sie unfassbar. Sie dachte an den deutschen Sportler, der sich 2009 das Leben genommen hatte. Sie nahm sich vor, den Fall des Piloten zu analysieren, der die Maschine absichtlich zum Absturz gebracht und über hundert weitere Menschen mit sich in den Tod gerissen hatte. Jeder wusste, dass er vor seiner Tat in Psychotherapie gewesen war.

Hanna sah die Verantwortlichkeit eindeutig in der Gleichgültigkeit der Branche und bei zu wenig Mitgefühl (in Abgrenzung zu Empathie und unter Einhaltung der Abstinenz) im Prozess der Therapie. Für ihren Geschmack war das zu viel kognitive Berechenbarkeit, falsche Diagnosen, falsche Prognosen, falsche Interpretationen, manipulierte Zuwendung und vor allem viel zu wenig der natürlichen Lebenshaltung. Bedürfnisse wurden gar nicht berücksichtigt. Hanna liebte jeden ihrer Patienten, sie engagierte sich nach dem Motto:

Ich mache alles möglich, was möglich zu machen ist. Doch hatten andere Therapeuten diese Einstellung auch?

„Es wird höchste Zeit, dass Amelies App endlich auf den Markt kommt“, murmelte sie, als sie ins Bad ging. Sie stand lange unter der Dusche und ließ das heiße Wasser auf ihre Haut strömen. Das tat gut, alles abfließen zu lassen, immer mehr kehrte die Entspannung und Lebendigkeit zurück.

Auch Amelie dachte an diesem Abend viel nach, sie dachte an die Mitglieder ihres Arbeitskreises in Deutschland, den sie sich für die Entwicklung ihrer App und des Begleitbuches zusammengestellt hatte. Was würden die dazu sagen? Schwierig, denn niemand wusste, was hinter den geschlossenen Türen der Therapeuten wirklich geschah. Keiner wollte wissen, was da tatsächlich ablief. Und wer war für dieses ganze Desaster verantwortlich?

In Gedanken warf Amelie der Branche vor, dass sie nicht vom Fleck kam, dass es keine Innovation gab. *Würde die Automobilbranche so bei der Neuentwicklung von Fahrzeugen agieren, dann würden wir immer noch Model T. von Ford fahren*, ärgerte sie sich.

Beim Einschlafen kuschelte sie sich ein und dachte an ihre Innovation. Sie ließ Bilder an sich vorbeiziehen, die Bilder der Mutter und der neugewonnen mentalen Großmutter. Es waren Bilder der Kindheit, die ihr guttaten. Es waren neue Bilder der Kindheit – oder besser gesagt; Bilder der neuen Kindheit?

* * *

Am Tag danach hielt Amelie ihren Vortrag in London. Mary musste ihre Insider-Gruppe in London nicht lange überzeugen. Nachdem die Mitglieder des Königshauses sich sehr stark dafür eingesetzt haben, dem Thema „Psychische Gesundheit“ die gebührende Bedeutung beizumessen, waren nun viele dabei. Jedem war an diesem Abend bewusst, dass es sich um das Thema „Psychische Krankheiten" handelte, doch das aus der Perspektive der „Gesundheit" zu sehen, schien auch in England neu zu sein. Der Aspekt, die Neurowissenschaften in Bezug zur psychischen Gesundheit zu setzen, gewann auch hier mehr und mehr an Bedeutung.

Amelie hatte entschieden, das Thema aus der Sicht der Innovation zu beleuchten, und so hatte sie ihrem Vortrag den prägnanten Titel gegeben:

> *Innovation – Die Verteilung des Wissens und die Macht.*
> *„Besonders in Deutschland", begann Amelie, „aber auch in anderen europäischen Ländern und den USA wissen wir um die Macht des Wissens in Bereichen wie Engineering, Technologieführerschaft, Chemie, Medizin. Da, wo Kapital entsteht, ist Fortschritt unumgänglich und das Wissen wird zum Wettbewerbsvorteil. Alles andere wird zum Nebenthema, zur Vernebelung. Wissen ist und bleibt die Nummer eins bei der fundamentalen Verteilung der Macht. Nicht die Technologieführerschaft allein ist das Erfolgsthema, sondern der Mensch an sich, der diese besitzt und um sie herum Wissen und Können erworben hat. Hinzu kommt die Stabilität der Psyche.*
> *Die Stabilität der menschlichen Psyche ist das Fundament dessen, was uns umgibt. Denn die Technologieführerschaft hat die Menschheit erschaffen und damit den Weg zum Erfolg. Der psychisch gesunde Mensch ist dazu fähig, alles zu erreichen, was er sich mittels seines Gehirns vorstellt.*
> *Mich interessieren Menschen, die mehr wollen als das, was andere meinen, dass ihnen zusteht. Die Hirnmatrix eines Menschen, der Gewinner ist, unterscheidet sich von der Hirnmatrix des Ungeübten. Denn Macht muss man üben,*

ausüben und an die nachfolgenden Generationen weitergeben.

Das Gehirn von Adenauer hat uns die Soziale Marktwirtschaft gegeben, das von Angela Merkel überwindet jedes Hindernis, um eine menschenwürdige Basis des Lebens zu schaffen. Das von Nelson Mandela, um Frieden und Freiheit herbeizuführen, der Dübel von Fischer hat sich in jedem Haus verewigt, Edison schenkte uns durch seine Ausdauer und seinen Fleiß das Licht in der Dunkelheit.

Psychische Stärke entsteht aus einer Wechselwirkung zwischen individuellen Anlagen, Erziehung, Bildung und Einwirkung anderer Personen, doch vor allem durch das Wissen, das man sich aneignet.

Das Wissen liefert Informationen in drei Bereichen:

1. *Das Individuum muss fähig sein zu ergründen, was es für seine Entwicklung braucht.*
2. *Das Wissen als fundamentale Sicherheit in uns wird eingesetzt, um gekonnt den Widrigkeiten des Alltags zu trotzen und eine psychische innere Struktur aufzubauen, die im Leben trägt.*
3. *Das Wissen um den Einsatz der Psychischen Neuroimplantate, die von mir entwickelte Methode, um die psychischen Fundamente zu stärken oder erst zu errichten, damit eine Hirnmatrix entsteht und die ersehnten Erfolge nicht nur zu einer Möglichkeit, sondern zu Realität werden, ist absolut vonnöten. Ich freue mich, Ihnen heute mitteilen zu können, dass meine App zu diesem Thema bald in Deutschland auf den Markt kommt und ich hoffe, andere Länder werden folgen.*

Doch schauen wir uns bitte das Thema etwas differenzierter an. Wir haben unterschiedliche Branchen und unterschiedli-

che Disziplinen. Wenn man sich zum Beispiel die Arbeit einiger Physiker anschaut, dann ist es beneidenswert, mit welcher Gründlichkeit geforscht wird. Immer noch werden immer wieder, um das Gesetz der Schwerkraft aus unterschiedlichen Perspektiven zu beleuchten, neue Fragen gestellt, um dieses und die dazugehörigen Phänomene besser zu verstehen.
Ich frage Sie, meine Damen und Herren, wie verhält es sich mit der Beharrlichkeit der Wissenschaftler, um die Naturgesetze der psychischen Gesundheit zu beleuchten? Wer forscht an den Fragen, ob für oder gegen die Natur des Menschen gelebt und gearbeitet wird?
Keine andere Branche kann sich erlauben, Verantwortung so von sich wegzuschieben wie bei der Psychotherapie. Es wird nur und allein nach Störungen gesucht, ohne den Anspruch zu erheben, diese dann auch wirklich zu heilen. Kein einziges Forschungsgebiet ist mir bekannt, das diese veralteten Arbeitstechniken auf dem Gebiet der Psychiatrie infrage stellen würde. Es gibt keine fundierten Ergebnisse aus Psychotherapieprozessen.
Wenn Sie mich fragen, meine Damen und Herren: der Einsatz der veralteten Techniken ist alleine dafür verantwortlich, dass sich das Wohlbefinden und die psychische Gesundheit von Millionen von Menschen auf dem absteigenden Ast befindet.
Ein paar Zahlen: Laut Robert Koch-Institut ist jeder vierte Erwachsene psychisch krank. Psychotherapieplätze sind alle voll, die Wartezeiten dauern monatelang. Aber die Zahl der Betroffenen verringert sich nicht.
Wie ist das zu verstehen?
Ganz zu schweigen vom Thema Traumatisierung. Hier wäre die Gruppe der Behandler besonders gefordert, den

Naturgesetzen zu folgen. Hier werden Kardinalfehler gemacht, indem der Therapeut sich zu einem gottähnlichen Geschöpf erhebt und Techniken verwendet, die für niemanden, sogar für den Behandler selbst nicht wirklich verständlich sind. Zum Beispiel EMDR, die Behandlung von Traumafolgestörungen mittels Desensibilisierung und Verarbeitung durch Augenbewegung. Der Arzt führt mit den Menschen Übungen mit Augenbewegungen mit dem Ziel durch, dass innere Prozesse im Gehirn in Gang gesetzt werden. Kann er sie aber kontrollieren? Es gibt keine Studie zur praktischen Anwendung dieser Methode in Privatpraxen.

Techniken funktionieren im Bereich der Traumatisierung nun einmal gar nicht! Denn jedes Hineinziehen des Betroffenen in das Störungsdenken bricht die Naturgesetze, deren Einhaltung notwendig wäre, um Wunden zu heilen.

Die Regulation der Gesundheit vollzieht sich durch Bedürfnisse. Es sind Naturgesetze, die auch in einem Prozess der Psychotherapie eingehalten werden müssen. Diese müssen für jeden gelten. Werden diese nicht beachtet, wird eine Behandlung zu einer puren Misshandlung, die einem Menschen in der Psychotherapie angetan wird.

Vornehmlich gibt es keinen Schutz für die Betroffenen. Mit all diesen offenen Wunden und Widersprüchen müssen die Patienten absolut allein fertig werden.

Es sind krasse Schicksale. Millionen von Menschen müssen berentet werden und von nun an mit einem Minimum auskommen. Das sind Zahlen, die niemand hören will. Ein internationales Tabu! Die Tragik des Einzelnen wurde dabei längst zur Statistik, die man sich gar nicht klarmacht, wenn man an die Entwicklung der Psyche denkt. Denn genau dann ist man nicht mehr ein Mensch, sondern Statistik.

Ähnlich wie im Krieg auf einem Schlachtfeld. Der Einzelne zählt nichts, er kehrt psychisch völlig kaputt zurück, kriegt vielleicht eine Rente, aber danach nie wieder Anerkennung. Die Behandlung der erlittenen traumatischen Ereignisse findet keine Beachtung bei den Innovationen in der Psychotherapie. Außer dass man forscht, wie man mit Laserstrahlen bestimmte Erinnerungen löschen kann.
Nun stellt sich die Frage: Was ist unabdingbar zu wissen, um psychisch kraftvoll zu sein? Um die psychische Konstitution zu stabilisieren und glücklich zu leben?
Was haben wir aktuell greifbar erhalten?
Einzig und allein die Übung der Achtsamkeit oder Mahnung zu Resilienz haben wir erhalten. Um Achtsamkeit oder Resilienz ausüben zu können, braucht der Mensch eine psychische Konstitution, die tragend ist. Wenn jemand diese Tragkraft in der Kindheit nicht bekam, dann kann er sich auf Teufel kommt raus abrackern, ich meine Resilienz einüben – daraus wird nichts. Hier muss vorerst die Basis gestärkt werden.“
Sie schwieg und beendete ihren Vortrag mit einer leisen Stimme:
„Und für dieses Problem wurde bis jetzt keine Lösung gefunden. Viele, die Achtsamkeit oder Resilienz nicht hinkriegen, fühlen sich wie Versager.
Und dann, auch noch … ist zu erwähnen, dass unser Leben davon abhängt, ob das Individuum lernfähig, arbeitsfähig oder liebesfähig ist. Ich bin sicher, dass Arbeitsfähigkeit mit Resilienzfähigkeit korreliert. Hat jemand keine Basis, hat er keine Chance, sein Leben kraftvoll zu gestalten. Da hilft auch keine Psychotherapie.
Ich danke für Ihre Aufmerksamkeit und stehe für weitere Fragen, auch zu meiner neuen App, gerne zur Verfügung.“

Ein riesiger Applaus begleitete Amelie, als sie von der Rednerbühne ging, sie konnte ihre Tränen und die Erschöpfung nicht unterdrücken. Sie fühlte sich nach solchen Auftritten immer erschöpft und gleichzeitig völlig aufgewühlt. Sie wünschte sich vielmehr, so einen Vortrag zu hören als zu geben. Doch der Applaus tat gut.

Sie ging noch einmal raus und bedankte sich auf humorvolle Art und Weise, gleichzeitig lud sie die Anwesenden dazu ein, miteinander ins Gespräch zu kommen.

Und direkt kam die erste Frage:

„Warum finden Sie, dass EMDR nicht gut ist?“

„Nun, ich will ehrlich zu Ihnen sein. Ich habe mir erlaubt, ein Experiment zu machen. Dazu habe ich zwanzig Therapeuten in München konsultiert, um ein traumatisches Erlebnis aus meiner Kindheit zu verstehen. Auf jeden Fall habe ich jeden gefragt, ob er mir die Prozesse und die Wirkung des EMDR erläutern kann. Keiner von ihnen konnte mir sagen, was dabei wirklich passiert.“

„Ungewöhnliche Methode“, murmelte jemand aus der ersten Reihe, andere schmunzelten darüber, weil sie dachten, dass sie nur die Kollegen an der Nase herumgeführt hatte.

„Ich kann das alles bestätigen“, sagte eine praktizierende Psychotherapeutin aus London. EMDR ist vor allem dann eine höchst manipulative Methode, wenn der Anwender sie nicht verstanden hat.“

„Ja, ich weiß!“ Amelie ließ ihren Blick über die Anwesenden schweifen und merkte, dass alle sehr ergriffen waren.

Lange saßen sie noch zusammen und sprachen miteinander.

ARTIKEL

Mary und Alina saßen in einem Londoner Steakhouse und freuten sich auf ihr wohlverdientes Essen. Doch zuvor gab es Champagner mit einer purpurroten Himbeere. Das Lokal war mehr als voll, die

Kellner wedelten hektisch mit den Speisekarten, um sich zwischen den Gästen Platz zu verschaffen. Selbst der Chef de Rang musste einspringen, um die Wünsche aller Gäste zu erfüllen.

„Einmal Centre Cut Fillet auf dem heißen Stein serviert, dazu Gemüse der Saison."

„Das ist für mich", meinte Mary und zog den köstlichen Duft tief ein.

„Und hier habe ich noch ein Sirloin Steak, ebenfalls auf dem heißen Stein, dazu Kartoffeln für Sie beide."

„Wow", konnte Alina sich nicht verkneifen, ihre Begeisterung zum Ausdruck zu bringen.

„Bitte den Stein nicht anfassen, es wird garantiert wehtun", lächelte der sympathische Chef de Rang.

Mary probierte den Château Palmer 2001, einen himmlischen Rotwein. Ein Genuss, den sie sich an diesem aufregenden Tag verdient hatten.

„Sag, haben wir Feinde?", fragte Alina völlig unerwartet.

„Die hatten wir schon immer. Und jetzt vielleicht ein paar mehr?", lachte Mary. „Aber warum fragst du? Ist jemand Unerwünschtes da?"

„Ja, schau mal nach links."

Mary sah den unangenehmen Paparazzo an der Bar stehen, den sie partout nicht abhaben konnte.

„Der wird sich nicht trauen, näherzukommen", war sich Mary sicher.

„Aber du musst bei deinem Artikel nicht übertreiben, hörst du!" Alina klang besorgt.

Mary hatte nicht die Ansicht, sich von diesem schmierigen Typ ins Bockshorn jagen zu lassen. „Hmmm", bemerkte sie lediglich und leckte sich die Finger. Sie konnte gar nicht aufhören, auf dem Stein einen Streifen ihrer Kartoffeln zu brutzeln, zu lecker war das Ergebnis. Der Nachhall der Aufregung aus dem Gespräch mischte sich nun mit dem Genuss und verlieh Mary neue Kräfte.

„Echt lecker, ich platze gleich. Also im Kopf habe ich schon alles, ich muss es nur noch niederschreiben. Ich werde das Kind beim Namen nennen, alles schreiben, was die Interviewten mir gesagt haben."

Sie schaute, fast schon ein wenig spöttisch, auf die nette, wohlerzogene und streng katholische Alina. Diese fragte mit großen Augen „Interviews?" und verschluckte sich fast an ihrem Rotwein.

„Ja", lachte Mary, „ich habe in den vergangenen zwei Wochen Psychotherapie-Patienten befragt."

„Und?" Doch eigentlich wollte Alina die Antwort nicht hören, sie hatte Angst. Außerdem war doch nicht alles nur schlecht. „In Polen haben wir nicht einmal das, damit sich das jeder leisten könnte", fügte sie fast flüsternd und traurig hinzu. „Meine beste Freundin Hanie hat eine psychogene Gangstörung. Sie kann wirklich schlecht laufen, muss sich immer an jemandem festhalten."

„Das bedeutet aber nicht, dass man die schlimmen Seiten der Ärzte nicht deutlich benennen darf. Demokratie ist freie Meinungsäußerung. Demokratie muss das aushalten können." Mary wirkte verärgert. „Demokratie kannst du wie eine Spirale der Entwicklung nach oben sehen. Die Linie der Spirale ist die Verschmelzung von kumulierten Meinungen, manche setzen sich durch, manche gehen unter. „Vor allem die gehen unter, die nicht ausgesprochen werden. Viele Menschen sind verzweifelt, gehen aber trotzdem wieder zu ihrem Arzt."

„Zu Hanie haben die Ärzte gesagt, dass sie einen sekundären Gewinn dadurch hätte, weil dann immer jemand für sie da ist. Sie hatte dann niemanden mehr an sich herangelassen und ist total vereinsamt. Richtig schlimm."

Wie gut, dass die köstliche Mahlzeit ein wenig den Schmerz linderte.

„Und aus dem Grund legen wir jetzt die Berufsgruppe aufs Kreuz." Sie hob das Glas in die Höhe und hätte es fast verschüttet vor Schreck. Neben ihr stand der Chef de Rang und fummelte am Tischgestell herum. „Die Damen verzeihen, hier muss immer ein Bierdeckel unter das Tischgestell gelegt werden, ansonsten wackelt es. Das könnte bei den heißen Steinen gefährlich werden. Und wir wollen doch nicht, meine Damen, dass Sie sich verletzen."

„Hier wackelt aber nichts", stellte Mary betont kühl und sachlich fest.

„Es ist nur zu Ihrer Sicherheit", erwiderte er und nutzte die Gelegenheit, die Gläser erneut halbvoll zu machen.

„Wir waren bei den Interviews stehen geblieben", sagte Alina nachdenklich, wie wenn sie etwas auf einer anderen Ebene wahrnehmen würde.

„Ja." Mary schmunzelte, hatte sie ihre Freundin also doch neugierig machen können. „Ich habe gedacht, wenn ich schon in Deutschland bin, dann nutze ich die Gelegenheit und mache ein paar Termine aus. Auf Facebook habe ich schnell einige Interessenten gefunden."

„Was wolltest du denn herausfinden?"

„Eine Bestätigung."

„Für was?"

„Bestien", entgegnete Mary und dämpfte ihre Stimme nun ein wenig. „Ich wollte die Bestätigung dafür, dass Bestien am Werk sind."

„Was?" Alina hätte sich fast verschluckt.

„Ach Alina, wie naiv bist du? Hier werden Leute in einer Berufsgruppe zu wahren Bestien ausgebildet. Gefühlslose Betrüger, Professionelle, die nichts anderes sind als Serienkiller! Diese Leute haben kein Empfinden anderen gegenüber wie du und ich. Das sind Leute, die aus Menschen Roboter machen. Da wird nicht den Menschen geholfen. Sie werden analysiert, traumatisiert, retraumatisiert und wieder vom Neuen traumatisiert. Wie sollen solche Menschen die

Chance haben, wieder normal zu leben? Willst du, dass das in die nachfolgenden Generationen übergeht?“

„Ich verstehe“, flüsterte Alina noch verwirrt.

„Nein, es geht weiter“, fuhr Mary fort. „Du hast doch sicher schon von Männern gehört, die Frauen vergewaltigen und dann der Meinung sind, dass diese das so wollten und selbst dran schuld sind, oder?“

Ohne eine Antwort abzuwarten, fuhr sie fort:

„Wenn du solche Typen fragst, dann sagen die: ‚Die Schlampe will das!‘ Und genau solch ein Verhalten ist in der Gruppe der Psychotherapeuten zu finden. Sie sind so massiv in ihre Rolle hineintrainiert worden, mit dem Glauben, dass das, was sie tun, richtig ist, obwohl es gegen die menschliche Natur ausgerichtet ist. Und das bis zum heutigen Tage, sodass sie nicht unterscheiden können, wo normale Menschen ihre Grenzen haben. Wie bei deiner Hanie, ihr werden so absurde Dinge gesagt, dass Sekundärgewinn eine Rolle spielt, weil sie nicht laufen kann. Bullshit! Fragt aber einer, was das mit dieser Frau macht? Es wird nicht erläutert, welche Zusammenhänge eine Rolle spielen. Hast du verstanden, was ich meine?“

„Ja.“ Alina nahm einen großen Schluck Rotwein zu sich.

„Menschen werden verwirrt, mit ihnen wird nicht mit offenen Karten gespielt und auch die menschliche Intelligenz wird nicht miteinbezogen. Die Psychotherapeuten sind der Meinung, sie machen keine Fehler, aber das ist genauso wie beim Vergewaltiger. Der denkt über sich auch, dass er keine Fehler macht und dass das Gegenüber das will, was er selbst empfindet. Diese Differenzierung des eigenen Innenlebens im Bezug zum Gegenüber fehlt beim Vergewaltiger – und es fehlt beim Psychotherapeuten ebenfalls.“

Alina sagte deshalb nichts mehr, weil sie keinen Stroh mehr ins Feuer werfen wollte. Sie hatte sowieso ein ungutes Gefühl, sie wusste nur nicht warum.

„Es kommt darauf an", nahm Mary das Thema nach einigen Minuten noch einmal auf, „wie sehr man Menschen in ihren Bedürfnissen ernst nimmt und liebevoll und geduldig mit ihnen umgeht, dass sie die Chance haben, sich ihrer Bedürfnisse, Trauer oder Verluste klar zu werden und nicht Gewalt anwenden unter dem Vorwand, dass man so Genesung erzeugen will."

„Ich verstehe", entgegnete Alina, „es ist das Gleiche, was den Menschen schon mal angetan wurde. Wenn nicht eine Atmosphäre geschaffen wird, die von Liebe und Zuwendung getragen wird, dann wiederholt der Therapeut quasi das Grauen der Vergangenheit, und das immer und immer wieder. Damit verstärkt der Therapeut die Bahnen im Gehirn, die wehtun."

„So ist es!", bestätigte Mary. „Diese Leute können das aber nicht mehr empfinden. Es tritt so etwas wie Resistenz ein, die das Gegenüber nicht mehr als Subjekt behandelt."

„Vielleicht ist das tatsächlich noch in Deutschland als Überbleibsel des Denkens über die Rassensäuberung?" Alina schlägt sich die Hand vor den Mund. „Ups, darf man überhaupt so eine Frage stellen? Das Dritte Reich … da redet man ja besser nicht laut drüber, oder?"

Sie schauten sich entsetzt an und haben beschlossen, das Thema zu wechseln und den Abend mit einem süßen Nachtisch zu krönen. Das hatten sie sich verdient – der Meinung waren sie allemal.

Albernd und lachend genossen sie den Nachtisch. Alina leckte sich die Finger ab und schrieb all diese Gedanken in ihr iPad hinein. Sie trugen das zusammen, was für Menschen aus jedem Land gemeinsam galt. Sie waren überzeugt, dass Menschen unabhängig von Kulturkreis, Religion und Bildung eine einheitliche psychische Konstitution hatten, die von der Stillung ihrer Bedürfnisse abhing. Wurden Bedürfnisse gestillt, gaben sie eine starke psychische Konstitution an andere weiter; ob das nun Germanen waren, Slowaken oder Hindi.

„Das klingt zu einfach", lachte Mary, „das wird uns keiner abnehmen."

„Dann machen wir es eben kompliziert." Alina war jetzt angefixt. „Juristen, Mediziner, Gerichte, Steuerberater, da geht es doch meistens um simple Dinge. Nur damit diese Gruppe überleben kann, macht man die Dinge so kompliziert, damit das universitätswürdig ist."

„Na ja, um die psychische Gesundheit zu stabilisieren und emotionale Konsistenz zu stärken, braucht man zwar keinen Zauber, allerdings jede Menge Überzeugung", gab Mary zu bedenken.

„Na, dann mach erst deinen Artikel in der Times."

„Schick mir das, was du gerade geschrieben hast, das kann ich noch brauchen", bat Mary immer noch voll wach und schlug vor, aufzubrechen.

Der Anspruch der Freundinnen war es, nicht nur interessant zu schreiben, sondern die Hintergründe der Psychotherapie zu verstehen und sie in verständlicher Form in die Welt hinauszutragen. Mary ahnte, dass es nicht einfach würde.

Ihr Ziel war es, dass Wissen, Wahrheit, Gesundheit und Selbstverantwortung im Mittelpunkt standen und diese Parameter dann mit Erfolg und Zufriedenheit korrelierten. Aber reichte das aus, um eine stabile, gesunde psychische Konstitution zu festigen, die allein mit Befriedigung der Bedürfnisse herzustellen wäre?

Sie zahlten die Rechnung und wollten gerade das Lokal verlassen, als sie vor Schreck erstarrten. Vor ihnen stand Marvin Smith, der gemeinste und gleichzeitig bekannteste Paparazzo Londons.

Im Kopf der Frauen entflammte ein wirres Durcheinander, eine Mischung aus schlimmen Erinnerungen, Angst und Panik zugleich. Alina verstand allmählich ihre Verwirrung, aber hatte er ihr Gespräch tatsächlich mitgehört?

Wurden wir abgehört? In den Augen beider stand die gleiche Frage, die jedoch keine von ihnen auszusprechen wagte.

„Mary, du hier? Strahlend schön wie immer." Zynisch lächelte Marvin sie an, insgeheim hasste sie ihn abgründig, der Typ war wirklich die Pest.

„Verbrecher", zischte sie, als sie an ihm vorbeirauschte. Sie sah nur noch seine schiefen, gelben Zähne, was bereits mehr als genug war, um ihr den Abend zu verderben.

„Ich wollte nur Guten Tag sagen", versuchte er und konnte seine Enttäuschung darüber kaum verbergen, dass er keine Chance hatte, mit den Frauen ins Gespräch zu kommen. Gerne hätte er die beiden zu einem Drink eingeladen. In ihm mischten sich Wut und Verachtung, damit konnte er gar nicht gut umgehen.

Mary und Alina verließen das Restaurant, blieben aber vor der Fensterfront stehen und beobachteten unauffällig, ob Marvin um den Tisch herumschlich, wo sie gesessen hatten. „Gab es da etwa Wanzen?", fragte Alina.

„Keine Ahnung. Also … eigentlich kann das nicht sein", meinte Mary. „Außerdem wusste niemand, dass wir hierhin gehen würden, wir haben ja noch nicht einmal den Tisch reserviert."

„Und was war mit dem Kellner?", gab Alina zu bedenken.

Hier muss immer ein Bierdeckel unter das Tischgestell gelegt werden, ansonsten wackelt es, hatte er zu ihnen gesagt und dann unter dem Tisch herumgefummelt.

In Mary stieg Wut hoch und sie bewegte sich in Richtung Tür. Alina hielt sie jedoch fest. „Lass es", bettelte sie ihre Freundin an, „der hat sicher schon seine Kamera gezückt, und dann kannst du deinen Artikel vergessen. Der bringt dich genau dahin, wo er dich haben will und nicht dahin, wo du sein willst. Wenn er uns tatsächlich abgehört hat, dann ist jetzt eh zu spät." Alina atmete tief ein, das alles hatte sie sehr mitgenommen.

„Das Wichtigste ist, dass dein Artikel morgen rauskommt. Ich schicke dir gleich die Datei zu.“

„Du hast recht“, sagte Mary und die beiden machten sich auf den Weg nach Hause.

Kurz vor Mitternacht – Mausklick.

Mission erfüllt – das war Mary. Sie ging mit der Maus ihres Computers auf *Senden*.

* * *

Amelie stand am nächsten Morgen nicht auf, sie lag mit warmen Minicroissants und einem leckeren Kaffee aus der schweren silbernen Kanne im Bett und las einen Artikel in ihrem Lieblings-Blog über Wahrheit und Selbstverantwortung.

Wahrheit ist das, was wir alle nicht wirklich mögen, weil keiner richtig ehrlich ist, las sie dort im Artikel einer Sechzehnjährigen.

„Hmmm, die Leute machen es sich einfach“, murmelte sie, „das Mädel ist noch jung.“

> *Doch im Wahrheitsgehalt verbirgt sich Gesundheit, Lebendigkeit, Integrität, Image, Erfolg. Mit der Wahrheit ist es nicht so einfach, weil genau da die Abhängigkeiten zum Vorschein kommen. Viele Menschen versuchen, es philosophisch oder psychologisch zu nehmen. Das ist hier aber nicht gemeint. Hier geht es um das pure Leben und wie wahrhaftig ich als Mensch bin.*
>
> *Besonders, wenn es um Geld geht, da nehmen die meisten mit der Wahrheit nicht so genau. Die Folgen sind gravierend, sind wir wirklich eine gute Dienstleistungsgesellschaft?*

Der nächste Blogartikel trug die Überschrift:

Die nackte Wahrheit
Wenn ein Kind klaut, dann nimmt es eben einen Gegenstand, der ihm nicht gehört und den es hätte bezahlen müssen, das ist ein Fakt. Es ist ein Fakt mit dem Wahrheitsgehalt: Ich besitze einen Gegenstand, der mir nicht gehören soll.
Genauso ist es mit dem Fremdgehen. Es ist kulturabhängig. Wenn ein Mann mehrere Frauen hat, dann ist das wahr, und keine Ausrede. Das ist dann egal, welchem Kulturkreis er angehört. Es ist Fakt – er hat mit mehreren Sex.
Ist ein Paar getrennt und bleibt doch nur noch wegen der Steuervorteile verheiratet, dann ist es Betrug gegenüber dem Staat und den anderen Steuerzahlern gegenüber. Diese Menschen leben nicht die Wahrheit, sondern haben sich für den Betrug entschieden. Sie sehen das aber nicht so und belügen sich selbst. Kaum einer von ihnen ist sich bewusst, welche Folgen das für ihren Erfolg und für ihre Gesundheit hat.

Hmm, da ist was dran, dachte Amelie. Langsam war sie bereit, den Tag anzufangen. Nachdem sie sich frisiert und angezogen hatte, fuhr sie mit dem in Purpurrot gehaltenen Lift nach unten. Sie setzte sich auf die Bank neben dem Kamin und las den letzten Blogartikel zum Thema Offenheit:

Es ist fein, heutzutage damit zu prahlen: Ich bin ein offener Mensch. Das ist absurd, denn offen kann nur derjenige sein, der weitestgehend unabhängig ist und ein hohes Maß an Selbstverantwortung lebt. Wer von uns lebt wirklich in einer Partnerschaft, in der man sich gegenseitig fördert und das gemeinsame Leben Spaß macht? Die wenigsten!

Für jeden Menschen gibt es nur einen Weg, sich unabhängig zu machen, und das ist der Weg zur Stärkung der inneren Konsistenz, der psychischen Konsistenz oder noch tiefergehend der emotionalen Konsistenz, denn sie ist das Gerüst, auf dem wir uns bewegen.

Das ist gut, dachte Alina und beschloss, all diese Blogger anzuschreiben. Sie machte sich auf den Weg. Sie fühlte sich durch deren Artikel beflügelt.

Leben wir nicht in einer tollen Zeit?

* * *

„Servus Mädel", hörte sie Mary und spürte das ganze Gewicht ihrer Freundin auf ihrer Schulter.

„Hey, du schmeißt mich um!", rief Amelie und schon knuddelten die beiden sich.

„Mausklick?", fragte Amelie mit einem verschwörerischen Unterton.

„Mausklick", lächelte Mary.

„Wow! Ich war dagegen. Ich hoffe, es ist nicht zu krass, wie du das formuliert hast." Amelie dachte noch mal nach, aber sie wusste, wie katastrophal die Lage in Deutschland war.

„Ja, ich weiß", seufzte Mary. „In Polen ist die psychische Versorgung auch katastrophal, man könnte sagen, es gibt sie gar nicht. Alina hat mir gestern haarsträubende Geschichten erzählt."

„Ja, in Polen ist es eine junge Disziplin. Wenn die das aus Deutschland übernehmen … na dann prost Mahlzeit!"

„Hallo ihr Süßen", rief Emma schon von Weitem. Die Begrüßung war herzlich, als ob sie sich ewig nicht mehr gesehen hatten, dabei war das erst gestern gewesen.

Mary wollte das begonnene Thema noch beenden: „In Polen ist es eine sehr junge Disziplin, diese hat sich noch gar nicht etabliert."

„Das macht nichts", hörten sie Hanna sagen, die gerade hereinkam und den letzten Satz gehört hatte. „Keiner von uns hat die Wahl, wo er geboren wird, aber wir haben die Wahl, wie das Leben verläuft, unabhängig von den angebotenen Hilfen. In jedem Land ist die psychische Versorgung unterschiedlich, aber kein Land verfügt über Hilfen, die auch tatsächlich greifen." Auch Hanna ging das Thema sehr nah, immerhin bekam sie all die Leidensgeschichten tagtäglich von ihren Patienten zu hören. Sie schaute zu Emma. „Wie geht es Conny?"

„Sie durchlebt grad die Hölle. Aber sie hat einen Brief von Amelie bekommen, mehr weiß ich nicht." Amelie war froh, dass Conny über den Brief nicht mehr erzählt hatte, er war sehr persönlich.

* * *

Marys Artikel war zwischenzeitlich in der Kolumne „Psychotherapie heute" veröffentlicht worden und sie wurde zum Fernsehinterview nach Hamburg eingeladen.

Dem vorausgegangen war ihr Artikel in der Times, der sich, vor allem durch die Internet-Ausgabe des Magazins, rasend schnell über die Grenzen hinweg verbreitet hatte:

Liebe Leser,

vorab möchte ich anmerken, dass diesem Artikel gründliche Recherchen und unzählige Interviews vorangegangen sind. Gerne können sich Psychotherapeuten hierzu in Form von Leserbriefen äußern. Es geht dabei um das Thema Bedürfnisse.

Die Wahrheit darf nicht ausgesprochen werden. Menschen, die einen Psychotherapeuten aufsuchen, haben unterschiedliche

Beweggründe. Es sind oft Menschen, die sich nicht wirklich behaupten können, die sich nicht das vom Leben nehmen können, was sie glücklich machen würde.

Stellt man Bedürfnisse in den Mittelpunkt, dann kann die Annahme folgen, dass die Bedürfnisse dieser Menschen auf eine Art und Weise nicht gestillt wurden, dass sich in der Erinnerung und in dem Sein dieser Menschen eine Art Prägung eingeschlichen hat, die in diversen Situationen in ihrem Leben zu wirken beginnt. Eine Art eingespieltes Team der inneren Protagonisten, die in einer Persönlichkeit nicht sichtbar sind, sich aber untereinander im inneren Dialog befinden.

Kennt ein Mensch beispielsweise eine negative Atmosphäre, dann trägt er diese in sich und dann in die nächste Situation wieder hinein. Mit der gleichen Stimmung, wie bei der bereits eingeprägten. Diese Prägung wiederum hat viel mit gestillten gegenüber den nicht gestillten Bedürfnissen zu tun. Sind wir nicht alle etwas grantig, wenn wir Hunger haben? Und wie verhält es sich mit dem inneren, psychischen Hunger?

Was macht die Psychotherapie mit diesen Zuständen?

Im Laufe des Lebens bauen also Menschen intrapsychische Repräsentanzen auf, die im weiteren Leben in Form von inneren Stimmen weiterwirken. Erhält ein Mensch echte Zuwendung und werden seine Bedürfnisse gestillt, dann spielen Hormone entsprechend mit und entfalten eine wohlwollende, man nennt es auch gesunde Wirkung. Diese verändert sich automatisch je nach der ihn umgebenden Atmosphäre. Auch ein Erwachsener kann zu einer satten und zufriedenen Persönlichkeit werden, wenn er seinen Bedürfnissen betreffend gerechte Umgangsweisen erfährt.

Wir können den angestrebten Zustand mit einem zufriedenen Kind vergleichen. Findet ein Mensch das Gefühl der Geborgenheit in sich, dann lernt er, sich in Anwesenheit von netten Menschen wohlzufühlen. Dieser Prozess kann in jedem Alter stattfinden und im wahrsten Sinne des Wortes nachgeholt werden. Die Wirkung der inneren Repräsentanzen ist unabdingbar.

Ein Mensch wird durch andere Menschen, wie er geworden ist. Und wenn wir jemanden in der Gesellschaft haben, der nicht passt, dann ist es unsere Aufgabe, ihn zu integrieren.

Psychotherapie wäre so ein idealer Ort, um Abhilfe durch Integration zu schaffen. Ein Ort, in dem der Betroffene in aller Offenheit seelische Schmerzen zulassen, positive Erfahrungen machen und die negativen Prädispositionen durch die positiven ersetzen könnte. Eine fördernde umgebende Atmosphäre ist demnach ein Muss.

Ist es so in der Praxis? Fördert das Psychotherapie?

Wir stellen das infrage – was übrigens praktiziert und nie erforscht wird.

Der Mensch, der einen Psychotherapeuten aufsucht, wird zu einem Patienten – er wird analysiert, er muss eine für ihn unverständliche Macht über sich ergehen lassen, ihm wird die Selbstbestimmung aberzogen. Passiert das, entmutigt das und der Patient mutiert im wahrsten Sinne zu einem „Nichts". Werden Kindheitserinnerungen und das Bedürfnis nach Bindung im Patienten wach, dann beginnt sofort im Therapeut der innere Drang, den anderen zu spalten: in das Innere Kind und den Erwachsenen – ohne das offen zu kommunizieren. Der Erwachsene wird als nicht-kooperativ gesehen, sobald er etwas infrage stellt. Der aufreibende Kampf um Würde und das psychische Überleben der erwachsenen Persönlichkeit artet in eine nicht enden wollende Abhängigkeit aus.

Sollen das positive Erfahrungen sein?

Macht über einen Menschen auszuüben, der ohnehin im Leben bereits zu kurz gekommen ist, was die Befriedigung der Bedürfnislage anbetrifft, das darf nicht die Praxis sein. Dieser Mensch hat im

Rahmen seiner Möglichkeiten das Beste aus seinem Leben gemacht. Sich darüber zu stellen, ist eine kriminelle Handlung und muss als solche anerkannt werden. Denn das ist Folter für den Menschen.

Nach Meinung der Therapeuten ergibt sich die Berechtigung aus der Profession.

Diese wird von niemandem hinterfragt und von niemandem überprüft. Keiner hinterfragt, was ethisch inkorrekt ist in dem ganzen Verfahren.

Wir sind der Meinung, hier läuft seit Jahren jede Menge falsch. Die nicht gelungenen Therapien bestätigen das. Und auch hier: Statistikzahlen gibt es nicht.

Neurowissenschaften legen viele Forschungsergebnisse offen. Unzählige Erkenntnisse bestätigen, dass die umgebende Atmosphäre das Wichtigste ist, um das Leben nachhaltig zu verändern. Der Kampf also, das permanentes Verweilen in Wunden der Kindheit macht Menschen kaputt.

Liebe Leser, ich möchte Sie bitten, sich das vorzustellen, was diese Menschen erleiden, die ohnehin Schlimmes erlebt haben und in ihrer Psychotherapie permanent um das Vergangene kreisen. Sie werden damit nicht aufgefangen, ihre Wunden werden nicht geringer, diese werden aufgemacht, offengelassen und jede daraus resultierende Reaktion in Form von Schmerz, Ungeduld (die berechtigt ist) und Unruhe wird als Störung diagnostiziert.

Ein Mädchen, das mehr als zehn Jahre nach seiner Entführung immer noch eine Psychotherapie macht – wo soll das noch hinführen? Ist das Fortführung vom schleichenden Mord am lebendigen Leibe oder dramatische Ironie?

Ich kann mich des Eindrucks nicht erwehren, dass mit dem Bereich Psychotherapie eine Säuberungsinstanz tätig ist, eine krankmachende Mafia, gnadenlose Vernichtung, verantwortungslose Umgangsweisen und die Lizenz zum Töten.

Und dann kommen die Gutachter aus den eigenen Reihen – also ohne Kontrolle von außen. Wer sich hierhin wendet, der hat sein Leben ausgetauscht und seine letzten Atemzüge in Freiheit vor dem Betreten der Praxis gemacht.

Ubi libertas, ibi patria – wo Freiheit ist, da ist meine Heimat.

Diese Maxime rückt in weite Ferne.

ÜBERFALL

Mary war unterwegs zum Fernsehinterview in Hamburg. Der Moderator kam dann auch direkt zur Sache:

„Sind Sie sicher, wenn Sie schreiben, dass Menschen in der Psychotherapie dermaßen traumatisiert werden? Die Wartezeiten sind lang, die Praxen voll."

Mary agierte wie ein Profi und blieb ganz ruhig.

„Der Artikel resultiert aus Interviews. Es wurden fünfundvierzig Interviews durchgeführt. Dabei habe ich Dinge gehört, die wirklich schlimm waren und die ich versuche zusammenzufassen: ‚Immer, wenn es mir schlecht geht, merke ich, dass mir ein Gespräch guttut. Aber dann merke ich, dass sich so nichts ändern kann, denn es ist eine permanente Wiederholung der schlimmen Erlebnisse, es wird immer schlimmer.

‚Man wird wie vor einen Spiegel gesetzt und damit allein gelassen.'

‚Aus Angst heraus gehe ich dann immer wieder zum Therapie-Gespräch, aber es ist kein gutes Gefühl.'

‚Mit der Zeit entstand eine Abhängigkeit, die meine Lebenszeit kostet.'

Ich erzähle Ihnen ein Beispiel:

Eine liebevolle Familie hatte zwei Kinder adoptiert. Das eine verschwand zufällig und fand nicht mehr nach Hause. Die Vorstellung von einem liebevollen Umfeld blieb in ihm. Das zweite Kind konnte hingegen mit der Liebe nichts anfangen. Und genau hier beginnt das Desaster!

Ob das dieses Kind ist, oder eines so wie viele aus unserer Nachbarschaft, wir leben in einer Gesellschaft, in der wir spätestens in der sekundären Erziehung füreinander verantwortlich sind. Mit einer speziell dafür ausgerichteten Psychotherapie ist es möglich, diesem Menschen, in welchem Alter auch immer, zu helfen, brauchbare Prägungen zu erhalten. Die Wissenschaft, die Neurowissenschaft und die Psychotherapie müssen sich damit beschäftigen, wie das gemacht werden soll. Es ist ein fundamentaler Fehler, zu sagen und es in die Welt zu tragen, dass etwas nicht geht, wenn es nicht versucht worden ist, es konsequent zu realisieren."

„Gibt es diese Therapie denn?", fragte der Moderator.

„Die Menschheit braucht keine Konzentration auf Störungen. Es sind Prozesse, die neuartig verlaufen müssen." Mary lächelte bei diesen Worten in die Kamera, sie war Profi genug, um sich ihrer Wirkung auf das Publikum ausreichend bewusst zu sein.

„Wer bietet diese Therapien an?"

„Wir arbeiten dran", entgegnete Mary lächelnd. „Es muss mehr Aufmerksamkeit auf die inneren Repräsentanzen gelenkt werden."

„Und das gewährleisten diese neuartigen Methoden?"

„Ja, und wir stellen sie demnächst vor."

„Was genau meinen Sie mit ‚Bedürfnisse'?"

„Bedürfnisse, die faktisch gestillt werden – um die Biografie zu reparieren und adäquate Vorbilder zu liefern. Bitte verzeihen Sie meine offenen Worte, aber die Person des Psychotherapeuten ist nur selten ein Vorbild für den Hilfesuchenden. Denn so müssten alle Menschen Psychotherapeuten werden. Wir sind nicht mehr die Babys, die Bezugspersonen adaptieren, ohne zu hinterfragen. Mit den zugefügten Wunden in der Anamnese hat man sich sowieso die positive Bindung verspielt."

„Erarbeiten Sie diese neue Methode allein?“, fragte der Moderator, den das Thema wirklich zu interessieren schien.

„Nein, wir sind mittlerweile zehn Frauen aus unterschiedlichen Ländern und treffen uns in den jeweiligen Städten. Wir sind ein internationales Team aus den USA, Deutschland, England, Frankreich, Polen, Schweiz, Italien, Spanien, Griechenland und Österreich. Wir kommen aus der Wissenschaft, dem Journalismus und der Kriminalistik.“

„Auf was setzen Sie?“

„Auf eine Analyse der Bedürfnisse und Prägung. Wenn jemand Hunger hat, dann ist er nicht gestört.“ Mary strich sich eine Haarsträhne aus der Stirn und lachte direkt in die Kamera. „Wir setzen auf das Naturgesetz, dass Menschen sich lebenslang natürlich entwickeln wollen.“

„Da haben Sie Recht, aber auch viel vor.“ Der Moderator konnte sich ein Lächeln nicht verkneifen. „Kommen Sie, wenn Sie soweit sind, unbedingt wieder zu uns.“

Mary verließ das Studio und eilte zum Taxi, um noch schnell den Flieger zu bekommen. In Hamburg war es kalt, ein eisiger Wind blies ihr ins Gesicht. Sie klappte den Kragen ihres Mantels hoch. Plötzlich merkte sie, dass jemand von hinten versuchte, ihren Schal zuzuziehen.

Mary wusste, sie musste schreien, um auf sich aufmerksam zu machen, bekam aber keinen Ton heraus. Sie wollte unbedingt wissen, wer da so dreist an ihrem Schal riss. Dass es ihr letzter Atemzug sein könnte, wollte sie gar nicht wahrhaben.

Sie rammte demjenigen den Ellbogen in den Bauch, drehte sich um und wollte ihm in die Eier treten – um dann festzustellen, dass dort gar keine waren. Auch wenn sie sich eine Kapuze tief ins Gesicht gezogen hatte, erkannte Mary, dass es eine Frau war. Jetzt schrie sie wie am Spieß: „Du Hure, lass los!“ Sie wunderte sich, sie hatte doch noch nie etwas gegen den diesen Job gehabt, zumindest solange es keine Ausbeutung war.

Mary war schlecht, sie sah nur noch eine Gestalt von sich wegrennen und musste entscheiden, ob sie zum Flieger oder sich hinter dieser Bestie hermachen wollte. Zugegeben, es war ihr nicht so ganz geheuer, allein in der Dunkelheit hinter ihr herzurennen. Da es im Flieger nicht erlaubt war, hatte sie keinen Pfefferspray dabei, sonst war sie jedoch immer bewaffnet.

Sie sprang ins nächstbeste Taxi, dann rief sie direkt Emma an:

„Echt Emma, ihr habt es gut in der Schweiz, dass ihr eine kleine Waffe in der Handtasche haben dürft. Die könnte ich gerade gut gebrauchen …“

Und dann erzählte sie jedes Detail, auch das mit dem Eiertreten … bis sie merkte, dass am anderen Ende gar nicht Emma, sondern Jonas war, deren kürzlich Angetrauter – was für ein schrecklicher Tag heute! So peinlich war ihr noch nie etwas gewesen.

Jonas übergab den Hörer ohne Worte seiner Gemahlin und konnte den Gedanken nicht unterdrücken, ob das wirklich ein guter Umgang für seine Frau war. Waffe? Eier? Das war ja wie in einem schlechten Film.

„Über welchen Film habt ihr gesprochen?“, fragte Jonas nach dem Telefonat, bekam aber nur die kurze Antwort: „Thelma und Louise.“

„Und woher kennst du diese Dame?“ Jonas war misstrauisch geworden.

„Afternoon Tea im Savoy“, antwortete Emma aus dem Flur, die Türe schlug zu und schon lief sie die Treppe hinab.

„Ja, was ist jetzt, wo fährst du hin?“, rief Jonas ihr aus dem Fenster nach.

Während sie ins Auto stieg, rief sie zurück: „Schatz, ich erzähle dir alles, sobald ich zurück bin.“

Jonas war verwundert und empört zugleich. „Und wann bist du wieder zurück?“

Darauf bekam er keine Antwort mehr.

* * *

Die Anrufe gingen rund um den Globus, jede der Frauen wusste schon über den Vorfall in Hamburg Bescheid. Und jetzt? In drei bis vier Stunden war Emma bei Amelie am Tegernsee. Es war toll, zu ihr konnte man immer kommen. Egal ob Tag oder Nacht, wenn sie sich beeilte, dann schaffte sie es noch, Mary am Franz-Josef-Strauß-Flughafen in München abzuholen, dann konnten sie gleich zusammen zu Amelie fahren.

Endlich wieder in Deutschland, der knallrote italienische Sportflitzer hatte mehr verdient, als 120 Stundenkilometer zu fahren. Sie gab Gas, wie nie zuvor.

Knapp drei Stunden später war sie am Münchner Flughafen, wo Mary bereits auf sie wartete. Sie war noch nicht ganz ins Auto gestiegen, da begann sie auch schon zu weinen. Der ganze Stress der letzten Wochen, dann der Überfall vor wenigen Stunden in Hamburg … Als sie in den Autospielgel schaute, bemerkte sie, dass ihr Hals immer noch rot war.

„Was ist denn nun wirklich passiert?“, wollte Emma wissen.

Mary konnte sich immer noch keinen Reim darauf machen, was die Frau von ihr wollte und ob sie ihr tatsächlich nach dem Leben trachtete.

Emma trat das Gaspedal durch und sie flogen förmlich durch das Voralpenland in Richtung Tegernsee. Als sie ankamen, freuten sie sich, dass Hanna noch da war, sie würde erst den Tag darauf zurück nach New York fliegen. Da die Maschine aus London über München ging, hatte Hanna einen Zwischenstopp bei Amelie eingelegt.

Hanna bereitete eine Telefonkonferenz vor, damit auch andere Teilnehmerinnen mitentscheiden konnten. Spontane Aktionen waren die besten, hier mussten alle mitreden!

Arno, der Bergfreund, ging gerade an der Terrasse vorbei und hörte ihre aufgeregten Gespräche:

„Wie sah sie aus, hast du irgendetwas gesehen?“, wollte Amelie wissen.

„Was denken die sich?“, echauffierte Hanna sich. „Wollte dich jemand umbringen? Das wird langsam echt gefährlich …“

Arno klopfte an die Türe, aber keiner hörte ihn. Da die Tür nur angelehnt war, trat er ein, und die drei schrien alle auf einmal. Amelie fand als Erste die Sprache wieder. „Arno, Du Arsch!“

Der schaute auf die Damen und war schon dabei, jeder ein nettes Kompliment zu machen, als aus dem Computer eine Stimme mit deutlichem Wiener Dialekt ertönte: „Euch ist aber schon klar, dass in Hamburg gerade eine Konferenz für Borderlinesyndrom stattfindet?“

„Was ist bei euch los?“, fragte Arno. Er konnte sich keinen Reim darauf machen, was hier gerade geschah. Mary ließ sich auf das Sofa fallen, sie schrie und weinte zugleich. Das war gut. So konnte sie das besser verarbeiten.

Da meldete sich Alina aus Warschau, die alle zu sich einlud. Sie hatte kürzlich das elterliche Haus geerbt und mochte alle bei sich willkommen heißen. Plötzlich erschien auf dem Bildschirm eine Störung, hysterisches Kreischen ertönte am Tegernsee wie auch in Wien und Warschau.

Wie gut, dass Arno IT-ler war. Er setzte sich vor den Rechner und klickte mehrere Tastenkombinationen. Dann zückte er sein Handy und rief seinen Freund Lukas an, einen Kriminalisten aus Salzburg. Er hatte einen Bestseller geschrieben, in dem er Serientäter sehr genau unter die Lupe nahm und diese als Bestien bezeichnete. Letztendlich fanden die beiden Männer heraus, dass ein Trojaner unterwegs war und konnten diesen in Hamburg lokalisieren.

„Oh, nicht schon wieder Hamburg", sagte Mary. „Wer hat dort etwas gegen uns?" Sie vergrub ihr Gesicht in den Händen.

„Jemand scheint sich über deinen Artikel sehr geärgert zu haben", stellte Amelie fest.

Arno sah durchaus einen Zusammenhang, doch wollte tatsächlich jemand Mary umbringen? Aber wer sollte das sein?

„Jemand hat eure heimlichen Nachforschungen satt", sagte Arno, „und fühlt sich in seiner Existenz auf Dauer bedroht. Es wird sich viel ändern müssen, wenn ihr die alten psychotherapeutischen Techniken so einfach wegfegen wollt, und für viele bedeutet das nichts Gutes. Ich möchte euch ja keine Angst machen, aber habt ihr schon mal darüber nachgedacht, ob das vielleicht ein Auftragsmord war beziehungsweise bald einer geworden wäre?" Er schaute zu Mary und fügte hinzu: Entschuldige bitte, ich wollte dich nicht noch mehr aufregen."

„Na, so wichtig sind wir doch nun auch wieder nicht, wer könnte sich bedroht fühlen?", winkte Amelie ab.

Trotzdem war ihnen nicht ganz wohl bei diesem Gedanken und jede von ihnen schaute in ihrem Laptop nach, wen sie bereits angegriffen hatten.

Und da kamen einige zusammen: Ein Psychiater aus der Region Stuttgart, einer aus München, heute der von dem Amoklauf, neulich die Psychotherapeutin in Wien. Wenn dieser Name fiel, dann regten sich alle auf.

„Man ist echt den Leuten ausgeliefert, wenn man Hilfe braucht", regte sich Emma auf.

Nun warteten sie noch auf Frank, den Vorsitzenden der Ärztekammer in München. Er wollte unbedingt mit den Frauen sprechen, „wenn ihr schon mal im Lande seid", hatte er zuletzt zu Amelie gesagt. „Er bringt noch jemanden mit, einen gewissen Werner Hase, ein Psychotherapeut“, sagte Emma.

Amelie warf Emma einen Blick zu, als hätte sie eine Kröte verschluckt, was aber niemandem weiter auffiel. Sie ging in die Küche, um sich ein Glas Wasser zu holen.

„Das Imperium der Psychotherapie von Schlampen in Verruf gebracht“, las Arno laut einen der Kommentare auf Marys Instagram-Seite vor.

„Wer hat das geschrieben?“, fragte Hanna.

„Auch jemand aus Hamburg“, entgegnete Arno. Die Freundinnen schauten sich wortlos an, in ihren Gesichtern stand das blanke Entsetzen.

Als es an der Türe läutet, zuckten alle zusammen. Amelie, die gerade aus der Küche kam, öffnete die Türe und ging gleich raus. Sie sagte, Sie hätte noch was zu erledigen. Da sich alle Frauen bei ihr zu Hause fühlten, war das kein Problem.

„Hallo, Frank, schön dass es geklappt hat“, begrüßte sie ihn und verschwand. Sie gingen ins Wohnzimmer, hier wurden sie von allen empfangen. Beim Essen kamen sie dann auch auf den Vorfall in Hamburg zu sprechen.

Werner war der Meinung, dass es nicht gut wäre, so vehement die Branche der Psychotherapeuten „zu verunglimpfen“, wie er es nannte. Es brach eine hitzige Diskussion aus, Werner war erstaunlicherweise genau über Amelies Vortrag in London informiert. Er kannte sogar die Details. Aber über Abwesende sprach man nicht. So blieb der Vorfall in Hamburg das Hauptthema. *Warum ist er nicht in Hamburg auf dem Kongress zu seinem Lieblingsthema?*, fragten sie sich.

„Man kann in einer Demokratie ja durchaus Diskussionen führen, aber jemanden umbringen zu wollen … das ist schon eine andere Nummer“, sagte Frank.

Werner zeigte sich hartnäckig und verbissen. Er grinste und sagte das Unvorstellbare: „Manche müssen sterben, nur so funktioniert eine Gesellschaft. Die Demokratie nimmt sich raus, das nicht haben zu wollen, aber die Realität zeigt ja, dass es oftmals nicht anders geht."

„Dann hat eure Berufsgruppe den Auftrag, Auftragskiller der Nation zu sein, oder wie darf ich mir das vorstellen?" Marys Stimme klang wie zerberstendes Glas.

Dass diese Kreatur Psychotherapie in Verruf bringt …, dachte sie im Stillen, und ihren Freundinnen ging es ebenso.

Frank versuchte, die plötzlich eingetretene Stille zu überspielen, indem er über die Reformen im ambulanten Bereich berichtete. Er merkte aber sehr schnell, dass auch das ein Reizthema war, denn eigentlich fehlten hier die Erfolgszahlen. Wer konnte nach der Therapie besser leben? Eine Berentung war der Normalfall.

Emma drückte sich unmissverständlich aus: „In der Vergangenheit hat der Bereich Psychotherapie zu schlecht abgeschnitten. Zu viele Berentungen, zu wenig stabile Gesunde nach Psychotherapien. Also die Behandlungen bringen nicht die gewünschten Erfolge, Therapieverläufe werden noch dazu rationalisiert, womit weniger Kosten entstehen. Kann man hier ausschließen, dass dies auf die Kosten der Qualität geht? Sicher nicht."

„Dann folgen Berentungen und die Krankenkasse ist weder für das Krankentagegeld noch für die Behandlungen und Kuren zuständig", fügte Hanna hinzu.

„Natürlich ist Werner da bestimmt wieder anderer Meinung", sagte Emma mit einem ironischen Unterton und alle lachten.

Werners Lippen waren zu einem dünnen Strich zusammengezogen. „Sie haben doch gar kein Psychotherapiestudium gemacht, Sie können mit Ihrer Vorbildung gar nicht einschätzen, welchen Schaden psychisch Kranke anrichten. Psychisch Kranke müssen weggesperrt werden, erst dann funktionieren wir als Gesellschaft richtig."

Er warf Mary einen triumphierenden Blick zu, sie zeigte sich dabei völlig unbeeindruckt.

Die Anwesenden waren erbost, wie konnte er nur so etwas sagen?

Emma ließ sich jedoch nicht von ihrer Meinung abbringen und versuchte erneut, ihren Standpunkt klarzumachen, doch Werner unterbrach sie erneut:

„Die Leute werden immer dreister, eine Frau wollte mich verklagen, weil sie wegen Kopfschmerzen kam und während der Behandlung dann andere Dinge herausgekommen sind. Blöde Kuh!"

Alle starrten sich entsetzt an, Frank bereute es bereits bitterlich, ihn überhaupt mitgebracht zu haben. Keiner wollte ihm mehr zuhören.

Emma fuhr fort: „Die Menschen haben in Kliniken kaum Einzelgespräche, alles läuft in Gruppen. Hier verstärkt sich die umgebende Atmosphäre der Gewalt in jedem Teilnehmer. Jemand, dessen Vergangenheit schon schwer genug war, muss auch noch all die schlimmen Geschichten von anderen Patienten anhören, was erneut negative Gefühle hervorbringt und neue grausame Bilder produziert. Dieser Therapieansatz ist von Grund auf falsch!"

„Ganz zu schweigen davon, wenn es um Projektionen geht", ergänzte Mary „der Fokus auf Projektionen ist vom Grund auf falsch und hindert die Menschen daran, ihre Bedürfnisse wahrzunehmen.

„Die Hilfesuchenden werden zu Projektionsflächen für andere", erläuterte Emma und versuchte, die unverschämten Blicke von Werner dabei zu ignorieren. „Sie müssen sich alle Probleme von anderen anhören und gehen gänzlich ohne positiv erworbene Emotionen aus der Klinik wieder nach Hause. Was soll sich da bei einem Menschen zum Guten ändern? Ich bin stinksauer, wenn ich das höre!"

„Die Bedürfnisse von den Menschen werden gar nicht berücksichtigt", pflichtete Emma ihr bei, wobei sie Werner einen bösen Seitenblick zuwarf.

„Ja, aber das machen doch alle mit", sagte dieser in einem herablassenden Tonfall, „und berichten danach, dass es ihnen guttut."

„Ja, weil man das Erlebte allein gar nicht aushält." Emma klang wütend.

„Die Leute machen, was man ihnen sagt, pfft …", äffte Mary Werner nach. „Was sollen sie auch sonst tun?"

Das eingetretene Schweigen nutzte Emma und fuhr fort:

„Eine Freundin von mir, Conny, hat hier in München eine Psychotherapie gemacht. Die Arme, sie ist mit vielen Tieren auf einem Bauernhof aufgewachsen und musste von klein auf hart arbeiten. Sie ist dennoch eine sehr starke Persönlichkeit geworden. Sie hat dann ihrem Therapeuten erzählt: ‚Es war schlimm, ich habe nie die Hand eines Menschen als Kind gehalten, sondern immer nur von einem Tier.' Darauf hat er spontan reagiert: ‚Ich gebe Ihnen meine Hand nicht!' Sie war völlig aufgelöst, als sie mir das erzählte."

„Was für ein sadistisches Arschloch!", empörte sich Mary.

Alle schwiegen und wurden nachdenklich. Werner auch, aber irgendwie anders. Nicht anzunehmen, dass er etwas begriffen hat. Dieses Beispiel kam ihm nur so verdächtigt bekannt vor.

Emma fuhr fort: „Als sie dann in der nächsten Sitzung zu ihm sagte ‚Ich würde auch gerne besser Small Talk halten können', immerhin ist er ein Verhaltenstherapeut und hätte mit ihr an diesem Thema arbeiten können, zuckte er nur mit den Schultern. Er quittierte es nur mit einem kurzen ‚Das ist wie das Lausen bei Tieren'. Damit war das Thema für ihn durch."

„Aber genau das ist ja das Problem", spornt Mary den Faden weiter. „Jetzt stellt euch mal vor, jemand wird traumatisiert und alle sagen ‚Mach eine Therapie', denn nur das kennt man als Möglichkeit, dass einem vielleicht geholfen wird. Doch keiner kennt sich wirklich damit aus. Und dann läuft es so wie bei deiner Freundin Conny. Dann fühlt sich so ein Mensch von niemandem verstanden."

Als Amelie zurückkam und die Anspannung bei ihren Gästen spürte, machte sie einen abrupten Themenwechsel, indem sie fragte: „Gehen wir zum Nachtisch über? Ich glaube, der Cateringservice hat Mousse au Chocolat mitgebracht."

Sie schaute Werner entschieden an, er stand anstandslos auf und verabschiedete sich mit dem Vorwand, dass er telefonieren müsse. Da jeder froh war, hielt ihn keiner auf. Emma scherzte: „Amelie, geht er deinetwegen?", nichtsahnend, dass sie tatsächlich das Wichtigste nicht mitgekriegt hatte.

Die ausgelassene Runde genoss den Rest des Abends und das gemütliche Beisammensein.

Am nächsten Morgen beschloss Emma, zurück nach Basel zu fahren. Von dort war sie in ein paar Stunden daheim. Alle bewunderten noch mal ihren schönen roten Sportwagen, dann brauste sie davon.

Amelie brummte der Kopf, es war so viel, worüber sie gesprochen hatten, aber war Mary tatsächlich in Gefahr? Sie hatte Angst um sie. Und sie fragte sich natürlich auch, ob sie vielleicht alle in Gefahr waren. Wer wollte sie so ausbremsen, dass derjenige sogar vor Gewalt nicht zurückschreckte?

* * *

Mary und Hanna saßen im Flieger nach London, Hanna flog von dort weiter nach New York. Sie stellten fest, dass die letzten Tage ihr Leben verändert hatten. So langsam kam Bewegung in ihr Vorhaben, und auch wenn es mit Gefahren verbunden war: So hatten sie es immer gewollt.

* * *

Als Emma bei sich zu Hause ankam, rief sie Conny an. Sie war froh, dass sie bei dem Treffen in Amelies Haus nicht dabei gewesen war, dieser Werner saß ihr immer noch in den Knochen. Was für ein mega Arschloch, Conny hätte ihn bestimmt nicht gemocht.

„Ich hab dir nicht so viel gegeben, wie du mir", sagte Conny. „Danke, du bist so gut zu mir. Am meisten mag ich, wenn du über deine Mama erzählst …"

Emma spürte, dass Conny am anderen Ende lächelte und freute sich, dass sie etwas dazu beitragen konnte, dass es ihrer Freundin gut ging.

„Durch deine Lebensgeschichte komme ich auf neue Ideen, du inspirierst mich. Stell dir vor, ich habe gestern sogar von einer Frau geträumt, die für mich eine liebevolle Mutter wäre", schwärmte Conny, „und dabei kenne ich sie gar nicht. Sicherlich liegt es daran, dass ich Anteil an der Liebe deiner Familie nehmen darf."

Emma lächelte. „Oh ja, meine Mutter hätte gerne noch so eine Tochter wie dich gehabt."

„Ich habe dir erzählt, dass der Brief angekommen ist, oder?"

„Ja, hast du."

„Ich habe die Anleitung genauso durchgeführt, wie du es gesagt hast, und es hat mich bis ins Mark erschüttert. Und dann hatte ich den Traum von der Mutter."

„Dein Traum war kein Zufall, sondern durch die Imagination, deine Vorstellungskraft ausgelöst, ganz spontan."

Conny wollte nicht zeigen, wie gerührt sie war und unterdrückte ein Schluchzen, aber die Tränen flossen ungehemmt ihre Wangen herunter. „Stell dir vor", fuhr sie fort, „ich wollte das von meinem Therapeuten hören, ich dachte, es würde mir guttun. Er konnte aber nur sagen: ‚Ich bewundere Sie …' Unglaublich, oder?" Nun schluchzte sie doch. „‚Ich bin stolz auf Sie' – das konnte er nicht aussprechen."

„Das tut mir leid", sagte Emma mit sanfter Stimme. „Der Typ ist ein Arschloch, anders kann man das nicht sehen. Er ist eine Schande für die ganze Branche! Stell dir vor, als ich gestern bei Amelie am Tegernsee war, haben wir darüber gesprochen. Da saß so ein arroganter Kerl, so ein Möchtegern-Psychofritze, ich kannte ihn vorher nicht. Der hat notorisch alles abgelehnt, was wir sagten. Und zu mir hat er gemeint: ‚Haben Sie Psychologie studiert? Dann müsste ich zu Ihnen ja Frau Kollegin sagen'. Der war wirklich unfähig, mit uns den Abend zu genießen. Amelie ist weggegangen und als sie zurückkam, da hat sie ihm zu verstehen gegeben, dass nur einer von beiden im Raum sein kann."

Sie redeten noch eine Weile miteinander, dann verabschiedeten sie sich voneinander. Nur wenige Augenblicke später erreichte Conny eine E-Mail von Emma mit zwei Bildern und dem Kommentar: „Das ist meine Mama. Sie hätte Dich adoptiert. Leb das innerlich voll aus."

Von da an änderte sich Connys Leben. Seit diesem Abend wachte sie nicht mehr mit Schmerzen auf, sie erlebte eine tiefe Verwurzelung, als ob sie wirklich ein neues Leben bekommen würde. Was sie in diesem Moment noch nicht wissen konnte: Es würde sich nach einer Woche noch so anfühlen, nach zehn Wochen und auch in vielen Jahren.

Als Conny am nächsten Morgen das erste Mal seit Langem erholt erwachte, wollte sie eine Antwort darauf finden, ob das so bliebe und wie das überhaupt möglich war. Sie schrieb Emma eine E-Mail und erhielt von ihr die folgende Antwort:

> *Liebste Conny,*
> *nichts freut mich mehr, als dass Du zur Ruhe kommst und Dein inneres Zuhause findest. Spiele in Deinen Gedanken und so oft wie Du es kannst immer wieder das Szenario durch, dass es Deine neue innere Familie ist. Du musst diese*

nicht real gehabt haben, es reicht völlig aus, wenn Du das in Dir adaptierst. Es scheint so, dass in Dir alles angelegt ist und somit auf einen guten Nährboden trifft. Damit hast Du die besten Chancen, Dein Leben normal fortzuführen, ohne jegliche Schmerzen oder inneren Stress. Damit findest Du eine neue Harmonie, Erfüllung und wirst in Deiner Umgebung neue Freunde finden, die ähnliche Erfüllung in sich tragen. Das ist dann die innere Anziehung, die zufällig im Gespräch mit meiner Äußerung betreffend meiner Mutter in Dir aktiviert wurde. Ich freue mich sehr, dass das passiert ist. Das nennt man übrigens Aufbau der inneren Repräsentationen, Du kannst Dir das vorstellen wie ein Implantat.
Das ist das, was ich mit den inneren Repräsentanzen meinte. Es ist wie Gedanken einpflanzen. Sicher fragst Du Dich, wie tief man diese Gedanken, Emotionen, Szenarien einpflanzen muss. Dazu sage ich Dir gleich: Es geht nicht um Tiefe, man braucht die einfachste Version des Gedankens, des Verlangens, damit er in den tiefsten Bereichen der Persönlichkeit natürlich heranwächst. Das ist eine subtile Kunst. Man muss beim Ursprung beginnen, z. B. wie jetzt bei dir die Beziehung zur Mutter. Die Saat, die man in den Gedanken einpflanzen kann, wird zu neuen Gedanken heranreifen. Diese Gedanken werden Dich dann bestimmen. Und möglicherweise wird Dich der Gedanke völlig verändern. Einfach gesagt: Es bilden sich neue Hirnstränge aus, wenn das Erlebnis auf emotionale Tiefe trifft. Ich freue mich sehr! Manche Gedanken stammen übrigens aus dem Film Inception, hast Du ihn gesehen?
Deine Emma

NUN IST ES PASSIERT

Die Bestie ist tot, der Psychotherapeut Werner Hase aus München. Aufgespießt auf dem Maibaum des Viktualienmarkts. Oh, wie gut das tut, die Nachricht hat sich verbreitet wie ein Lauffeuer. Oder besser gesagt: wie ein Feuerwerk in den leuchtendsten Farben. Eine Bestie weniger. Das spricht natürlich niemand aus, weder die Presse noch die Fernsehnachrichten, aber alle empfinden es so. Eine kollektive Erleichterung? Auch Wolfgang, der mit ihm das Institut aufgebaut hat vor vielen Jahren, fragt sich, wie konnte so einer das erreichen, den Beruf auszuüben?

Seine Seminarteilnehmer waren einerseits von seiner Fähigkeit, in die Tiefen der menschlichen Seele vordringen zu können, überzeugt. Andererseits zeigte er häufig plötzlich auftretende Aggressionen, mit denen niemand rechnete. War gerade noch alles in Ordnung, reagierte er von einer Sekunde auf die andere mit Wutausbrüchen, laut und alles um sich herum vernichtend. Hinter geschlossenen Türen seiner Praxis spielten sich absolute Dramen ab. Es ist kaum zu glauben, dass seine Frau das nicht mitgekriegt hat, das hat sich alles in seinem Haus abgespielt.

Emmas Handy klingelt, sie nimmt das Gespräch an und hört am anderen Ende Conny weinen.

„Hast du schon von dem Skandal aus München gehört? Auf dem Viktualienmarkt hat man einen Mann wie eine Trophäe aufgespießt gefunden. Er hing da, als hätte man ihn aus der Gesellschaft katapultiert und im Fallen blieb er auf dem Maibaum hängen.

„Schwerkraft“, kam von Emma, „Naturgesetz.“

„Das war mein Therapeut!“ Conny heult wie Schoßhund.

Emma ist selten sprachlos, sie denkt an den Abend bei Amelie zurück, wo dieser Werner sich aufgeführt hat wie ein nicht den Menschen zugehöriges, bösartiges Wesen. Wenn er das bei seinen Patienten auch gemacht hat, kann sie verstehen, warum er nun tot ist. Aus Hass ermordet und prominent mitten in München drapiert, damit es auch jeder sehen kann.

„Conny, was machst Du gerade? Könntest Du einen Besuch von mir vertragen, wenn ich vorbeikäme?" Dieses Mal fährt sie langsam die Straßen entlang.

„Verfluchte, miese, karierte Scheiße ist das, die stinkt zum Himmel!" Sie muss alles Conny erzählen, von dem Abend. Das Telefon steht nicht still, alle rufen alle an.

Mary greift den Vorfall in einem Artikel auf:

> *Wie gelebt, so gestorben.*
> *Man sagt, man soll nicht schlecht über Tote reden. Das möchte ich auch nicht, aber die schlimmen Dinge, die er seinen Patienten angetan hat, die dürfen dieses Mal laut jubelnd anlässlich der Befreiung der Geschädigten ausgesprochen werden.*
> *Bei uns ist es Sitte, Menschen eine Trauerfeier zu gewähren. Was macht man aber mit Mördern, die Menschen absichtlich getötet, geschändet, lebensunfähig und behindert gemacht haben? Solche Gestalten haben keinen Platz unter uns, das Leben ist hart genug, um nicht noch derartige Erschwernisse in den Weg gelegt zu bekommen.*
> *Die Trauergemeinde wird das Recht haben, das zu empfinden, was bei jedem Einzelnen von ihnen aufkommt: sich freuen, sich erleichtert fühlen, traurig sein, verzweifelt, wütend oder befreit. Befreit vom unendlichen Leid, denn viele Menschen haben sich an ihn gewandt, seines Berufes wegen hatte er die Berechtigung, sogar einen Doktor-Titel, Menschen zu*

heilen und zu therapieren. Und was tat er?
Unfassbare Dinge. Manipulationen, Quälereien, Krankheiten hervorrufen, die Praxis war ein Gruselkabinett. Er selbst prahlte, dass manche bei ihm schreien würden …
Was werfen wir ihm vor? Dass er seine Patienten in den Selbstmord getrieben hat, Beleidigungen, Erniedrigungen, er kannte keine Gesetze, er lebte sich aus wie ein hungriges Tier. Manche Autoren sagen: „Jeder Mensch kann Mörder werden." Der lebte das offen aus, machte einen nach dem anderen arbeitsunfähig, Berufs wegen. Wer so einen Umgang erfährt, der kann sich nicht währen, ihm wird eingeredet: „Du bist krank! Du bist psychisch krank! Du bist Borderline! Du bist schuld!"
Wer hält so etwas aus?
Nicht die jungen Menschen, die in der Gewalt ihren Ausweg finden, sind schuld, sondern die Therapeuten, die Techniken anwenden, die Menschen kaputtmachen. Man kann diese Menschen nicht nur als Täter sehen, weil sie zusätzlich zu ihrem Schicksal zum Opfer gnadenloser Schikanen seitens Scheusalen wie diesem hier geworden sind. Diese sind diejenigen, die das Leben der ihnen anvertrauten Patienten vernichten, das Leben von anderen Menschen nicht achten.
An dieser Stelle sei ausdrücklich betont, dass Gewalt nicht zu billigen ist! Doch das Leiden, das in einer psychotherapeutischen Praxis hinter geschlossenen Türen passiert, indem Menschen im wahrsten Sinne „zu Tode" gequält und getriggert werden – das darf nicht fortgesetzt werden. Niemand darf die Lizenz zum Töten haben.
Aus den vorgenannten Gründen sei es dieses Mal gestattet, Erleichterung und Freude zu empfinden, sich zu freuen und zu tanzen, weil eine der wirklich Bösen von uns gegangen ist.

„Um Gottes Willen“, sagt Hanna, nachdem sie Marys Artikel gelesen hat.

„Die riskiert wieder mal ihr Leben!“, kommt von Emma. „Hat ihr die Sache im Hamburg nicht gereicht?“

„Wie gut, dass meine App bald auf den Markt kommt“, schlussfolgert Amelie.

Sie hat all ihre Energie dort hineingesteckt und hofft, dass es die Psychotherapie, wie sie derzeit in Deutschland angewendet wird, reformiert und solche Gruselgestalten wie dieser Hase keine Macht über Schutzbefohlene haben, denen sie eigentlich helfen sollten, sie aber stattdessen in den Wahnsinn, Selbstmord ober zu einem Amoklauf treiben.

* * *

Amelie ist zu Hause, noch lange begleitet sie die Stimmung, die sie gerade, wie sie zugeben muss, aufgewühlt hat. „Hmm“, murmelt sie, als sie sich kaltes Wasser ins Gesicht laufen lässt, um sich ein wenig runterzufahren. Es kommt ihr gerade alles so surreal vor, sie hatte nie das Glück, von vielen Menschen umgeben zu sein, die ihr Halt und Liebe gaben. Doch seit sie an ihrer App arbeitet, scheint es, als ob alle Puzzlesteinchen sich an ihren richtigen Platz legen. „Self-fulfilling prophecy“, murmelt sie, als sie den Kachelofen anheizt. Sie liebt Wärme und Gemütlichkeit. Skype hilft, um mit Übersee nach Belieben zu kommunizieren. Sie hat aber grad keine Lust, sie braucht Reformatoren, Erneuerer, neue Ideen, Innovation und Methoden, die das Alte sprengen. Amelie wusste vom ersten Tag an, dass ihr Produkt für jeden zu verstehen sein soll, sie mag es klar, einfach und verständlich.

In Gedanken kehrt sie zurück, zurück nach Stanford. Sie braucht Stanford. Dort führt sie seit Langem Gespräche: mit Johnny, Gordon,

André – das sind ihre ausgewählten Berater, die von Innovation etwas verstehen. Sie waren maßgeblich an der Entwicklung ihrer App beteiligt und Johnny hat ihr dabei geholfen, die Idee umzusetzen.

Sie weiß: Was die gesunde Psyche braucht, ist starke psychische Konsistenz. Bezugspersonen, mit denen man sich vergleicht, an denen man wächst. So wie das in der Kindheit war. Da hatte man den Papa und die Mama, den Onkel und die Tante, die Nachbarn. Aber die konnte man sich nicht aussuchen.

Mit der vorgeschlagenen Innovation in Form von psychischen Neuroimplantaten im Sinne einer Reparatur der Vergangenheit kann man sich die inneren Gesprächspartner aussuchen. Für Amelie sind diese inneren Gesprächspartner Michelangelo, Antoni Gaudí, Martin Luther, Hannah Arendt und viele, viele andere, die sich für die Menschlichkeit und für die Natur engagierten, aber auch ein paar Spitzenleute der Wirtschaft.

Wie weit geht die Wissenschaft, wenn es um die Entwicklung der Psyche im Erwachsenenalter geht?, fragt sich Amelie. Es sind unendlich viele Fragen, und sie liebt jede von ihnen. Doch sie fürchtet sie zugleich, denn viele dieser Fragen werden so gestellt, dass Menschen daran zugrunde gehen. Sie hat nicht das Glück, dass sie das nicht sehen könnte. Sie hat nicht zu wenig Intelligenz, dass sie es nicht verstehen könnte. Sie sieht es und sie versteht mehr, als es den Doktoren und Psychotherapeuten lieb ist.

KAPITEL DREI

DIE SUCHE NACH DEN SCHULDIGEN

Direkt nach dem Mord an Werner Hase entwickelt die Bayerische Polizei den Ehrgeiz, gute Schlagzeilen zu bekommen. Der Fall ist so brisant, dass die Generalstaatsanwaltschaft aus Berlin den Fall übernommen hat. Und so soll das Münchener Revier einen BKA-Beamten zur Seite gestellt bekommen. In Berlin ist man sich sofort einig, der Oktoberfeststadt zu helfen. Und ehrlich: Wer hat keine Lust darauf, zur Begrüßung Brezel mit Weißwurst und Weißbier zu bekommen? Da drängen sich die Leute aus den höchsten Rängen auf, um hinzufahren.

Und so rast nun Hauptkommissar Große vom BKA, der gerade in Nürnberg was anderes zu tun hatte, mit seinem Dienstwagen, einem neuen 5er BMW, über die A9 und geht noch mal alle Fakten durch, die ihm von seinem Team in einer Mappe zusammengestellt und per Fax übermittelt worden sind. Bayern und Berlin, das ist so 'ne Sache, da wird aus der kleinsten Mücke ein Elefant. Doch er weiß: diplomatisch sein, nicht vorpreschen und immer einen Tick besser sein, nur so wird man in Bayern akzeptiert, vor allem wenn man aus der Hauptstadt kommt. Ein Rennen also um nichts, höchst anstrengend, aber verblüffend erfolgreich, vor allem wenn man authentisch rüberkommt.

Als Große von der Autobahn herunterfährt, sieht er auf der rechten Seite eine Tankstelle liegen. Er tankt seinen Wagen voll, und als er reingeht, um zu bezahlen, weht ihm ein umwerfender Duft entgegen: Leberkäsesemmel. Er nimmt sich eine davon direkt auf die Hand und lässt sich für unterwegs noch eine Brezel einpacken.

Als er aber wenig später auf dem Polizeirevier in der Infanteriestraße ankommt und sich die Tatortfotos anschaut, vergeht ihm der Appetit direkt wieder. So etwas hat er noch nie gesehen! Wie kommt die Leiche dort nach oben? Zurzeit hat er dazu noch keine Idee.

Sein Münchner Kollege, Hauptkommissar Hofer, begrüßt Große und stellt ihn den Kollegen vor. Die beiden kennen sich schon von anderen Fällen, bei denen sie ihre Ressourcen gebündelt und erfolgreich zusammengearbeitet haben.

„Guten Morgen alle zusammen", begrüßt Große das Ermittlungsteam, „ich würde sagen, wir machen uns direkt an die Arbeit. Alle Informationen in diesem Fall laufen ab jetzt über mich." Große ist freundlich, aber bestimmend, die Begriffe „Widerspruch" oder „Hindernis" kommen in seinem Wortschatz nicht vor.

Hofer, der neben ihm steht, nickt. Er wirkt erleichtert, Unterstützung zu erhalten, denn er hat in diesem Fall schon enormen Druck von ganz oben bekommen.

„Es ist a Schand' für unsere Stadt", wettert der Bürgermeister, der gerade auf dem Revier ist, um den Ermittlern Beine zu machen. „Und vor allem ist es ist eine schlechte Publicity für uns, der Viktualienmarkt ist in der ganzen Welt bekannt."

„Die Presse hatte ausreichend Gelegenheit, die Leiche zu fotografieren, so kläglich wie sie dort hing." Hofer tupft sich Schweißtropfen von der Stirn.

Der Leichnam wurde in die Gerichtsmedizin gebracht, um die Aufregung in der Bevölkerung zu vermeiden.

„Ein Franke verschandelt unseren Marktplatz“, schimpft der Bürgermeister, ein waschechter Bayer, weiter.

Was hat der denn gegen die Franken?, fragt Große sich. Als Berliner hat er dieses in seinen Augen unsinnige bayerische Getue noch nie verstanden. Die Bayern auf der einen, die Preußen auf der anderen Seite. Und nun sollen auch noch die Franken schuld sein?

* * *

Der Tod des Psychotherapeuten hat sich schnell rumgesprochen. Conny weint, sie wundert sich selbst, dass sie wegen eines solch herzlosen Therapeuten so fertig mit den Nerven ist. Plötzlich bekommt sie Angst, wird sie womöglich noch befragt oder gar verdächtigt? Immerhin war sie die Patientin des Ermordeten, und die Polizei wird bestimmt seine Patientenliste durchgehen.

Wie soll ich das aushalten?, denkt sie. *Wer hilft mir? Was soll ich sagen? Wenn ich alles sagen würde, dann wäre ich als Erste verdächtig.*

Sie schmeißt sich auf ihr Bett und weint in die Kissen hinein.

Eigentlich weiß ich, was mir guttut, kommt es ihr in den Sinn. Sie lächelt in sich hinein und beschließt, von nun an glücklich zu leben. Ganz für sich. *Ich werde nicht vor Einsamkeit sterben*, beschließt sie, *auch wenn das Arschloch mir das immer bescheinigt hat.*

Gott sei Dank ist der tot!

Sie schließt die Augen und macht die Übung, die ihr Amelie einst zeigte. Das tat gut. Reicher um diese Erfahrung kehrt nach und nach die Energie zurück. Sie stellt sich intensiv vor, dass sie mitten in der Familie ist, die sie jetzt durch Emma für sich konstruiert und in Szenarien umgewandelt hat. Sie fühlt es so, als ob sie dort bereits von klein auf gelebt hat. Genau die Familie. Sie spürt intensiv, wie sich ihre Energie verwandelt, und selbst wenn es nur eine Vorstellung, eine Imagination ist, mitten in dieser Familie zu sein, erfüllt es sie mit neuer Lebenskraft. Nur eines ist ausschlaggebend: die eigene Energie zu spüren und zu leben. Es ist unwichtig, ob das damals wirklich so geschehen ist oder es nur ein Fantasiekonstrukt ist. Im Hier und Jetzt ist nur eines wichtig, dass die Bilder und Szenarien zu der eigenen inneren Realität werden. Wie Implantate, wie Emma es nannte.

Conny denkt auch an die Worte von Emma, die einmal sagte: „Depressiv sein ist eine Entscheidung. Entweder lässt du sie zu oder nicht. Es ist deine Entscheidung. Wirst du die Depressionen einmal in dein Leben hineinlassen, dann kriegst du sie nie wieder los. Eine absolute Entscheidung, wie eine Sucht. Man kann nicht mit Sucht leben und gleichzeitig das Leben aufbauen. Man kann nicht Depressionen haben und ein schönes Leben führen. Du entscheidest, ob du depressiv sein oder ein schönes Leben haben willst."

Diese Worte haben sich tief in Connys Herz und Verstand eingeritzt, in die Hirnregion, die für ihre Selbstverantwortung zuständig ist. Das ist genau das, was Ärzte verneinen, und dieser Hase sowieso. Sie reden den Menschen ein, dass man depressiv ist, damit haben sie die Statistik erfüllt, können abrechnen, der Patient bleibt abhängig von ihnen und zahlt. Emma hat recht. Emma gab ihr die Ermutigung, sie weiß, um was es geht. Zu wissen, dass diese Person jetzt tot ist, macht einiges leichter für Conny.

* * *

In München haben die Ermittler alle Hände voll zu tun. Die Leichenschau findet im Institut für Rechtsmedizin in der Nußbaumstraße statt. Hauptkommissar Große geht mit schnellen Schritten den Gang entlang. In seinem Kopf schwirren tausend Dinge herum. *Das müsste mal jemand alles ordnen*, denkt er bei sich und grinst.

Sein Name ist Programm, denn er ist mit 1 Meter 87 tatsächlich ein großer Mann, allerdings nicht gerade schlank. Aber der Gerichtsmediziner, den er da vor sich sieht … oh Mann! So stellt man sich eher einen Metzger vor, zudem ist er voll tätowiert.

Nachdem sie sich miteinander bekannt gemacht haben, kommt der Dekan noch hinzu, der gleichzeitig die Psychiatrie unter sich hat.

„Das sind die Borderline-Patienten, die schuld am Tod von Werner Hase sind", donnert er ohne Vorwarnung los. Große vermutet, dass er den Toten näher kannte.

„Sie kannten den Toten?" Große versucht, sachlich zu klingen, er möchte, dass seine Behörde hier in München einen guten und vor allem professionellen Eindruck hinterlässt.

„Jeder kannte ihn", antwortet der Dekan.

„Hatte er Feinde?"

„Jede Menge." Der Dekan ist sehr redselig und erzählt Schauergeschichten über das Verhalten des Ermordeten, der angeblich die Studenten auf seine Weise gequält haben soll. „Manche haben mir Storys über ihn erzählt, ich kann Ihnen sagen. Was der alles in seinen Seminaren veranstaltete, das war haarsträubend, aber ob das alles stimmt? Keine Ahnung. Wir kannten uns über die Borderline-Therapiegruppe, und über die hatten wir stets die gleiche Meinung gehabt." Der Dekan überlegt kurz. „Auch seine Kollegen waren nicht alle von ihm angetan, obwohl …"

„Obwohl was?" Große ist gespannt, was nun kommt.

„Na ja, andererseits konnte er so unfassbar viel Liebe und Wärme zeigen, dass man süchtig danach werden konnte. Ob Mann oder Frau oder Katz …"

„Katz?" Große grinst, hier in München reden die Leute schon irgendwie komisch.

„Eine Geschichte fällt mir da grad ein", fährt Dekan verlegen fort. Er kratzt sich am Kopf und sucht nach den richtigen Worten. „Mir ist zu Ohren gekommen, dass seine Katze über zwanzig Jahre alt geworden ist, und das laut eines Patienten nur deshalb, weil Werner seine Katze so geliebt hat, dass diese gar nicht sterben wollte …“

„Also ein Mann, den jeder liebte.“ In Großes Stimme schwingt Sarkasmus mit, solch widersprüchliche Zeugenaussagen bringen ihn nur wenig weiter.

„Ganz sicher nicht“, widerspricht der Dekan, „er hatte mehr Feinde als Freunde. Zwei Seiten hatte er.“

Das hört Große nicht zum ersten Mal heute, am Morgen hatte er bereits die beiden Sprechstundenhilfen des Toten befragt. Er hat das Gefühl, sich im Kreis zu drehen, auch weil niemand ihm die wichtigste Frage beantworte kann, die er nun dem Dekan stellt:

„Wie kommt der Mann auf den Spieß, fünfunddreißig Meter hoch über dem Viktualienmarkt?“

„Maibaum, Herr Kommissar“, widerspricht der Gerichtsmediziner ihm, „Maibaum heißt es bei uns.“

Ein Metzger und auch noch ein Erbsenzähler, denkt er bei sich. Klar weiß er, dass das so heißt und einzig in Bayern zu finden ist.

„Maibaum“, wiederholt Große. Er will niemanden verärgern, mit seiner schnodderigen Berliner Art passiert ihm das viel zu oft. Er schaut sich um und sieht seinen Kollegen Hofer ein Stück entfernt stehen, der heute fast so blass ist wie der Leichnam auf dem Untersuchungstisch.

„Grüß Gott, meine Herren“, ertönt von hinten eine Stimme.

„Grüß Gott, Herr Neugier“, sagt der Dekan. „Darf ich vorstellen, Herr Neugier ist Psychotherapeut und Experte im Bereich Borderline und …“

Das wird Große nun alles zu bunt.

„Meine Herren, bitte entschuldigen Sie, aber im Moment werden hier nur mein Kollege Hofer und ich benötigt, und natürlich der Herr Gerichtsmediziner.“ Er zeigt auf den Metzger. „Wir sehen uns dann später“, fügt er hinzu.

Der Dekan und der sogenannte Borderline-Experte verlassen den Obduktionssaal, wenn auch nur widerwillig.

Als er Hofer anschaut, denkt er erneut: Der sieht ja auch schon fast aus wie ein Leiche.

„Wenn wir hier fertig sind, gehen wir beide erst mal zum Franziskaner, nicht wahr?"

Dieses Angebot nimmt Hofer nur zu gerne an. Dort wäre er am liebsten jetzt schon, statt sich den Kopf zu zerbrechen, wer den Psychotherapeuten umgebracht und dann in luftiger Höhe aufgehängt hat. München ist doch kein Asterixbuch, wo man einen Mann in die Luft schleudert, dass der zielgerichtet auf den Spieß kommt. *Maibaum*, verbessert er sich in seinen Gedanken.

Als er hochsieht, steht Große bereits mit dem Gerichtsmediziner am Seziertisch. „Schau hier, Hofer."

Mitleidserregend liegt er auf dem Tisch, nur der Ehering am Finger. Aber Große weiß, wo er schauen muss. Er schiebt mit der Pinzette den Ring zur Seite, deutet auf die Stelle, wo der Hochzeitsring war. Langsam nimmt er die Lupe, die auf der Seite liegt. Er betrachtet die Stelle am Ringfinger aus der Nähe, dann reicht er wortlos Hofer die Lupe.

„Ein …? Ja sag mal, geht es noch?" Dort prangte das in Deutschland verbotene Zeichen. Das Schlimme an diesem Symbol war, dass es nicht nur in die Haut eingeritzt wurde, sondern von dort auch in die tiefsten Tiefen der Persönlichkeit eindrang.

„Swastika."

Große und Hofer verlassen den Raum und müssen zugeben, dass sie nicht wirklich wissen, wo sie jetzt anfangen sollen. Dem Gerichtsmediziner haben sie nahegelegt, ihnen das Ergebnis seiner Obduktion so schnell wie möglich zukommen zu lassen.

„Das Ding ist uns nun schon einige Male unter die Augen

gekommen, hauptsächlich bei den Leichen von Psychiatern", murmelt Große fast unfreiwillig, sobald sie den Raum verlassen haben.

„Du meinst ...?" Hofer traut sich nicht, den Satz zu Ende auszusprechen.

„Keine Ahnung", meint Große schulterzuckend, „wir tippen aber darauf, dass es eine Vereinigung ist, eine Art arische Bruderschaft, bei der die alten Gedanken der Rassensäuberung achtzig Jahre lang überlebt haben. Rassensäuberung oder so. Was das mit unserem Fall zu tun hat, weiß ich allerdings noch nicht."

„Aber der ist kein Psychiater, sondern Psychotherapeut", denkt Hofer laut, „vielleicht war er noch ein Hochstapler dazu."

„So Hofer", sagt Große und legt seinem immer noch blassen Kollegen einen Arm um die Schulter, „und jetzt gehen wir beide, wie versprochen, zum Franziskaner. Schweinsbraten und ein kühles Bierchen wären mir jetzt gerade recht. Der Vormittag war ernüchternd genug."

Die beiden geben ihre Bestellung bei der Kellnerin auf, die ein fesches Dirndl trägt. Hofer ist in Gedanken jedoch ganz woanders. Seine Tochter studiert Psychologie, was ihm zuerst gar nicht recht war. Sie interessiert sich, ganz der Vater, auch für Kriminalistik und möchte später einmal die beiden Fächer miteinander verbinden. Sie möchte dabei sein, wenn der Profiler kommt, und das versucht Hofer Große nun gerade beizubringen.

Der geht jedoch gar nicht drauf ein und sagt: „Normalerweise machen wir das Profiling für Verbrecher. Und hier? Hier müssen wir Profiling für einen Toten machen, erst dann kommen wir weiter."

Er hat einfach ins Blaue geredet, das ausgesprochen, was er gerade gedacht hat, erklären kann er das jedoch nicht.

„Wie kommst du darauf?"

„Wir müssen mit den Patienten des Toten reden, dann sehen wir, was er anderen Menschen angetan hat und ob jemand von ihnen vielleicht ein Mordmotiv hat." Große denkt kurz nach und fährt dann fort: „Dieser Dekan mag ja ein Schwätzer sein, aber ich glaube, was er uns erzählt hat. Klingt ja fast, als hätte dieser Hase die Menschen in seiner psychotherapeutischen Praxis ... ja, gefoltert. Leute wie er machen erst die ganze Psyche des Patienten kaputt, drängen sich so auf, dass sie die einzige Bezugsperson sind. Und wenn der Patient ihn dann als Bezugsperson angenommen hat … bäm!" Große haut so mit der Faust auf den Tisch, um seine Worte zu unterstreichen, dass Hofer zusammenzuckt. „Ein Sektenführer ist nichts dagegen."

Große nimmt einen großen Schluck Bier aus seiner Maß. „Und dieses Symbol auf dem Ringfinger des Toten … Das ist echt eine Überraschung, Hofer. Wir sind dieser Vereinigung schon sehr lange auf der Spur, bislang jedoch ohne Erfolg. Wer da Mitglied ist, der tötet aus Überzeugung. Deren Meinung nach sollten psychisch schwache Leute ihre Arbeitsplätze nicht mit gesunden teilen, weil die Gesunden sonst zur Schwäche neigen würden. Um nur ein Beispiel aus ihrem kranken Repertoire zu nennen."

Viel hat Hofer nicht verstanden, aber langsam wird ihm klar, warum gerade Große auf diesen Fall angesetzt worden ist.

Als ob er Hofers Gedanken lesen könnte, fügt Große hinzu: „Gerade hier in Bayern. Hier ist es am schlimmsten. Er denkt kurz nach. Aber Hofer, das darf nicht nach außen! Nicht einmal Ihrem Vorgesetzten dürfen Sie das sagen."

„Natürlich nicht." Hofer ist froh, dass seine Tochter nicht dabei ist, das wäre alles zu viel für sie gewesen. „Mir wäre lieber, wenn ein Bauer mit dem Traktor überfahren worden wäre, aber nicht das hier, wo man gar nicht mehr weiß, wer verrückter ist: der Therapeut oder der Patient. Borderline oder Hase oder beides in einem?"

„Stimmt, aber dann wäre ich jetzt nicht hier. Und gib zu, herauszufinden, ob der Tote verrückt war oder ich noch verrückter bin, das interessiert dich doch sicher brennend, oder? Prost!"

Während Große sein Bier trinkt, tupft Hofer sich den Schweiß von der Stirn. Ganz schön durcheinander das Ganze.

Eine hübsche junge Frau, gerade Anfang zwanzig, nähert sich dem Tisch. „Darf ich vorstellen", sagt Hofer, „meine Tochter Sophie."

Alles in Große wird lebendig, er lächelt und ist plötzlich so charmant, wie er sich selbst gar nicht kennt. *Ein Glückspilz, der Hofer,* geht es Große durch den Kopf. *So ein hübsches Mädel als Tochter zu haben. Aber warum studiert sie ausgerechnet Psychologie?*

Sie wechseln noch ein paar Worte, dann verabschiedet er sich. Es war ein harter Tag, er möchte noch etwas alleine sein, seinen Koffer auspacken und später noch dringend mit seinem Chef in Berlin telefonieren.

Auf seinem Hotelzimmer angekommen, lässt er sich auf das Bett fallen. Endlich aufatmen, über alles nachdenken und zu sich finden. Was für ein Tag! War es ein Fehler, Hofer so viel zu erzählen? Aber er kennt ihn schon lange und weiß, dass er schweigen wird.

Am Abend macht Große noch einen Spaziergang, sein Hotel liegt direkt am Viktualienmarkt. Er wirft einen Blick auf den Tatort, dort oben hat der tote Möchtegern-Psychiater gehangen. Kein einziges Blümchen, keine Kerze, niemand trauert, das kennt man doch aus anderen Städten, wo etwas Schlimmes passiert. Hier ist nichts, nur gähnende Leere. Als wenn ein Geist anwesend wäre, der vom Trauern abhält.

Wer ist der Täter, wer sind seine Opfer? Der Gedanke lässt ihn nicht los, gräbt sich noch tiefer ein. Seine Intuition arbeitet oft wie von allein. Er kennt das, deshalb lässt er sie laufen. Sein Bauchgefühl sagt ihm, dass er an diesem Gedanken dranbleiben muss.

Er geht wieder ins Hotel, loggt sich ins Internet ein und recherchiert. Und was findet er? Einen Artikel von einer gewissen Mary K. Der Artikel ist mit ihrer Facebookseite verlinkt, dort hat sie vor wenigen Minuten ein Foto von sich aus München gepostet. Dank der neuen Klarnamen-Pflicht auf Facebook findet er heraus, dass ihr voller Name Mary Kings ist. Sie lebt als Journalistin in London. Er klickt auf ihre Website, und schon hat er ihre Telefonnummer. Sofort wählt er ihre Handynummer und eine melodisch klingende Frauenstimme meldet sich.

„Guten Abend, Frau Kings, Sie sprechen Deutsch?“

„Ja, ich hab eine Zeit lang in Berlin gelebt. Aber wer bitte sind Sie?“

„Oh, ja, Entschuldigung. Mein Name ist Große, Werner Große vom BKA Berlin.“

„Guten Abend, Herr Große, ich hoffe, Sie haben sich verwählt.“

„Nein, nein, Frau Kings, ich habe gerade Ihren Artikel gelesen, das interessiert mich. Ich meine den Artikel mit der kritischen Darstellung der Psychotherapie.“

„Dafür interessiert sich das BKA?“ Sie lacht, es klingt warmherzig und lebensfroh. „Ich dachte, das BKA sitzt in Wiesbaden, haben Sie nicht gerade Berlin gesagt?“

„Ja, meine Dienststelle ist in Berlin, aktuell bin ich aber in München wegen diesem merkwürdigen Toten auf dem …“ Er stockt, eigentlich darf er ihr das alles gar nicht erzählen. „Es ist schrecklich, aber noch viel schlimmer ist, dass ich in dem Fall keinen Schritt weiterkomme.“

„Sie meinen den toten Psychotherapeuten auf dem Viktualienmarkt? Ganz München scheint in Aufruhr deswegen, stimmt's? Ich war heute in München und bin am Tegernsee bei meiner Freundin.“

Ihre Stimme, so weich und mitfühlend, und sie hört ihm auf eine Art und Weise zu, wie er das gar nicht kennt. Sie weckt buchstäblich das Bedürfnis in einem, zu erzählen, zu erzählen und zu erzählen.

Sie sprechen noch sehr lange miteinander, als ob sie sich schon immer gekannt hätten. Er weiß das nicht richtig einzuordnen, lässt sich aber trotzdem darauf ein, lässt sich fallen im Klang dieser wunderbaren Stimme und tankt zugleich neue Kräfte. So etwas ist ihm noch nie passiert.

Als er auf die Uhr schaut, ist es schon weit nach Mitternacht, die Zeit mit ihr am anderen Ende der Leitung ist im Nu verflogen. Er bedankt sich für das nette Gespräch. „Ach, und noch etwas. Hätten Sie morgen Zeit und Lust, sich mit mir zu treffen?“ Ist er zu weit gegangen? Sie antwortet gar nicht.

„Ja, sehr gerne sogar“, kommt es dann doch von ihr. „Morgen Nachmittag im Trachtenvogl Café?“

„Sehr gerne“, stammelt Große. „Bis morgen dann.“

„Bis morgen Herr Kommissar, schlafen sie gut.“

So sehr hat er sich schon lange nicht mehr auf jemanden gefreut. Er ist neugierig, wie die Frau wohl aussieht, wie alt sie ist und vor allem: ob die Chemie zwischen ihnen im wahren Leben auch so stimmt wie eben am Telefon.

Obwohl es schon sehr spät ist, packt Große noch seine Sachen aus. Es ist immer das gleiche Ritual, sein Job bringt es mit sich, dass er viel auf Reisen ist. Ein Paar Utensilien trägt er ins Bad, seine Kleidung für morgen legt er auf das kleine Sofa, und das Buch für die Bettlektüre auf den Nachttisch. Dieses Mal John Irvings *Gottes Werk und Teufels Beitrag*. Der Titel passt gut. Gottes Werk, der Mensch an sich, mit seinen sichtbaren und unsichtbaren Seiten. Doch Mary Kings hat soeben seine andere Seite geweckt, den kleinen Charmeur in ihm.

Es hat viele Frauen in seinem Leben gegeben, mit einer ist er sogar verheiratet gewesen, die letzten Jahre waren eher von Kurz-Treffen geprägt. Affären will er das nicht nennen, das passt nicht zu ihm. Aber so ganz verhungert will er nicht durch das Leben gehen. Und jetzt die Mary Kings und ihre butterweiche Stimme … Er ist ziemlich hin und weg von ihr, und mit diesen Gefühlen schläft er gleich ein.

Am nächsten Morgen wird er auf dem Weg ins Präsidium auf dem Viktualienmarkt fast von einer Fahrrad-Fahrerin angerempelt. „Hey, kannst du nicht aufpassen?“, brüllt sie ihn an. Sie legt eine Vollbremsung hin und bleibt kurz stehen. Dann spuckt sie auf den Maibaum und zischt: „In der Hölle sollst du schmoren.“ Und bevor er schnallt, was passiert, ist sie weg. Er könnte sie noch nicht einmal beschreiben, so schnell ging das alles. Er hofft, dass der Tatort nicht zu einer Pilgerstätte für all die wird, die dort ihre Aggression und Wutausbrüche auf ihre Therapeuten loswerden wollen. Was hat der Tote für ein Geheimnis mit in sein Grab in luftiger Höhe genommen? Er war beunruhigt. Das passte ihm gar nicht.

Am Nachmittag trifft Große sich dann wie verabredet mit Mary im Cafe Trachtenvogl. In natura ist sie ihm noch sympathischer als am Telefon, die Zeit vergeht wie im Flug, so viel haben sie sich zu erzählen. Mary berichtet ihm ganz offen über ihre Arbeit und ihr Ziel: die Psychotherapie zu reformieren. „Ich habe den Ermordeten übrigens kurz kennengelernt“, erzählt Mary ihm bei Kaffee und Kuchen.

Große fällt fast die Kuchengabel aus der Hand. „Wie jetzt, Sie kennen ihn?“

„Na, kennen ist zu viel gesagt, er ist nur mit einem Bekannten dazu gekommen, als wir uns bei Amelie getroffen haben. A real dumbass, der Typ, der war wirklich gestört, wenn Sie mich fragen. Wenn Sie mehr wissen möchten, sollten Sie mit dem Bekannten von Amelie sprechen, er weiß sicherlich mehr über den Hase als wir.“ Intuitiv sprach Mary lieber gleich für alle Mädels.

Er ist schon sehr beeindruckt, von der Mary, der Große, und er belässt es zum Abschied bei einem Kuss auf ihre Wange. Sie gibt ihm noch die Handynummer von Amelie, die er dann auch noch am selben Tag anruft. Den Spuren nachgehen, solange sie noch heiß sind, das war schon immer sein Motto.

Amelie ist genauso aufgeschlossen wie Mary, wenn auch auf eine andere Art und Weise. Bei Mary merkt man, dass sie Globalplayerin und auf der Insel großgeworden ist. Sie hat sich eben im Café etwas zurückhaltender gezeigt als normal. Amelie ist freundlich, wie immer: „Ja, er war da, Frank hat ihn mitgebracht. Aber ich musste noch arbeiten und war nicht die ganze Zeit bei den Gästen. Als ich runterkam, ging er schon. Fragen Sie Frank, ich schicke Ihnen gleich seine Telefonnummer per SMS …"

Amelie ist auch ziemlich begeistert von Große, sie hat das Gefühl, in ihm einen Gesprächspartner gefunden zu haben, der nicht nur zuhört, sondern wirklich Interesse hat, die Wahrheit kennenzulernen. Jemand, der es nachvollziehen kann, welche Auswirkungen eine falsch angewandte Psychotherapie auslösen kann. Mary hatte Recht, als sie Große telefonisch bei ihr angekündigt hat: ein toller Mensch, dieser BKA-Beamte.

Amelie kommt eine grandiose Idee: „Herr Große, was halten Sie davon, wenn Sie mit Mary zu mir an den Tegernsee kommen. Ich lade noch Emma und Professor Sinnlich ein, bei mir haben wir Ruhe und können alle Fragen klären, die Sie im Zusammenhang mit dem Toten, Marys Artikel und dem Thema Psychotherapie haben.

Das ist gut, denkt Große und stimmt zu.

Es scheint so, dass der Tote besonders bestialische Machenschaften draufhatte. Er wirkt nachdenklich und sagt mit einer ernsten Stimme:

„Gut, wir sehen uns morgen Nachmittag."

„Ich freue mich schon", beendet Amelie das Telefonat.

Der Tag wird sonnig werden, bestätigte ein Blick in den Himmel, der noch rot im Morgenlicht leuchtet, als Amelie aus dem Bett kommt. Sie liebt die Tage am See, auch wenn diese gezählt sein mögen. Schon seit Langem verdient sie kein Geld mehr, das weiß aber niemand, selbst mit ihren Freundinnen spricht sie nicht darüber. Sie weiß selbst nicht, woran es liegt, aber es funktioniert einfach nicht, sie kriegt keinen Auftrag mehr und sie versteht es nicht.

Sie hat bereits einen Makler beauftragt, das Haus zu verkaufen. Es wird nicht einfach, nicht nur wegen der in der Nähe verlaufenden S-Bahnlinie, sondern auch, weil die Leute einfach alle kein Geld mehr haben. So schön wie hier wird sie sonst nirgendwo mehr leben. Und ob ihre App und das Buch ein Erfolg werden, muss sich erst noch zeigen. Nur noch wenige Wochen, dann wird beides auf den Markt kommen. Der Verlag hat bereits eine Ankündigung für das Buch gemacht, die Rechte an der App hat sie vorerst behalten und will sie erst einmal selbst vermarkten.

Doch zuerst genießt sie die Morgensonne, die sich auf dem Wasser widerspiegelt. Es ist so schön, sie denkt noch nicht an Abschied.

Heute erwartet sie ein besonders aufregender Tag, ob er schön wird, vermag sie nicht zu beurteilen, aber interessant allemal. Sie freut sich, dass Professor Sinnlich sich die Zeit nimmt und kommt. Er scheint einer jener typischer Professoren zu sein, die ihr Leben zwischen der Uni, ihrem Forschungslabor und der Kantine bestreiten. Überschaubar, denkt sie und lächelt in sich hinein.

Sie selbst würde sich niemals zugestehen, dass sie etwas für einen Mann empfindet, sie hat beschlossen, das Leben allein zu leben.

In diesem Moment kommen Emma und Conny herein und reißen sie aus ihren Gedanken. Eine stürmische Umarmung und lautes Kreischen müssen immer dabei sein, sodass ihre neugierige Nachbarin Frau Sabbert die Türe aufmacht, um zu sehen, was sich da abspielt.

Nicht zu verstehen, wie aus dieser früher so ruhigen Amelie jemand geworden ist, der ständig Besuch hat, denkt sie verwundert. Was sind das für Leute, was sind das für Autos, sie kann es nicht fassen. Woher kommen plötzlich all diese Leute? Sie ahnt noch gar nicht, dass sie das vollständige Flattern kriegt, wenn sie das Polizeiauto sieht, das noch ankommen wird.

Emma und Conny eilen hinter Amelie ins Haus und bringen das Essen mit, das sie von Alfons Schuhbeck mitgebracht haben. Sie lieben diesen Laden, gehen gerne zu ihm essen und Gewürze einkaufen, wann immer sie in München sind.

„Ich brauche noch Schuhe", ruft Conny und reißt Amelie aus ihren Gedanken, die um die Bewirtung kreisen.

„Im Schrank auf dem Flur, rechts von der Schlafzimmertür", ruft sie nach oben. Sie ist neugierig, welche Schuhe Conny sich aussucht.

Es läutet und als sie die Tür öffnet, steht dort Hauptkommissar Große, mit dem sie gestern telefoniert hat. *Wow, was für eine Erscheinung! Ich habe echt den falschen Beruf gewählt, deshalb finde ich keinen Partner*, denkt sie bei sich, lässt sich aber nichts anmerken. Pokerface, das hat sie perfekt drauf.

„Darf ich vorstellen, Hauptkommissar Hofer, mein Kollege aus München." Ein Netter, wie sie direkt merkt und sie lächelt ihn an. Doch der Stich im Bauch verrät ihr, dass sie Angst hat. Und dann sieht sie Professor Sinnlich ankommen, Erleichterung und Freude huscht über ihr Gesicht. Alles andere ist jetzt unwichtig. Als er aus seinem Mercedes steigt und ihr die Hand zum Gruß reicht, merkt sie, dass er ihr das Gefühl von Sicherheit gibt. Und tatsächlich, sie fühlt es für einen Moment, das Gefühl der Sicherheit.

Mary und Conny kommen die Treppe herunter. Amelie muss herzlich lachen, die beiden sehen aus wie in einem James-Bond-Film. Während Große auf Mary zugeht, um sie zu begrüßen, nimmt sich Hofer ganz der Gentleman Conny an.

Wenige Minuten später sitzen sie am reich gedeckten Tisch, es kommt allen so vor, als würden sie sich schon ewig kennen. Es herrscht eine ausgelassene Stimmung, sie lachen, genießen die köstlichen Gerichte von Schuhbeck. Leckere bayerische Küche: frisches

Brot, Obazda, Weißwurst und Hefeweizen – dieses Mal alkoholfrei, versteht sich.

Es wäre ein toller Nachmittag, wenn da nicht das … Amelie fühlt sich aufgewühlt.

Ja, wenn da nicht das Thema wäre. Und das war nicht ohne. Als der Tisch abgeräumt wird, tritt ein unangenehmes Schweigen ein. Keiner will so richtig anfangen. Jeder drückt sich davor, die Suche nach dem Mörder von Werner Hase zu beginnen, geschweige denn überhaupt darüber zu reden, was da auf dem Viktualienmarkt passiert ist.

Große ist der Erste, der das Schweigen bricht: „In so einer netten Runde, mitten in einem so hochgradigen Fall zu sein, das sind zwei Extreme, die nah beieinanderstehen. Wir treffen uns aber aus diesem unangenehmen Ereignis. Ich muss zugestehen, ich komme hier auf keinen grünen Zweig. Was ist denn hier überhaupt los bei euch in München.

O Shit! Conny ist dabei, innerlich vor Angst zu sterben.

Mary, ohnehin schon ziemlich fasziniert von Große, versucht, es ihm zu erklären. In der letzten Zeit hat sie sich sehr mit der japanischen Kultur beschäftigt.

„Die Japaner gehören zu den Völkern, die an Tradition festhalten und sind trotzdem Vorreiter, wenn es um Innovationen und die neueste Technologie geht. Wenn die Psychotherapie sich an Traditionen festhalten möchte, dann sollte sie sich auf die Werte der Großen unserer Kultur zurückbesinnen. Wenn man sich anschaut, was Freud vorgeschlagen hat, dann sieht man, dass er damals schon viel weiter war als die heutige Psychotherapie."

„Wenn Freud sehen würde, was man daraus gemacht hat, er würde sich im Grabe umdrehen", stimmt Amelie ihr zu, „das hat mit der Wahrheitsfindung, die einem hilfesuchenden Menschen Linderung verschaffen soll, nichts zu tun."

„Es hat sich verselbstständigt", meint Emma, „es ist zu einer Reihe von Techniken verkommen, die den Menschen schaden und nicht helfen. Und dieser Hase, den wer auch immer aufgespießt hat – der war besonders dreist!"

„Langsam, langsam", unterbricht Hofer sie, „das würde ich erst einmal gerne verstehen."

Großes Blick schweift über die vier Freundinnen. *Hmm*, murmelt er in sich hinein, was für fesche Frauen! Witzig, klug – und was sie zum Thema Psychotherapie sagen, hat alles Hand und Fuß, sie wissen, von was sie da reden. Vor allem aber sind sie sehr attraktiv, ihn überfällt ein Appetit nach allem, was er kriegen könnte, und so schiebt er sich schnell den Rest des Bergkäses hinein.

Während er noch verträumt von einer zur anderen schaut, fährt Mary fort:

„Bei jedem Psychotherapiesuchenden geht es um die Entwicklung der eigenen Persönlichkeit. Die meisten Therapeuten verkraften aber einen Patienten nicht, der selbstbewusst auftritt. Einem solchen Patienten wird vorgeworfen, dass er aggressiv ist, dass seine Intelligenz ihn daran hindert, psychisch gesund zu sein. Natürlich wäre aber, wenn der Patient im Mittelpunkt stehen würde, man seine Kräfte voll zur Entfaltung bringen könnte, wobei sich die Rolle des Therapeuten, sich seinem Gegenüber zuzuwenden, nach und nach entwickeln würde. Das würde bedeuten, dass der Patient die Möglichkeit hätte, sich selbst zu erfahren, aber auch, ein wahrhaftes Gegenüber zu erleben, das er nie hatte. Die Position des Therapeuten heutzutage, entweder passiv oder als Spiegel, ist nichts anderes als eine Haltung, die schadet, die dem Patienten nachhaltig nicht guttut."

„Inwiefern schadet?", fragt Hofer.

„Hier muss man unterscheiden", schaltet Emma sich ein, „ich würde es wie folgt erklären: Eine gesunde Entwicklung bringt ein gesundes Wesen in einem Menschen hervor, der dadurch nicht einmal auf die Idee kommt, krank zu werden, oder sich unwohl zu fühlen. Lief in seiner Vergangenheit die Entwicklung nicht angemessen, dann könnte es zwei Gründe dafür geben: Traumatisierungen oder aber die normalen menschlichen Bedürfnisse wurden nicht erfüllt, in welchem Alter auch immer. Liegen Traumatisierungen vor, dann haben wir mit einem Geschehen zu tun, nicht mit einer Krankheit. Hier braucht der Mensch von Natur aus Menschen, das heißt ein aktives Gegenüber, das mitfühlen kann und wahrhaftig für ihn da, präsent ist. Die Passivität und Zurückhaltung des Therapeuten, der so jemanden falsch behandelt, bewirken erneute Traumatisierungen, es kann sogar zu einer Verstärkung des Traumas kommen, höchstwahrscheinlich ist das bei jedem der Fall. Noch schlimmer verhält es sich mit der Haltung des Therapeuten, wenn er der Spiegel für den Menschen ist. Dann erlebt sich der Patient vollkommen und erneut in der Traumatisierung. Das ist der reinste Horror für diesen Menschen. Er findet sich plötzlich genau dort wieder, wo er damals gestanden hat, als das passierte, was ihm geschadet hat."

„Geht es um Defizite, also nicht erfüllte Bedürfnisse", führt Amelie fort, „dann ist Bildung neuer innerer Repräsentanzen von größter Bedeutung."

„Innere Repräsentanzen?" fragt Hofer, für den das hier absolutes Neuland ist.

„Ja, innere Repräsentanzen", bestätigt Mary ihm.

Große und Hofer merken, dass die Freundinnen die Thematik in- und auswendig kennen.

„Ein gesunder Umgang mit Menschen bedeutet, eine gesunde Vorgehensweise zu wählen. Leben nach Naturgesetzen ist einfach, man muss sich nur darauf einlassen. Man muss wissen, wie man die Techniken richtig anwendet. Man darf den Patienten nicht provozieren, sondern nur eins: ernst nehmen. In allem, was er sagt. Er muss innerlich erreicht werden. Das spürt man doch in einer Beziehung."

Mary lächelt Große vielsagend an. „Damit werden sich unausweichlich positive innere Repräsentanzen bilden. Und genau darum geht es. Für die Therapeuten ist es eine große Herausforderung, unter Einbeziehung ihrer eigenen Persönlichkeit. Sie müssten dabei ihre Beziehungs- und Bindungsfähigkeit zur Verfügung stellen.. Im Leben und Erleben genau aufzeigen, wo Grenzen und Möglichkeiten sind. Nur so kann sich eine neue positive innere Repräsentanz bilden. Im Dialog, in der gegenseitigen Wertschätzung und im Erleben zueinander. Schauen Sie doch einmal bei sich selbst, Ihre eigenen Gedanken kreisen doch nicht immer nur um Sie, sondern vor allem um andere Menschen. Diese beschäftigen einen."

„Stimmt", das Lächeln begleitet die Zustimmung der Frauen.

„Die Menschen aber, die nicht die Möglichkeiten hatten, positive Repräsentanzen zu bilden, haben schon immer eine geringe oder negative Art der inneren Gespräche gehabt, wie die Wissenschaft zeigt." Amelie scheint zu wissen, wovon sie da spricht.

„Was ist also zu tun?", fragt Große interessiert.

„Die von uns gerade beschriebene positive Art, Gespräche zu ermöglichen. Man kann ja nicht einfach zu einem Nachbarn gehen und sagen: ‚Bitte sei nett zu mir, ich brauche eine positive innere Stimme!' Sie verstehen, was ich meine?"

„Ja, schon", stimmt Große ihr zu. „Und wie kann man das kriegen?"

„Bisher nur durch Therapie. Verläuft diese jedoch nach dem Muster des Spiegelns, dann wiederholt sich nur das, was der Patient schon kennt, das heißt die Qualen werden wiederholt, immer wieder aufs Neue."

„Und was passiert da mit dem Gehirn?" Hofer scheint sehr fasziniert von diesem Thema zu sein.

„Die alten Bahnen werden verstärkt", schaltet sich nun auch Professor Sinnlich in das Gespräch ein. „Aber ich merke schon, ich muss hier gar nicht viel sagen." Er schaut in die Runde, dann bleibt sein Blick an Amelie haften. „Es ist sagenhaft, wie zutreffend Sie die Theorie beschreiben, man könnte sie ja direkt zur Anwendung bringen. Aber erst zu Ihrer Ausführung: Die Gehirnbahnen werden stärker oder schwächer, abhängig von ihrer Nutzung. Und als Wissenschaftler sehe ich hier auch Gefahren. Diese will ich wie folgt erläutern: Angenommen, ein schwer traumatisierter Mensch erinnert sich an die Traumatisierung der Kindheit nicht mehr. Es war tief, tief genug, um es zu verankern. Dieser Anker wird aktiv, wenn man dran zieht. Zwei Phänomene bedürfen der Aufmerksamkeit: das Vergessen und die Stärke der durch das weitere Leben erworbenen Bahnen. Beide Phänomene müssten meines Erachtens ihre Berücksichtigung in einer Psychotherapie finden. Angenommen das Vergessene musste eintreten, weil Geist und Körper es sonst nicht ausgehalten hätten, dann wird er es genauso wenig aushalten, wenn es plötzlich zum Vorschein kommt. Das kann durch die Spiegelungstechnik passieren. Auch ich bin der Meinung, dass das nicht nur ein Fehler in der Psychotherapie ist, so etwas zu tun, sondern auch ein Verbrechen. Streng juristisch betrachtet von einer Nötigung bis hin zum versuchten Mord. Wir haben genügend Forschungsergebnisse, die uns diese Vorgänge veranschaulichen und verständlich machen. Jeder in diesem Bereich Tätige muss das wissen."

„Ja und warum wird es dann immer noch so gehandhabt?" Auch wenn alle dachten, Große wäre nicht bei der Sache gewesen, so hat er doch alles mitgekriegt. „Was soll man mit all den alten Analytikern und falschen Therapieansätzen machen?"

„Die Traumatisierung muss wieder aus dem ICD, aus der Statistik raus. Eine neue muss mit neuen Fragestellungen aufgebaut werden. Das Trauma an sich ist ja keine Krankheit. Das bedeutet im Klartext, das Trauma, selbst das schlimmste, findet keine Erwähnung in der Therapie, sondern nur die Folgestörungen. Das ist fatal, weil ein Prozess der Traumaheilung an sich seine naturgegebenen Umgangsweisen braucht. Wird man sich permanent nur mit den Folgen beschäftigen, dann bleibt die schmerzhafte Erinnerung in einem Menschen. Die Wirkung des Traumas bleibt auf seiner Seele wie festgeklebt. Da kann man noch so viel Zeit bei einem Therapeuten verbringen, das bringt keinen weiter. Die meisten Menschen spüren, dass es nichts bringt und versuchen sich zu wehren. Wehrt sich der Patient, dann wird er als Borderline-Persönlichkeit diagnostiziert. Und dazu kurz angemerkt: Es gibt definitiv keine Heilung mit diesen althergebrachten, aber falschen Vorgehensweisen, das macht krank, das muss man so deutlich sagen. Das Perverse daran ist, dass der Patient keinerlei Möglichkeiten hat, sich zu behaupten. Mit solchen Umgangsweisen wird diesem Menschen also ein neues Trauma zugefügt und das alte Trauma kann nicht entschärft werden. Neuropsychologisch gesehen werden hier Verhärtungen geprägt. Eine Auflösung des Traumas wäre das Ziel, leider wird wie gesagt häufig nur das Gegenteil erreicht, nämlich neue Verletzungen."

„Das bedeutet also", fasst Große zusammen, „wenn ich mich an etwas erinnern und dann Depressionen kriegen würde, und wenn man sich dann nur mit der Depression beschäftigt, dreht man sich im Kreis?"

„Ja, genau so ist es", stimmt Professor Sinnlich ihm zu. „Denn an den Erinnerungsinhalten muss man arbeiten. Aktiv, nicht passiv. Das Schlimme ist, dass man solche Therapien wie EMDR und andere nicht zu Ende gedachten Techniken wieder einsetzt, da sie angeblich helfen sollen. Das ist aber alles nur ein Ausweichen vor der Verantwortung, denn in der Praxis funktioniert das nicht. Keiner kann etwas nachkontrollieren und man beschäftigt sich mit Symptomen, die man mal verstärkt, mal hochkommen und dann wieder fallen lässt. Aber meist planlos. Das quält den Patienten nur, bringt aber nichts. Praxis ist eben keine Theorie. Viele Therapeuten haben nicht so den Zugang zu sich selbst, dass sie nachempfinden könnten, was in dem anderen vorgeht. Ganz schnell ist dann der Vorwurf da ‚Der Patient ist schuld'. So etwas kann keine Heilung mit sich bringen."

„Ja, aber was würden Sie dann empfehlen, wenn ich zu Ihnen kommen würde?" Nun ist Große neugierig auf die Antwort des Professors.

„Psychotherapeut kann nur jemand sein, der den Menschen, den Patienten ins Herz schließen kann. Einer, der mitgeht und dem Patienten aktiv das Gefühl gibt ‚Ich bin für dich da'. Das ist das Einzige, das ankommt, das Einzige, das wirkt."

„Und hier spalten sich die verschiedenen Arten von Patienten", sagt Emma. Nämlich in Menschen, die Angehörige haben; sie erleben in der realen Welt diese Zuneigung. Menschen aber, die keine Angehörigen haben, werden regelrecht zu psychiatrischen Fällen gemacht.

Denn da schaut man nicht darauf, was der Mensch kann, sondern schreibt ihm sofort alle Mängel und Störungen zu. Das ist extrem fies. Die geben nicht zu, dass sie nicht helfen können, sondern reden dem Betroffenen ein, dass er unheilbar psychisch krank ist.

Doch auch diese brauchen Zuwendung, es ist eben ein Naturgesetz! Und nun haben die Leute niemanden, der ihnen das geben kann! Das ist pervers, aber da kümmert sich keiner drum, und die Unis und Schulen, die sind sogar froh, sammeln Preise, wie dieser Doktor Fack vom Klinikum rechts der Isar, der Borderline gar nicht von Trauma getrennt sehen will.

Das ist für ihn die bequemste Methode. Werden Menschen Borderliner genannt, dann kommen sie aus diesem Kreislauf nie wieder raus. Je komplexer und abgehobener er seine Theorie darstellt, desto mehr Anerkennung findet er in Fachkreisen. Der hat bereits zig Preise für diese unglaubliche – so wie ich das sehe – Misshandlung von Menschen bekommen.

„Aber jetzt mal langsam“, versucht Große eine Erklärung zu finden, „es kann doch nicht sein, dass andere so einem Quatsch folgen. Was für einen Grund gibt es dafür?“

Er wendet sich mit der Frage an Sinnlich.

„Nur einen einzigen“, entgegnet Sinnlich, „es ist einfacher, diesen endlosen Faden kognitiv weiterzuspinnen, als handwerklich versiert Hand anzulegen und etwas gegen das eigentliche Problem zu tun. Sie verstehen, was ich meine? Man kann mit Distanz zu den Menschen an ihnen rumdoktern, ohne was zu fühlen. Hauptsache, der Geldbeutel stimmt.“

Große ist aufgestanden, zu sehr nimmt ihn das alles mit. Er spaziert durch das Zimmer und schaut aus dem Fenster. Der See ist aufgewühlt, genauso wie er. Er weiß gar nicht, was ihn mehr aufwühlt: sein immer noch aufsteigendes Begehren für diese attraktiven Frauen oder das Thema an sich.

Mein Gott, denkt er, *das will ich mir gar nicht vorstellen, wenn all diese Therapie-Opfer sich wehren würden, was wäre das für ein Aufruhr*. Vor seinen Augen sieht er den ermordeten Therapeuten, in die Luft geschleudert und dann aufgespießt am Maibaum wie eine Vogelscheuche. Käme das öfter vor, der Himmel wäre schwarz!

Er holt ganz tief Luft. „Was passiert denn Ihren Erfahrungen nach mit den Menschen, bei denen die Therapie schiefläuft?“

„Im schlimmsten Fall Amoklauf oder Selbstmord“, antwortet Sinnlich, „bestenfalls bleibende Behinderungen, Berentung, ein vor sich hin Vegetieren statt eines vernünftigen oder erfüllten Lebens.“

Eine betretene Stille kehrt ein. Amelie fühlt sich langsam ungewohnt ruhig. Gut, dass Emma und Mary das so engagiert vorgetragen haben. Sie hat kaum etwas gesagt und fühlt sich erschöpft, andererseits voller Hoffnung und damit kommt neue Kraft in ihr auf.

„Aber da ist noch etwas“, fällt Professor Sinnlich ein, „die Tragödie beginnt bereits im Psychotherapie-Studium. Die Leute verändern sich, manche erkennt man kaum noch wieder. Sie werden nahezu dazu erzogen, distanziert zu sein. Das wird dann als ‚Professionalität' verkauft, die Unmenschlichkeit wird anerzogen. Vielmehr, wenn das jemand so äußert, dann wird er gleich als krank angesehen. Es gibt also keinerlei Basis, um mit diesen Leuten darüber zu sprechen. Sogar gefährlich, es tut niemandem gut, wenn man von der anerkannten Gruppe als psychisch krank gehalten wird, da kommt man nie wieder raus."

Alle sind tief betroffen, der Professor bringt das Problem auf den Punkt. Einen Moment lang sagt niemand etwas.

„Leute, wer will noch Kaffee?", ruft Mary in die Runde. „Eine Pause wird uns guttun."

Sie bringt Getränke herein und die Kaffeemaschine ist jetzt im vollen Einsatz. Alle stehen auf und unterhalten sich zu zweit, zu dritt, manche gehen kurz raus, um frische Luft zu schnappen. Denn gleich kommt noch das schlimmste Thema: der Tote vom Viktualienmarkt. Einzig Große ist klar, wie schlimm das alles ist, doch er schweigt. Zuerst braucht er weitere Informationen.

Plötzlich spürt er eine warme Hand auf seiner Schuler. Als er sich umdreht, sieht er Mary mit ihrer Freundin Conny vor sich stehen.

„Darf ich Ihnen meine Freundin Conny Maier vorstellen. Sie ist … sie war eine Patientin des ermordeten Therapeuten."

Große schaut sie an. *Eine hübsche Frau*, denkt er. „Wie geht es Ihnen, Frau Maier?"

„Wahrscheinlich wollen Sie mich jetzt befragen?" Sie blickt verängstigt zu ihm auf, denn sie ist ein gutes Stück kleiner als er.

„Na, na, das machen wir nicht so förmlich. Das ist ganz off the record und bleibt unter uns. Das ist heute ein Tag, an dem wir uns nur unterhalten und nach der Wahrheit suchen. Aber wenn es Ihnen zu viel ist, dann brauchen Sie nicht …"

„Nein, nein“, unterbricht Conny ihn, „es ist okay, deshalb bin ich ja hier. Ich fühle mich hier bei Amelie sicher. Sie finde ich auch nett.“ Sie lächelt.

Große schmilzt dahin. *So ein liebes Mädel*, denkt er. Er kann sich kaum vorstellen, dass man ihr nicht geholfen hat. Kommen Sie, wir setzen uns zu den anderen an den Tisch, dann können alle hören, was Sie zu sagen haben. Conny nickt und folgt Große.

„Ich bin heute hier, um zu erzählen, dass ich bei dem Ermordeten, Doktor Hase, eine Therapie gemacht habe“, beginnt sie zögerlich und sowohl Große als auch Mary nicken ihr aufmunternd zu. „Bereits in der ersten Sitzung hat er mich zum Kleinkind gemacht, innerlich konnte ich nicht Nein sagen. Ich hab zwar versucht, mit ihm darüber zu sprechen, dass ich besonders die reale Ebene stärken will, doch da hat er mich immer mehr in die Richtung der Regression gedrängt. Nach den Quälereien, an die ich mich plötzlich erinnerte, war ich für alles dankbar, was mir jemand anderes gab. Ich habe keine Familie, müsst ihr wissen, ich habe niemanden.“

„Hmmm“, brummelt Große und schaut sie mitfühlend an. Auch den anderen ist nach Weinen zumute.

„Wie hat er das gemacht“, fragt Große.

„Er hat so eine innere Reise gemacht“, sagt Conny. „Ich sollte mir vorstellen, ich sei Frühchen, gleich nach der Geburt, und er sei der Muttersatz …“

„Ist das erlaubt?“ Hofer schaut zu den anderen, die genauso verdutzt zu sein scheinen wie er selbst.

Conny erzählt weiter und erzählt und wiederholt quasi all das, was vorher von Professor Sinnlich, Mary und Emma in der Theorie kam, nur dass es ihr im realen Leben passiert ist. Und was sie mit diesem Therapeuten erlebt hat, klingt in der Tat ungeheuerlich.

„Er ging aber noch weiter“, fährt sie fort, nachdem sie sich die Nase geschnäuzt hat. Das alles nimmt sie immer noch sehr mit. „Ab meinem fünften Lebensjahr habe ich niemanden mehr gehabt. Meine Eltern sind bei einem Verkehrsunfall ums Leben gekommen, ich habe den Aufprall als Einzige überlebt. Geschwister habe ich keine, und so war ich von jetzt auf gleich ganz alleine. Aber ich konnte lesen und schreiben, und so schrieb ich Geschichten und las viel, das hat mich gerettet. Ich hab mich an kaum etwas erinnert, wahrscheinlich fühlte ich mich unbewusst schuldig am Tod meiner Eltern, sodass ich die Erinnerungen daran ganz tief in mir drin versteckt habe. Doch eines Tages brachen sich die Erinnerungen Bahn, sie wollten heraus, es war ganz schrecklich. Da hätte ich dringend jemanden gebraucht, jemanden, der für mich da ist. Ich bin dann zu diesem Therapeuten gegangen, habe ihn angefleht, immer wieder habe ich gesagt: ‚Ich brauche nur, dass Sie sagen, ich bin für Sie da. Mehr brauche ich nicht, nur das Gefühl, dass Sie mein innerer Vater sind. Dass ich innerlich erleben könnte, als ob mich jemand adoptieren würde‘!“

Tränen laufen ihre Wangen herab und Große reicht ihr ein Taschentuch. „Nicht mehr und nicht weniger wollte ich, das hätte mir geholfen. Doch stattdessen musste ich mir ständig anhören, dass ich ein Borderliner wäre. Später hat er mir sogar unterstellt, ich würde was von ihm wollen – also ich bitte euch, der Mann war doppelt so alt wie ich! Das war so was von ekelhaft, das kann sich niemand vorstellen …“

„Und was haben Sie darauf gesagt?“, fragt Hofer, der vor Mitgefühl kaum noch sitzen kann. Am liebsten hätte er sie in den Arm genommen und festgehalten. So etwas braucht doch ein Mensch, der niemanden hat.

„Ich habe ziemlich schnell zu ihm gesagt: ‚Wie kommen Sie darauf, dass ich etwas von Ihnen will? Sie sind es, der die Grenzen überschreitet. Wir haben eine therapeutische Beziehung und nichts anderes. Was sollte ich mit Ihnen in meiner äußeren Welt anfangen?‘ Er sah mich nur an, eine Antwort darauf bekam ich natürlich nicht.

„Hmm", grummelt Große, der es gar nicht gerne sieht, wenn jemand sein Amt vergisst.

„Was ich gebraucht hätte", fährt Conny fort, „war nicht die Wiederholung meiner Kindheitstraumata, sondern der Aufbau von inneren Repräsentanzen der Kindheit durch den Therapeuten. Aber das wollte er mir nicht geben."

„Das ist das, was ich meinte", stimmt Sinnlich ihr zu, „dem Menschen wird bewusst Bindung entzogen, somit werden die schmerzhaften Elemente verstärkt und keine neuen kommen hinzu. Wie ich bereits sagte, das kann man nicht aushalten. Das ist zu schmerzhaft. So etwas müsste bestraft werden." Er unterbricht kurz, schaut sie an: „Es tut mir sehr leid für Sie, dass Sie so etwas erleben mussten."

„Danke", sagt Conny, ihre Stimme kaum mehr als ein Flüstern, „das tut gut."

„Ich wollte, dass er mir die innere Kindheit gibt – aber er vermischte das ständig mit der realen Ebene und unterstellte mir, dass ich das tue. Voll der Psychoterror. Ich fand das so ekelhaft, als er zu mir sagte: ‚Leider kann ich mit Ihnen nicht Weihnachten feiern. Ich hätte kotzen können'."

„Mit dieser Äußerung hat er Ihnen die Möglichkeit weggenommen, das innerlich zu erleben und das innere Erlebnis dem Lebensalter der Vergangenheit anzupassen", sagte Sinnlich. Sie schweigen.

Sie schaut auf den See, gerade so, als ob sie ihre Gedanken ordnen möchte. „Und noch etwas", erzählt sie weiter, „er hat immer das Fenster zugemacht. Das wollte ich nicht und fragte dann irgendwann mal warum. Da sagte er doch tatsächlich zu mir, manche Patienten würden anfangen zu schreien, und der Nachbar wäre nicht nett, er könnte es hören!"

Alle sitzen betroffen da. Keiner hat Lust, noch irgendetwas zu sagen. Die emotionale Sättigung hat ihren Höhepunkt erreicht und allen fällt plötzlich ein, was sie noch erledigen müssen.

Sie vereinbaren, dass sie unbedingt morgen den Berg bei der Wallbergbahn erobern wollen.

„Aber nicht den ganzen Weg von unten laufen", wirft Hofer ein, „wir fahren rauf."

Emma verabschiedet sich als Erste, sie ist morgen nicht dabei, sie muss für die Art Basel etwas vorbereitet, sie bekommt Besuch aus Frankreich.

„Sie fahren aber vorsichtig mit dem schönen Auto", sagt Große schmunzelnd und streichelt über den knallroten Lack des Ferrari. Schöne Frauen und schnelle Autos – beidem hatte er noch nie widerstehen können.

Sie schleudert ihre Stöckelschuhe in das offene Cabrio, zieht einfache Stoffschuhe an und dreht das Autoradio leicht auf. Zum wummernden Sound von David Guetta, nach dem sich alle umdrehen müssen, braust sie davon.

Die Männer schmunzeln, während die Nachbarin Frau Sabbert das Ganze aus ihrem Fenster beobachtet. Ungeheuerlich und beneidenswert zugleich, muss sie zugeben.

„Morgen sind wir aber alle lockerer drauf!" Das kommt von Mary und sie bringt damit alle anderen zum Lachen. „Und wir beide skypen jetzt mit Aliiiiiiinnnna", singt sie laut und lacht.

Es scheint das richtige Stichwort für die Herren zu sein, die sich nun endlich auch verabschieden und in ihr grünes Fahrzeug steigen. Conny weicht Hofer nicht von der Seite und bietet ihm an, dass sie für ein vorsichtiges Interview bereit wäre. Er freut sich und verabschiedet sich teils förmlich, teils herzlich.

„Was für ein Tag!", ruft Mary höchsterfreut aus. „Wir Frauen sind viel zu viel allein, ich freue mich morgen auf den Berg, da machen wir die Männer ein wenig lockerer. Wir nehmen Schnaps und Speck mit."

Bayern ist eben nicht London.

Mary bringt indes Leben in die Bude. Sie macht Skype an und wählt sich nach Warschau ein. Alina freut sich und das Quatschen beginnt. Da läutet das Telefon. Herr Sinnlich hat das Bedürfnis, Amelie Danke zu sagen für die Gastfreundlichkeit und ihr noch eine gute Nacht zu wünschen. Amelie freut sich.

Große und Hofer lassen indes während der Fahrt zurück nach München den Tag Revue passieren. Konnten sie alles klären? Sind all ihre Fragen beantwortet worden? Das Gespräch mit den Frauen und diesem Professor Sinnlich konnte sie irgendwo zufriedenstellen. „Ich fand den ganz angenehm", sagt Große, „ist bestimmt nicht so einfach, den Leuten verständlich zu machen, dass sie einander brauchen und aufeinander achtgeben müssen."

Aber was ist mit dem Zeichen unter dem Trauring des Toten? Große grübelt schon seit sie aus dem Leichenschauhaus raus sind darüber. Zu was verpflichtet es, welche geheimen Regeln werden damit eingehalten? Was wird damit gesteuert, welche Maßnahmen werden eingeleitet, um was zu erreichen? Fakt ist, es war DAS Zeichen. Das böse Symbol, dem er schon so lange auf der Spur ist. Und immer mehr kristallisiert sich heraus, dass die Leute, die dahinterstecken, Therapeuten oder auch deren Ausbilder sind. Diese geheime Mafia hat es sich zur Aufgabe gemacht, eine Ideologie in die Welt einzupflanzen, die den Gedanken der Säuberung in sich trägt.

Was Große schon länger ahnte, hat Professor Sinnlich ihm heute indirekt bestätigt: Viele wissen während ihres Studiums gar nicht, dass sie Opfer derartiger Manipulationen werden und dass sie nicht die geringste Ahnung darüber haben, dass sie diese Ideologie weitertransportieren. Der Gedanke der Euthanasie ist lebendiger denn je.

DIE WANDERUNG

Die Sonne scheint, die Freundinnen haben sich mit Professor Sinnlich, Große und Hofer in der Käserei zum Frühstück verabredet. Von da aus sind es nur ein paar hundert Meter bis zum Berglift. Alle sind mit voller Ausrüstung gekommen und genießen das leckere Frühstück sowie die nette Bedienung. Es gibt auch eine Führung durch die Käserei, aber die Gespräche hier draußen sind so interessant, dass keiner etwas verpassen möchte.

Conny geht es gut, sie hat sich von allen verstanden gefühlt, das stärkt und tut gut. Hofer fühlt sich ganz in seinem Element, er ist hier daheim. Anders als Große – sein Vater ist zwar Bayer, seine Mutter jedoch Preußin, um genau zu sein, Berlinerin, er hat in Wien gelebt und studiert. Danach begann er seine Laufbahn als Beamter. Das hat er nie bereut. Aber so der richtige Bayer ist er nicht eben nicht, er hat ja auch nie hier gelebt. Oftmals sagt er mit einem zwinkernden Auge: „Berge machen mich nervös, weil ich den Horizont nicht sehen kann."

Professor Sinnlich hingegen kommt aus Nürnberg, Franken. Ein Netter, wie Amelie auch heute wieder bemerkt. *Der hat sich auch nur in der Uni versteckt, das richtige Leben noch gar nicht genossen*, denkt sie bei sich. In der Tat ist er viel zu selten in den Bergen, freut sich deshalb heute ganz besonders und würde am liebsten direkt losmarschieren. Aber besonders scharf ist er darauf, mit Kommissar Große das Thema von gestern nochmals aufzugreifen und zu erörtern. Das von ihm beschriebene Forschungsbestreben war eigentlich keine wirklich neue Idee.

Er hatte eigentlich noch etwas dazu sagen wollen, hatte es sich aber gerade noch verkneifen können. Nur bei Große hat er den Eindruck, dass er es verstanden hat – und er liegt richtig dabei. Hoffentlich haben die beiden heute viel Zeit miteinander.

Die Freundinnen haben wenig geschlafen, heute früh haben sie nur schnell geduscht, die Wanderschuhe eingepackt und dann nichts wie los.

Keiner hat auch nur ein einziges Wort über „den Aufgespießten", wie sie den Ermordeten nennen, verloren, als wenn es ihn nie gegeben hätte.

Das, was sie vorhaben, das inspiriert jeden, denn diese Missstände zu beheben ist nicht nur längst überfällig, es ist auch ein Thema, von dem man in den nächsten Jahren noch viel hören und lesen wird. Nicht zuletzt dank Amelies Buch. Der Verlag hat ihr heute Morgen erst drei Vorschläge für das Buchcover gemailt, damit will sie sich aber heute Abend in Ruhe beschäftigen.

Große genießt die frische Bergluft. „Das macht man viel zu selten", stellt er mit einem Seufzen fest, am liebsten würde er vergessen, warum er in München ist. Diese Ecke hier kennt er aus seiner Kindheit, hier war er mit seinen Eltern, die sind gerne gewandert. Sein Vater war wie Kaiserin Sissi auch gebürtig aus Possenhofen. Aber im Urlaub waren sie immer im Hotel Westerhof, er und seine Geschwister haben es da immer besonders gut gehabt. Ja, es ist schon sehr schön am Tegernsee.

Wenige Meter entfernt sieht er Hofer mit Conny stehen. Armes Ding, er kann sich gar nicht vorstellen, so wie sie nie über die Vergangenheit sprechen zu können. Seit gestern kann er nachempfinden, wie es dem Mädel geht.

Wenn er sich vorstellen würde, dass er all die vielen schönen Erlebnisse mit seinen Eltern nicht gehabt hätte … Nicht auszumalen, dann wäre er doch ganz leer. Wie wäre das dann?

Kann man so überhaupt leben? Es muss doch Hilfe für solche Menschen geben, damit ihre innere Leere ausgefüllt wird, sie nicht weiter belastet werden, beschimpft mit Wörtern wie Borderline oder noch Schlimmerem.

Während er diesem Gedanken noch nachhängt, durchzuckt es ihn plötzlich: All diese Anschläge – woher kommt das? Weshalb flippen die Leute immer mehr aus?

Vor einiger Zeit hat er das Tagebuch eines Amokläufers gelesen – seit dem gestrigen Gespräch kann er das verstehen. Eins nach dem anderen wird ihm gerade bewusst. Er könnte jetzt den Berg hochjoggen, schnell laufen und weiß nicht, ob das ausreichen würde, um die ganze Energie, die jetzt frei wird, umzusetzen. Am liebsten würde er es laut herausschreien, doch stattdessen bleibt er ruhig und wendet sich an den Professor.

„Herr Professor, ich glaube mir wird hier gerade immer mehr klar, was läuft."

„Ja?", fragt Professor Sinnlich neugierig.

„Das kann doch nicht sein, wie Therapien ablaufen. Wenn Menschen so was aushalten müssen, dann ist doch klar, dass die reihenweise ausflippen."

„Wie ich ja gestern schon sagte, wir brauchen eine neue Kultur der Psychotherapie."

„Ich war eben ganz tief in meinen Erinnerungen versunken. Ich war früher oft hier mit Eltern, im Hotel Westerhof hier am Tegernsee. Wenn ich mir jetzt vorstelle, was Conny da gestern erzählt hat, also … dass sie keine Erinnerungen hatte und auch nie mit jemandem darüber sprechen konnte, weil das, was passiert ist, einfach zu schlimm war. Mir ist gerade echt ein Schauer den Rücken herabgelaufen, plötzlich kann ich sie verstehen."

„Das ist gut, Herr Große, das ist gut." Sinnlich will so viel sagen, in seinem Kopf kommen aber keine Sätze zustande. „Aber wie lebt ein Mensch überhaupt weiter, wenn mit ihm dermaßen schlimm umgegangen worden ist?", fährt er entsetzt fort.

„Und das fühlt er bestimmt auch so, eine plötzliche Schwere, die über ihn kommt."

Mein Gott, was passiert hier gerade mit ihm? Wird er jetzt auch bald eingeliefert? Er atmet tief durch, aber der Professor hat Verständnis für ihn und klopft ihm beruhigend auf die Schulter.

„Das Entsetzliche ist, dass mir plötzlich klar wird, welchen Effekt so ein Umgang mit Menschen hat, sodass sie das am Ende wirklich nicht mehr aushalten."

„Hmm", ist alles, was Sinnlich dazu sagt, er möchte Große nicht unterbrechen.

„Ich meine, die Menschen werden doch, so wie sie gestern erzählt haben, nicht da – wie sagt man da jetzt – abgeholt, wo sie sind, sondern allein gelassen. Und ja, man könnte meinen, im Stich gelassen."

Große bleibt immer wieder stehen und keucht fast schon, obwohl seine Kondition gut ist, aber das nimmt ihn gerade doch sehr mit. „Puh, so langsam geht es wieder", sagte Große, „ich weiß ja jetzt, was schiefläuft und wo wir den Hebel ansetzen müssen."

„Es ist gut, dass Sie jetzt Einblicke in die Problematik bekommen haben. In diese tiefe Hilflosigkeit, bei der man gar nicht weiß, wo man anfangen soll, um die Missstände, die man gerade erkannt hat, zu beheben."

„So ist es. Aber wenn ich darüber nachdenke, dann machen die Psychologen ja genau das Gegenteil von Problemlösungen. Sie kitzeln die Aggressionen bei ihren Patienten erst so richtig raus, dann wundert man sich doch nicht, dass die Leute Amok laufen."

Große hat sich so in Rage geredet, dass sich die Wanderer vor ihnen umdrehen, aber er ist so vertieft in das Thema, dass er das gar nicht merkt.

„So muss es Columbus ergangen sein, als er Amerika entdeckte", lacht der Professor.

Große ist jedoch schon bei Conny und erzählt ihr, wie es dazu kam, dass er plötzlich alles versteht. Vom Urlaub mit seinen Eltern, wie sehr sie immer für ihn da waren – und wie es ihr ergehen muss, da sie so schöne Erlebnisse leider nicht hatte. Alle stehen um die beiden herum, Große ist kaum noch zu bremsen.

„Mensch, Conny, Sie hatten all das Schöne nicht, was ich in meiner Kindheit hatte. Ich verstehe, dass sich das Leben einfach nur leer anfühlt, wie aus Watte. Wie haben Sie das nur alles ausgehalten? Und dann kommt noch so ein unfähiger Therapeut daher, der null auf Sie eingeht, Ihnen vielleicht nur Medikamente statt Anerkennung gibt. Oder noch schlimmer, Sie am Ende als Borderliner bezeichnet. Zu Unrecht, wie wir ja nun alle wissen."

Große weiß gar nicht, was er noch sagen soll.

„Man braucht doch jemanden, der einen in den Arm nimmt, festhält, damit man auch ein bisschen davon bekommt, was das Leben einem vorenthalten hat."

Stürmisch wie er ist, zieht er Conny in seine Arme, dass den anderen ganz warm ums Herz wird.

„Mädel, wenn du meine Schwester wärst, dann wärst du damals mit uns im Urlaub gewesen, wir wären immer zusammen gewesen, und dann hättest du heute schöne Erinnerungen in dir. Das tut mir alles so leid für dich!"

Mit einem für alle hörbaren Schmatz küsst er ihr die Stirn und drückt sie fest an sich. Er sieht, dass Conny Tränen über die Wange laufen, er zieht sein großes weißes Taschentuch heraus und gibt es ihr. Die Wiener Schule!

Ja, ja, denkt er, *jetzt haben es alle gesehen*. Er hat immer ein weißes Taschentuch bei sich – für alle Fälle. Er benutzt es nie, reicht es aber weiter, wenn es jemand braucht.

Anschließend gehen alle zusammen weiter und unterhalten sich darüber, was passiert ist, was noch passieren müsste und was alles unmöglich erscheint.

Hofer genießt den Tag, er ist froh über alles, was hier gerade geschieht. *Ein kühles Bierchen wäre jetzt aber nicht schlecht*, denkt er bei sich. „Leider haben wir ja nichts mitgenommen", sagt er mehr zu sich selbst.

„Ha", lacht Amelie. „Da kennen Sie aber unsere Mary nicht!"

Sie sieht schon, wie Mary ihren Rucksack aufmacht und den Schnaps herausholt, zusammen mit grob geschnittenem Speck und frischem Brot. Damit es für Conny besonders schön wird, setzen sie sich in einen Kreis, man spürt die menschliche Wärme und die Sympathie füreinander. Conny soll heute eine geballte Ladung schöner Erlebnisse und Lebensenergie in sich aufnehmen, damit es lebenslang bleibt und ihre Vergangenheit sie nie wieder einholen muss. Lebensenergie, die andere für so selbstverständlich halten.

Große nimmt einen kräftigen Schluck von dem Schnaps, der ihm warm die Kehle herunterläuft. „Puh, das ist gut", ruft er aus. „Ich weiß gar nicht, wann ich zum letzten Mal Schnaps getrunken habe. Der Speck ist auch gut."

„Habe ich aus Tirol mitgebracht", sagt Amelie. Mary kennt das schon, Amelie weiß immer, wo man was bekommt und was am besten schmeckt.

Nachdem ihre Lebensgeister wieder geweckt sind, gehen sie entspannt weiter.

Conny weiß nicht so recht, was sie davon halten soll, dass Große vor allen so offen über das geredet hat, was sie erlebt hat und wie es ihr damit geht. Auch wenn sie das gestern allen selbst bereits erzählt hat, aber streng genommen ist er ja ein Fremder für sie, und darüber redet man doch nicht.

Oder vielleicht doch? Soll sie dankbar sein, weil das so tief geht und jetzt alles so toll war, dass sie es kaum fassen kann? Doch wenn sie ehrlich ist, fühlt es sich an, als ob sich gerade alles in ihr verändern würde. Sie ist eine von ihnen, auf der richtigen Seite des Lebens und voller Energie. Sie ist nicht Amelie, nicht Emma, nein, viel besser: Sie ist sie selbst!

„Wissen Sie, Herr Große, ich wusste gerade nicht, ob ich mich schämen soll oder was mit mir geschieht. Niemand will, dass andere darüber Bescheid wissen, wie beschissen es einem gehen kann, so …“, sie sucht nach Worten. „… wie nicht aufgefüllt.“

Alle hören zu. Conny fährt fort:

„Es wäre schon gut gewesen, wenn ich einen Therapeuten, jemanden gefunden hätte, der auf mich eingeht. In den Arm genommen werden tut gut, muss aber nicht sein. Das Gefühl, zu erfahren, dass man willkommen ist, auf jeder denkbaren und inneren Ebene, das wäre das Wichtigste gewesen. Davon kam nichts von ihm. Ich hab das Arschloch aber trotzdem nicht umgebracht.“

Alle fangen an zu lachen, kaum einem wäre in den Sinn gekommen, dass Conny ihren Therapeuten da hochgeschleudert hat. Wie denn auch, so klein und zierlich wie sie ist?

Langsam brechen sie auf, der Rückweg ist nicht wenig anstrengend.

Sinnlich geht extra langsam und will Große für sich haben. „Ich hätte da, seit langer Zeit schon, eine Idee“, beginnt er sachlich und aufgeregt zugleich. Große ahnt etwas.

Nein, das konnte er nicht ahnen.

* * *

Am nächsten Morgen, Amelie hat gerade erst gefrühstückt, klingelt es an der Tür. Vor ihr steht Hofer und sie kriegt einen Schreck, denn mit ihm hat sie nicht gerechnet. Aber er ist alleine. *Gott sei Dank*, denkt sie und beruhigt sich ein wenig. Aus den Filmen kennt man es ja, dass die Kripo immer zu zweit kommt.

„Sie wundern sich wahrscheinlich, dass ich hier so unangemeldet reinplatze“, sagt Hofer, als sie zusammen ins Wohnzimmer gehen. Als er den Sessel vor dem Panaromafenster mit Blick auf den See sieht, sitzt er schon, bevor erfragt: „Darf ich?“ Es kommt eher wie eine Entschuldigung als eine Frage.

„Klar“, entgegnet Amelie und rückt einen zweiten Sessel hinzu, bevor er es merkt, sitzt sie schon neben ihm. Sie schlürfen am Cappuccino, den sie zwischenzeitlich gemacht hat. „Was führt Sie denn zu mir?“

„Reine Neugierde, ist eine Berufskrankheit bei mir. Also, wo soll ich anfangen?“ Er kratzt sich am Kopf, um dann herauszuplatzen: „Was ist mit euch Mädels los? Sie haben ein Haus hier am Tegernsee, das nicht aus einer Scheidung hervorgegangen ist. Mary besitzt Immobilien in London, die ihr nicht vererbt wurden und für die sie Miete kassiert und damit ausgesorgt hat. Emma fährt einen nagelneuen Ferrari, den sie aus ihren Kunstverkäufen selbst bezahlt hat. Sie arbeiten alle hart, Gott sei Dank gönnen Sie sich was, aber … Nun, ich weiß ja nicht, aber das ist doch kein normales Leben. Keine von euch hat Familie, einen Mann, der euch liebt, was ist denn mit euch los?“

„Wir arbeiten hart“, schmunzelt Amelie schüchtern.

Große lächelt, aber als er sie ansieht, merkt er, wie ihr dicke Tränen laufen die Wangen runterlaufen.

„Leider habe ich kein Taschentuch wie Große“, versucht er einen Scherz zu machen. Sie will ihm das Gefühl geben, dass es ankommt, und gleichzeitig weint sie drauflos, sie kann es grade nicht mehr unterdrücken. Sie will es auch gar nicht.

Hofer versteht das und schaut auf den See. Nach ein paar Minuten meint er: „Conny hat gestern darüber gesprochen, sehr ausführlich sogar, wie der Therapeut mit ihr umging. Sie sprechen gar nicht darüber – ich denke, das ist noch viel schlimmer. So vereinsamen Sie doch total!“

Sie schaut ihn durch einen Tränenschleier hindurch an, und ehe sie wieder zu weinen anfängt, sagt Hofer: „Ich verhafte Sie!“

Einen Moment lang ist es still, indem sie sich in die Augen schauen. Dann brechen beide in Lachen aus.

„Meine Gags zünden nicht immer", meint er nahezu liebevoll, „aber der hat gewirkt. Aber mal zurück zum Thema, da muss man doch vollkommen verstört sein, wenn man das erlebt hat, was Sie mit diesem Horror-Therapeuten erlebt haben!"

„Woher wissen Sie das?" In ihrem Gesicht steht das blanke Entsetzen.

„Nun, es ist mein Job, die Wahrheit herauszufinden", sagt Hofer. „Nach unserem Ausflug gestern bin ich nochmal ins Präsidium gefahren und habe mir alles angeschaut, auch die Liste von Hases Patienten, und da standen Sie mit drauf. Aber keine Panik, das bleibt unter uns."

Ihr Blick zeigt reinste Verzweiflung. Nun laufen die Tränen nur noch aus Erleichterung darüber, dass jemand endlich die Wahrheit kennt.

„Ich hab das ziemlich genau analysiert", sagt er, „das ist ein einziges Grauen! Da hätten Sie doch was dagegen tun müssen."

„Der ist doch schon tot, damit hat er doch bekommen, was er verdient hat. Wie kam er eigentlich da oben auf den Maibaum, wissen Sie das schon?"

„Nein, bislang noch nicht. DNA oder andere Spuren konnten wir keine finden. Und alleine ist er da bestimmt nicht rauf." Er muss sich ein Grinsen verkneifen, aber dieser schwarze Humor ist seine Art, mit den Gräueln seines Berufes umzugehen.

„Dann ermitteln Sie also weiter?"

„Ja natürlich."

„Wollen Sie jetzt etwa zu jedem seiner Therapieopfer hin und die befragen? Da werden Sie ja wahnsinnig bei!"

„Ja, das fürchte ich langsam auch", grinst er, „aber jetzt bin ich erst mal hier. Und davon werde ich nicht verrückt." *Höchstens verliebt, wenn das so weitergeht*, denkt er. *Diese Frau raubt sein Herzl auf Bayerische Art. Auch wenn sie keine aus Bayern ist.* Er sagt aber nichts.

Sie schweigen beide und schauen auf den See, der heute sehr ruhig daliegt, die Sonne spiegelt sich auf der Oberfläche. „Wasser tut gut“, sagt sie, „es beruhigt die Seele.“

Wenn man so drüber nachdenkt, was einige Patienten in der Therapie erleiden … man kann es kaum begreifen, denkt er bei sich, um dann laut fortzufahren:

„Entschuldigung, wenn ich das so offen sage, aber ihr verschanzt euch in euren tollen Wohnungen und bleibt unter euch. Andere Therapieopfer werden süchtig oder töten, das ist doch …“

„Ja“, unterbricht sie ihn, „aber genau das ist es doch. Wenn man in unserer Gesellschaft offen sagt oder auch nur andeutet, dass man traumatisiert ist, dann wird man gleich negativ gesehen. Jeder bringt den Traumatisierten mittlerweile mit Selbstmördern und Verbrechen in Verbindung.“

„Menschenskind, das Leben geht an euch vorbei!“

Seine Worte rühren sie zutiefst. „Die meisten Therapeuten haben selbst schlimme Geschichten erlebt und hatten keine Chance, diese zu verarbeiten. Sie beweisen sich mit jedem Therapieverlauf, dass sie Recht haben und leben sich gar an ihren Patienten aus. Dabei bräuchte man viel eher das, was Sie geben könnten, ein tiefes Verständnis, da sein, zuhören können. Das sind die allerwichtigsten Eigenschaften. Und nicht diese kranken Psycho-Techniken, mit denen sie einen auseinandernehmen und verwundet lassen. Wie soll man da gesund werden?“

„Wie sind Sie denn aus diesem Teufelskreis herausgekommen? Würde eine Klinik für Sie nicht infrage kommen?“

„Zum einen ist es diese Gruppensituation, in der man ständig traumatisiert wird durch die Gräuelgeschichten der anderen Patienten, das würde ich gar nicht aushalten. Ich kann das nicht!“

„So etwas macht doch jeden Menschen fertig, wie kann man so arbeiten? Was sind das nur für Praktiken!“, regt Hofer sich auf. „Wenn einer so mit einem umgeht, da kann man dem doch nicht vertrauen. Redet nicht die ganze Welt darüber, dass Vertrauen und Bindung das Wichtigste sind? War das kein Thema bei Ihrem Therapeuten?“

„Es war eine abartige psychische Misshandlung, was ich bei ihm erlebte. Und als er merkte, dass ich am Ende meiner Kräfte war, meinte er als Krönung noch, ich würde ihn provozieren. Ich konnte nicht mehr, wusste nicht mehr, wo oben und unten ist.“

„Dann hat er nicht respektiert, dass das Vergessen nicht willentlich als Schutz einsetzte?“

Sie schweigen, Hofer musst das erst einmal alles verarbeiten und denkt nach. Er will es verstehen, alles begreifen.

„Das war aber noch nicht das Schlimmste“, reißt Amelie Hofer aus seinen Gedanken.

Hofer zuckt zusammen und schaut sie an, was kann da noch kommen? Es war nichts mehr vorstellbar.

Amelie schweigt, sie hat immer noch ein wenig diesen Blackout, wenn sie an Dinge denkt, die Hase verboten hat. Als sie die richtigen Worte gefunden hat, fährt sie fort:

„Die Auswirkungen auf mein Leben, das war das Schlimmste. Durch seinen Druck und diese permanente Kleinkind-Fixierung konnte ich nicht mehr richtig arbeiten. Ich war unkonzentriert in meinem Job und habe am Ende alles verloren. Ich habe nichts mehr für meine Altersvorsorge, habe jetzt Immobilien verkauft, die ich noch zu guten Zeiten gekauft habe. Ich werde auch die Wohnung hier verkaufen müssen.“

„Aber warum das?“

„Ich weiß nicht, woran es liegt, aber seit zwei Jahren bekomme ich keine Aufträge mehr.“

„Können Sie sich das irgendwie erklären?“

„Ja, kann ich“, entgegnet sie und schildert die Situation, angefangen bei ihrem Aufbaustudium.

„Als ich Probleme in der Weiterbildung hatte, da sagte er einfach zu mir ‚Sie sind nicht so weit‘. Er hat genauso reagiert wie meine Eltern, die mir Bildung verboten haben.“

„Das ist doch das, was der Professor mit der Verstärkung des Traumas meinte, richtig?“

„Ja, stimmt, und genauso hat es in mir gewirkt. Er wollte mich ausbremsen in meiner Entwicklung, denn hätte ich mich weiterentwickelt, dann hätte er nicht das kleine Mädchen erschaffen können – genauso wie bei Conny.“

„Sie haben also überhaupt keine Unterstützung bekommen, um sich ein Leben voller Kraft und Erfolg aufbauen zu können?“

„Nein. Er hat mich nur in Regression getrieben. Aber das Schlimmste erzähle ich Ihnen jetzt.“

Schlimmer geht immer, denkt Hofer bei sich, doch er hat schon geahnt, dass das, was Amelie bislang erzählt hat, nur die Spitze des Eisbergs ist.

„Ich konnte mich an meine Geschichte nicht erinnern“, fährt sie mit gebrochener Stimme fort. „Ein paar Fetzen und dann noch einige Berichte von meiner Schwester. Kurzum: Aus lauter Angst habe ich dann unbewusst wohl in meinem Kopf das Schlimmste draus gemacht. Hase hielt so sehr an einem Teil der Geschichte fest, dass ich nicht die geringste Chance hatte, diese wirklich zu rekonstruieren. Dabei muss ich jetzt zugeben, dass meine Geschichte gar nicht so schlimm war. Meine Mutter hatte einen Geliebten, einen Unternehmer namens Hans, und als ich dann auf die Welt kam, war mein Vater fest davon überzeugt, ich wäre nicht sein Kind, sondern das von Hans, und so hat er mich dann auch behandelt. Als ob ich der letzte Dreck wäre, und das Schlimme war, dass ich nicht wusste warum. Im Gegenzug habe ich meine Eltern nie an mich herangelassen, mich von ihnen emotional immer mehr distanziert, da mein Vater mich ja genauso distanziert behandelt hat. Aber als ich älter wurde, sah ich meinem Vater so ähnlich, dass ganz klar war, dass ich sein Kind war. Und eines Tages bekam ich dann heraus, was für ein Problem mein Vater all die Jahre mit mir gehabt hatte. Das eigentliche Drama lag also in der Geschichte meiner Mutter, nicht in meiner. Diese Gewissheit hat mich aufatmen lassen und von da an konnte ich mein Leben ganz anders leben und erleben. Es ist kaum vorstellbar, welchen Einfluss die bloße Vorstellung hat, unabhängig davon, welche Realität dieser zugrunde liegt.

Hans, den Geliebten meiner Mutter, habe ich geliebt. Das hat mein Vater gar nicht gern gesehen und hat versucht, es zu unterbinden.

Hans war Unternehmer, und das brachte mich auf die Idee, Unternehmensberaterin zu werden. Als dann diese ganze Konstellation von Hans, meiner Mutter und meinem Vater herauskam, in die meine eigene Geschichte involviert war, konnte ich den Job nicht mehr fortsetzen, ich kann für die Unternehmer nicht mehr so da sein wie früher. Ich hatte das ganze Leben das Gefühl, er zu sein, weil ich keine anderen Repräsentanzen an mich herangelassen hatte, nur ihn. Erst jetzt suche ich nach meinem Leben, dem Sinn in meinem Dasein. Hätte ich das geahnt, dann wäre ich Beamtin geworden, dann hätte ich zumindest ausgesorgt. Ich weiß echt nicht, was ich weiter machen soll."

„Sie hätten gebraucht, dass jemand für sie da gewesen wäre, respektiert hätte, dass die Geschichte zu schlimm war und sie nicht verkraften konnten, sich an alles zu erinnern. Dass Schmerzen nur ein begrenztes Ausmaß haben, um sie auszuhalten. Sie hätten neue innere Repräsentanzen gebraucht, wie uns das der Professor erklärt hat."

„Tja ...", sagt Amelie. „Damit hat Hase mich gelockt. Was er mir aber verschwiegen hat, ist, dass er mich als Erwachsene vollkommen ausschalten wollte, um eine neue Persönlichkeit aufzubauen, die völlig von ihm abhängig ist. Aber ich bin dafür zu gesund. Mich kann man nicht brechen!“

„Gott sei Dank.“ Hofer zwinkert ihr zu. Und dann sagt er ernsthaft: „Die Therapie hat Sie traumatisiert.“

„Ja, die Misshandlung in der Therapie, die Manipulation, die Vernichtung meiner Ich-Strukturen, das war extrem, das war wie in Guantánamo!“

Der Schmerz ist so groß, dass Hofer ihn förmlich greifen kann.

Er kennt diese Frauen erst zwei Tage, aber schon in dieser kurzen Zeit merkt er, dass er viele Dinge nicht mehr so wie vorher sieht. Genau dieser Umgang der Therapeuten mit ihren Patienten ist doch daran schuld, wenn Menschen es irgendwann nicht mehr aushalten und sich umbringen – und im schlimmsten Fall mittels eines Amoklaufs noch andere mit in den Tod reißen. So langsam beginnt er zu begreifen, warum der Fall des Ermordeten so eine Tragweite hat, dass Hofer vom BKA als Unterstützung hinzugeholt worden ist.

„Herr Hofer“, holt Amelies Stimme ihn wieder in die Gegenwart zurück, „kürzlich habe ich ein Interview mit einem Ihrer Kollegen zu dieser Münchener Amoklauf-Geschichte gehört. Da hat er in die Runde gefragt: ‚Hat eigentlich mal jemand den Psychiater gefragt, ob er Zugang zu dem Jungen gefunden hat?‘ Er war der Einzige, der diese Frage stellte, dabei ist das doch die einzig richtige Frage!“

„Ach Amelie, ich wusste doch bis vor zwei Tagen auch nicht, dass wir hier in Deutschland solche Zustände in der Psychotherapie haben. Da muss sich unbedingt was ändern, aber wie?“

„Sie haben mich vorher gefragt“, sie schaut ihn an, „wie ich das geschafft habe. Das sage ich Ihnen gleich. Erst noch zu der Behinderung, die übrig blieb. Ich kann nicht mehr – wenn mich jemand etwas fragt – schnell, spontan oder unbeschwert antworten. Denn die Angst wird sofort aktiv, dass ich manipuliert werde. Das heißt, es ist wie eine Blockade, die einspringt und mich hemmt, sofort klare Gedanken zu haben. In jedem Gespräch, auch jetzt mit Ihnen, erlebe ich so etwas wie permanente Verwirrung. Das ist so, wie wenn mich jemand ständig aufs Gesicht schlagen würde, wenn ich gleich antworten würde."

„Dein größter Feind ist die Angst", sagt Hofer.

„Ja", antwortet sie zügig, „aber Gott sei Dank beschäftige ich mich mein ganzes Leben mit den Neurowissenschaften und das beantwortet Ihre Frage. Denn ich habe Tag und Nacht aktiv an mir gearbeitet, um wieder auf die Beine zu kommen. Ich bin jeden Tag joggen, am Anfang meistens heulend, aber jeden Tag zwei Schritte mehr. Ich konnte nicht vor Schmerzen, das war grausam.

Und dann habe ich jeden Tag Szenarien entwickelt, wie kleine Filme, bei denen ich eine Rolle spiele – die Hauptrolle. Ich habe mir alles ausgedacht, was nur möglich war; eigentlich, was ich gebraucht habe. Ja und mein Gehirn hat das adaptiert. So konnte ich zurückfinden, ‚das Leben ruft' war schon immer mein Motto."

Ist sie eine Mörderin?, denkt Hofer und kann das nicht glauben. *War ihr Hass auf den Therapeuten so groß, dass sie zu solch einer brutalen Tat fähig gewesen ist?* Hofer ist sich nicht sicher, dabei war das der eigentliche Sinn und Zweck seines Besuches bei Amelie gewesen: zu verstehen, ob sie Hase auf dem Gewissen hat.

Aber als sie damit anfing, von ihm und seinen grausamen Methoden zu sprechen, da war er so geschockt, dass er ganz von seinen üblichen Verhörmethoden abgekommen ist. Nicht zum ersten Mal kommt ihm der Gedanke, dass er für diesen Job ideal ist.

Als Große wieder weg ist, sitzt Amelie noch lange auf ihrem Sessel und fühlt sich nicht mehr so allein. Anfänglich schaukelt sie noch ein wenig hin und her, die Schmerzen werden weniger. Zum ersten Mal hat sie jemandem ihre komplette Lebensgeschichte erzählt.

Ohne unterbrochen zu werden. Ohne manipuliert zu werden. Das hätte kein Therapeut der Welt so zugelassen, und dieser schon gar nicht, dass sie es so frei weg hätte erzählen können. Dabei ist es das Einzige, was hilft, um schlimmen traumatischen Erlebnissen entgegenzutreten.

Sie will ihn nicht mehr Bestie nennen, aber sie findet keinen anderen Ausdruck für diese bestialischen Taten.

Auf dem Weg zurück nach München ruft Hofer seinen Kollegen Große an und informiert ihn über seinen Besuch am Tegernsee. Große hat zwar schon viel vermutet in diesem Fall, und Connys Erzählungen klingen immer noch in ihm nach, trotzdem ist er entsetzt, er kann sich das alles gar nicht vorstellen. Aber dass man etwas unternehmen muss, das weiß er spätestens seit gestern.

„Beeil dich", sagt er zu Hofer, „ich habe für heute Nachmittag eine Skype-Konferenz mit Sinnlich angesetzt."

KAPITEL VIER

DIE GUTACHTERIN UND DER RICHTER – DREI JAHRE ZUVOR

Wutentbrannt ging sie die Flure entlang. „Diese dämliche Kuh, was erlaubt die sich?", dachte Chefärztin und Gutachterin Doktor Eva Hannibal und schrieb schnell ein paar Notizen zu der Gruppensitzung:

Gestörte Persönlichkeit, schwere somatoforme Störung, keine Anpassungsfähigkeit an die Gruppe

„Sie wird mir nicht vorschreiben, was für sie gut ist. Ich bin der Arzt hier und weiß, was für sie gut ist, sie hat die Gruppentherapie auszuhalten."

„Und welche Argumente hat sie?", fragte der neue Kollege, der vor Kurzem hier die Promotionsstelle erhalten hat.

„Dass sie die Schicksale von den anderen Patienten nicht aushält – dann muss sie es eben lernen!"

„Traumatisiert es sie nicht noch stärker, wenn sie die schweren Schicksale anderer Menschen aushalten muss? Wir können das nur deshalb, weil wir gelernt haben, wie man mit Distanz umgeht." Der junge, engagierte Kollege gab nicht nach.

„Sie müssen noch viel lernen, Herr Kollege", lachte sie ihn spöttisch aus. Sie drehte sich um und ging, knallte die Türe viel zu laut hinter sich zu. *Auch so ein Greenhorn*, dachte sie bei sich, *die haben keine Ahnung!*

Auf der anderen Seite der Türe dachte sich der Kollege: *Mein Gott, wo bin ich denn hier gelandet? Diese Frau ist so ungepflegt, fettige Haare, sie hat so einen unappetitlichen Geruch – wie soll ich das hier bloß aushalten?*

Nichts Böses ahnend begab sich ein junger Mensch in die Obhut von älteren Kollegen, in der Hoffnung, viel lernen zu können, sich weiterentwickeln zu können. Noch empfand er als Mensch und ahnte nicht, dass sein Leben durch diese Stelle hier eine gefährliche Wendung nehmen würde.

Immer noch steht der Geruch nach dem Schweiß der Aggressiven, der Aufgebrachten in der Luft. Teufelsgestank!

Psychiaterin Hannibal war eine steile Karriere gelungen. Sie war eine der Schnellsten, die auf den Chefsessel plumpste und schnell bekam man den Eindruck, als ob der Teufel höchstpersönlich mitsamt seiner Bösartigkeit an die Macht gelangt war. Sie war jung, ungefähr in dem Alter wie der junge Kollege, der gerade mit der Promotion begann. Sie hatte ihm gegenüber jedoch einen Vorteil: Sie war skrupellos, um den menschlichen Aspekt der Therapie scherte sie sich nie. Sie war schon immer ein Machtmensch, und das machte sie auch hier ganz schnell innerhalb ihres Mitarbeiterteams deutlich: Entweder man folgte ihren Anweisungen oder man flog raus. Andere Ärzte, die Mitgefühl für ihre Patienten aufbrachten, waren für sie nur eins: Versager. Sie war hier die Chefin! Und auch noch Gutachterin freiberuflich: die brachten viel Geld!

Ihr Piepser meldete sich.

„Ja?", fragte sie ungeduldig wie immer.

„Ein Anruf von außen für Sie, Frau Doktor."

„Stellen Sie durch … Doktor Hannibal hier, was wollen Sie?"

„Guten Tag, mein Name ist Amelie …"

Den Rest hatte sie nicht verstanden, es interessierte sie auch nicht wirklich. Zeit war Geld, und alles, was nicht zum normalen Tagesgeschäft gehörte, hielt sie nur davon ab, noch mehr zu verdienen.

„Reden Sie lauter, ich höre kaum was." *Wegen der gestörten Leute hier*, das dachte sie jedoch nur, das sagte sie nicht laut. Sie war noch sauer, stinksauer, nach der letzten Gruppensitzung.

„Ich wollte Sie fragen, ob Sie auch Gutachten machen würden, für das Gericht. Kennen Sie Doktor Werner Hase aus München?"

„Nein, den kenne ich nicht."

Die Stimme der Ärztin klag bestimmt, Amelie redete einfach weiter: „Hätten Sie Kapazitäten frei? Dann würde ich Ihren Namen dem Richter vorschlagen." Sie dachte kurz nach und fügte hinzu: „Mir ist nur wichtig, dass der Wahrheitsgehalt in dieser Angelegenheit überprüft wird."

„Ja natürlich", blaffte die Ärztin sie an. *Was auch sonst?*, dachte sie und hatte diese Person an dem zweiten Ende der Strippe bereits zu dieser Zeit als verloren eingestuft!

„Auf Wiedersehen, Frau Doktor."

„Auf Wiedersehen", knurrte Hannibal.

Das Blöde für Amelie war, dass man am Telefon die Gedanken seines Gesprächspartners nicht hören und den wutgetränkten Schweißgestank nicht riechen konnte. So ein Smartphone wäre mal eine gute Erfindung.

Die Fragen des Richters waren klar und unmissverständlich: Der Prozess von Amelies Psychotherapie sollte in einem Gutachten dargestellt und beurteilt werden. Frau Doktor Hannibal hatte es vorgezogen, ein persönliches Gutachten für Amelie zu erstellen, ohne sie je gesehen und interviewt zu haben. Dabei ließ sie kein gutes Haar an Amelie – und machte sie zu einem psychischen Wrack.

Die deutsche Rechtsprechung hielt viel Spielraum für die Anwälte bereit, die den Kläger vernichten konnten, indem dieser für verrückt erklärt wurde. Eine bewährte Masche aus dem Nationalsozialismus.

Drei Richter waren verantwortlich, zwei davon saßen bereits im Saal. Der dritte, der Vorsitzende, war noch im Zimmer nebenan, wo sich folgende Szene abspielte:

„Guten Tag, Herr Vorsitzender Richter."

„Guten Morgen, Herr Rechtsanwalt", kam vom Vorsitzenden, der die Hand des Anwalts lange schüttelte. Viel zu lange, das konnte nur ein Bayer verstehen.

„Wir haben gehört, Sie sind in der verhängnisvollen Sache der Vorsitzende. Hm, also ich muss sagen, ich bin froh, dass Sie den Vorsitz haben."

„Ach ja?", fragte er mit Unschuldsmiene, der Glanz in seinen Augen verriet jedoch, dass er wusste, was nun folgen würde.

„Mein Mandant bestellt die freundlichsten Grüße an Sie." Der Rechtsanwalt reichte einen unauffälligen Umschlag mit Bargeld weiter, den der Vorsitzende sofort in der Schublade verschwinden ließ. Ein aufmerksamer Beobachter würde erkennen, dass diese Situation für den Richter nichts Neues war. Doch es gab keine Wanzen im Zimmer. Niemand sah es, niemand hörte es, niemand würde je etwas darüber sagen. *Was in diesem Zimmer passiert, bleibt in diesem Zimmer*, dachte er und grinste.

Der Rechtsanwalt war schon fast wieder aus der Tür, da rief der Vorsitzende ihm noch hinterher: „Ach, Sie denken ja dran, die Gutachterin muss ihren Job machen – versteht sich ja …"

„Natürlich, daran haben wir ebenfalls gedacht", so der Rechtsanwalt.

Der Anwalt war persönlich bei der Gutachterin, er hatte leichtes Spiel mit ihr. Sie war ein Insider, wie sich sehr schnell herausstellte.

Ihr Ring war nicht breit und wenn man genau hinschaute, dann sah man, dass ein Teil der Tätowierung herausschaute.

In Bayern hielt man zusammen. Wie nannten böse Zungen das – bayerische Klüngeleien? Dass man da schon mal Leute einsperrte, fünf oder sieben Jahre, was machte das schon? Bei 17 Millionen Einwohnern, da passierte so etwas eben schon mal, wie bei … wie hieß der denn noch? Er sagte die Wahrheit, dass die Bank Geldwäsche im großen Stil machte – und wurde jahrelang eingesperrt.

Lebten wir nicht in einer Demokratie? Nun, es wurde dann einfach als Justizfehler deklariert. Eine Lüge bis zum heutigen Tage. Es war Absicht. Das sagten die Fakten.

Und nun folgte die Gerichtsverhandlung. „Da bin ich schon, da bin ich schon“, kam der Vorsitzende in den Verhandlungssaal gelaufen – er hatte seine Nebenrichter im Griff.

Ohne abzuwarten, was sie zu sagen hatten, fuhr er leise fort: „Wir werden diese Angelegenheit so schnell wie möglich abschließen. Der Rechtsanwalt des Beklagten ist ein junger fähiger Anwalt, der alle Maßnahmen im Vorfeld ergriffen hat.“ Er warf beiden einen durchdringenden Blick zu, der keinen Widerspruch duldete. „Sie schweigen im Prozess“, sagte er zu dem einen. „Und Sie erledigen den Rest, verstanden?“ Beide nickten, sie hatten schon etliche Male den Karren aus dem bayerischen Sumpf herausgezogen.

Doktor Hannibal schäumte vor Wut und zog den Job der Begutachtung in die Länge. Sie schrieb zum wiederholten Mal an das Gericht, sie wollte in der Summe mehr als zwanzigtausend Euro für das so ausführliche und komplizierte Gutachten, das sie noch nicht angefangen hatte, für das sie aber nicht länger als ein Wochenende benötigen würde.

Sie zog die Vorlage raus, das meiste stand schon drin.

Wenn es Engel gäbe, dann würden sie sofort wegfliegen. Die Erde würde sich in Sodom und Gomorrha verwandeln und die Geschichte könnte wieder von Neuem beginnen.

Auch die Großmutter von Eva Hannibal hatte dabei geholfen, dass das Unrecht und das Böse auf dieser Welt Einzug halten konnte. Als Aufseherin im KZ Auschwitz hatte sie ohne jegliche menschlichen Regungen die Türen der Gaskammer hinter den unschuldigen Juden geschlossen. Sie hatte es jedoch so gesehen, dass sie dabei half, Rassenhygiene im Sinne des großen Führers zu betreiben.

Und ihre Enkelin, Frau Doktor Eva Hannibal, hatte ebenfalls absolut keine Probleme damit, einen Menschen zu vernichten.

„Liebe Englein, kommt bitte zurück, wir brauchen euch", betete Amelie. „Deutschland ist so ein schönes Land, es sind so viele liebe Menschen hier, das sind Brüder und Schwester meiner Eltern. Lasst uns im Schulterzusammenschluss mit den Guten das Land zu einem der besten Länder der Welt machen. Ich liebe die Menschen, die hier leben. Es kann doch nicht sein, dass wir wegen korrupter Richter und Gutachter zugrunde gehen."

Der Prozess war für Amelie die Hölle. Da konnte der türkische oder russische Präsident nicht mithalten. In Deutschland war die Mafia unter den Ärzten und Richtern, das hatte Amelie deutlich zu spüren bekommen.

Amelie hatte durch die Psychotherapie, in der sie vollkommen psychisch abhängig gemacht wurde, alles verloren und musste danach mit der Traumatisierung als Folge der Psychotherapie kämpfen. Ein Patient war ein Schutzbefohlener. Verhielt der Arzt sich jedoch wie ein Sektenführer, so war das eine grobe Pflichtverletzung gegenüber seinem Schutzbefohlenen.

Der Vorsitzende wandte sich Amelie zu und sagte mit einem

süffisanten Grinsen: „Wissen Sie, die eigene Intelligenz steht einem manchmal im Weg."

Amelie schaute ihn an und sagte ganz ruhig: „Was meinen Sie, Herr Richter, sollen wir wieder Bücher verbrennen?"

Der Richter war so verblüfft, dass er den Mund aufklappte. Im Gerichtssaal herrschte Stille. Man hätte eine Nadel auf den Boden fallen hören.

Amelie fuhr fort: „Was Sie hier von sich geben, zum letzten Mal habe ich so etwas in dem Film über Sophie Scholl gesehen. Da hat der Gestapo-Offizier deutlich gemacht, dass Sophie in die Küche gehört. Wenn er gekonnt hätte, hätte er ihr die Intelligenz aus dem Gehirn rausgeschnitten."

In der lähmenden Stille kam es Amelie vor, als ob sie in einem echostarken Schallraum sprechen würde, wie vor der eigenen Hinrichtung fühlte sie sich.

Niemand sagte auch nur ein Wort. Dem Richter war klar, dass sie ihn mit einem Nazi der schlimmsten Art verglich. Darauf war er nicht vorbereitet. Weder er noch seine Nebenrichter.

Es wurde eine kurze Unterbrechung ausgemacht, Amelie hörte noch, wie der Richter die Gutachterin fragte: „Aber kann man das überhaupt aushalten, diese Regression, in die diese Frau von ihrem Therapeuten gebracht wurde?"

„Nein, das kann man nicht, man muss zusammenbrechen", sagte die Gutachterin.

Bis zum heutigen Tage verstand Amelie das nicht. Der Richter hatte die richtigen Fragen gestellt und er hatte die richtigen Antworten bekommen. Er hatte die psychische Misshandlung, die sie durch ihren Therapeuten erfahren hatte, richtig erkannt und in vollen Zügen erfasst. Und dennoch ließ er das schweigend bei Seite. Als ob diese Tatsachen nicht existieren würden. Es war unvorstellbar, dass sie dennoch zur Verrückten erklärt wurde.

Das Amt des Richters war ein ernsthafter Job. Er hatte mit Menschen zu tun. Wurde ein falsches Urteil durch Bestechung erkauft, so war dem Richter bewusst: Es durfte niemals rauskommen. So also musste die andere Seite traumatisiert werden. Vom Amts wegen für verrückt erklärt. Er verletzt also die Gegenseite bewusst.

Wo war hier der Unterschied zu einem Amokläufer?

Welche Fähigkeit zur Empathie konnte hier vorliegen?

Amelie hatte nie erfahren, dass der Richter bestochen wurde und dass sie sich in einer ausweglosen Situation befand. Und das war noch schlimmer, noch viel traumatisierender.

Das wäre das Einzige, was ihr geholfen hätte, die Misshandlung in der Psychotherapie und im Gerichtssaal zu verarbeiten. Denn es half nur eines: Die Wahrheit.

Aber die Wahrheit war hier genau das, was niemand erfahren durfte. Am allerwenigsten Amelie.

Doch Amelie hatte nicht nachgegeben. Sie konnten sie nicht zwingen, den Anspruchsverzicht zu unterschreiben. Das hatte sie nicht getan und hat es schriftlich begründet:

> *Sehr geehrter Herr Vorsitzender,*
> *in aller Freundlichkeit bitte ich Sie um Verständnis, dass es nicht zur Klagerücknahme kommen kann. Um Missverständnissen vorzubeugen, bitte ich Sie, diese Information von mir persönlich zur Kenntnis zu nehmen. Die Gegenseite fordert Verzicht von mir. Damit kann ich mich nicht einverstanden erklären.*
> *Zur Begründung:*
> *Ich bin eine von wenigen, die verstanden hat, was in der Psychotherapie falsch läuft. Die Schuldigen stellen sich gegen-*

seitig Gutachten aus. Ich werde niemals zulassen, dass dieser Therapeut sich sicher sein kann. Wenn ich dem Verzicht zustimmen würde, dann wäre das eine Einladung für ihn, Menschen weiter psychisch zu foltern.
Sie haben selbst gefragt, ob man so eine permanente Regression überlebt. Sie haben von der Gutachterin die Antwort bekommen: „Das überlebt man nicht."
Wie kann man das verstehen? Vor allem, wie kann man das verstehen, dass Sie in dieser Sache untätig sind?

Zurück kam, unter anderem, folgende Antwort:

Verfügung
(...) es ist davon auszugehen, dass – unabhängig von einer wachsender Verjährungsproblematik – eine bei dieser Kammer einzureichende erneute Klage, bei der voraussichtlich dieselbe Sachverständige beauftragt würde, einen anderen als den sich aus dem Gutachten ergebenden Ausgang haben würde. Es erscheint sehr unwahrscheinlich (...)

Keine Chance für die Betroffene, für die Klägerin. Allerdings hatten diese Zeilen Amelie geholfen, in Erwägung zu ziehen, dass alles manipuliert wurde.

* * *

Hauptkommissar Hofer sind diese Akten bekannt. Er wollte das von sich aus aber nicht ansprechen.
Amelie hat es auch nicht angesprochen, sie wird womöglich nie erfahren, was da manipuliert wurde. Die Zeilen des Gerichts haben ihr

jedoch deutlich vor Augen geführt: Sie hat in Bayern absolut keine Chancen.

Für sie und für viele andere gibt es hier keine Demokratie. Sie beneidet die eingesperrten Journalisten in der Türkei, die erhalten zumindest Aufmerksamkeit von anderen. Sie beneidet die Häftlinge in Russland, die können zumindest ihre Persönlichkeit bewahren, auch wenn sie gefoltert werden, bleiben sie, wer sie sind. Für sie indes interessiert sich keine Presse, keine Instanz, sie wurde deformiert und sie hat nicht die geringste Chance, jemandem von dieser Tragödie zu berichten. Denn immer wird jemand da sein, der ihre Aussage anzweifelt und behauptet, dass die Gutachterin doch Recht gehabt hätte.

Es gibt Schmerzen, die man nicht aushalten kann. Es gibt Wunden, die sorgfältige Behandlung brauchen. Für diese Wunden gibt es keine Ärzte, die eine Methode entwickelt hätten, damit es jemandem helfen würde.

Die Wahrheit wird niemals zugegeben.

Niemals wird ihr diese von Bayern zugefügte Wunde heilen können.

Oder vielleicht doch?

Aber dann muss sie die Innovation selbst auf den Markt bringen, und das treibt sie ja gerade mit Hochdruck voran.

KAPITEL FÜNF

GRÜSSE AUS BERLIN

Professor Sinnlich packt seine Unterlagen zusammen. Ein normaler Tag an der Uni, und doch ist er ganz aufgeregt. Was die jetzt machen werden, das ist nicht ungefährlich. Ja, sogar in einer Demokratie kann das Leben gefährlich werden. Aber den Missständen müssen Grenzen gesetzt werden. Und die Grenze wird gesetzt. Beschlossen ist beschlossen.

Er eilt in sein Büro und schließt die Tür von innen ab. Eine Skype-Konferenz mit Große und Hofer. Das darf niemand hören und niemand darf wissen, um was es dabei geht, sonst stehen gleich zehn seiner Sprösslinge auf der Matte. So nennt er seine Studenten, die in dem Alter schon längst keine Kinder mehr sind. Er ist aber immer bemüht, die Resterziehung noch zu übernehmen, meistens gelingt ihm das.

„Grüß Gott", kommt es von Hofer, „Guten Tag" von Große aus Berlin. Gestern ist er wieder in die Hauptstadt gefahren, um in dem Fall von dort aus weiter zu recherchieren. Die Sache mit dem Tattoo auf dem Ringfinger des ermordeten Hase lässt ihm keine Ruhe.

Hofer berichtet über das gestrige Gespräch mit Amelie, das Leid, das der ermordete Therapeut noch zu seinen Lebzeiten verursacht hat. Das stachelt jetzt erst alle recht an. Hofer erwähnt das gerichtliche Verfahren, den bestechlichen Richter und die Gefahr, in der Amelie damit schwebt. Wenn sie Dinge beim Namen nennt, könnte es durchaus passieren, dass sie plötzlich spurlos verschwindet. Darüber sind die drei sich im Klaren. Freie Meinungsäußerung ja, aber auch in einer Demokratie scheinen die Grenzen zwischen Legalität und einer netten Bestechung zu verschwimmen. Richter haben Macht!

Keiner spricht darüber, wie es in dem noch ungelösten Fall des aufgespießten Doktors weitergeht, darum werden Hofer und Große sich noch gesondert kümmern.

Heute gilt die Aufmerksamkeit nicht ihm, sondern den Lebenden. Den vielen Geschädigten, den Opfern.

Allerdings ist ihnen eines noch unklar: Wie soll man es anstellen, dass der Wahnsinn, die Vernichtung der Menschen, die Fortsetzung der Säuberung der Gesellschaft beendet wird?

„Wie stoppt man dieses Unrecht?" Hofer ist ganz aufgekratzt. „Das sind bestimmt Massen von Fällen, wenn wir erst einmal anfangen zu graben. Wie grenzt man das ein, wo beginnt man? Es gibt definitiv keine Studien zu Erfolgen, Berentungen oder Heilung nach absolvierter Psychotherapie."

„Indem wir ganz von unten anfangen, bei der Eignung der Therapeuten", entgegnet Sinnlich.

„Na ja, gut und schön, aber dann kriegen wir keine signifikanten Ergebnisse, solche Tests gibt es schon en masse. Wie kriegt man das raus, was wir rauskriegen müssen?", gibt Große zu bedenken.

„Und vor allem", wirft Hofer ein, „wer genehmigt das? Wer zahlt diese Forschung, wie soll man die anderen überzeugen? Conny und Amelie können wir schlecht vorschicken, damit sie das der Öffentlichkeit erzählen, die haben schon genug gelitten. Dem medialen Ansturm, der dann folgen würde, wären sie sicherlich nicht gewachsen."

„Mir schwebt da etwas ganz anderes vor“, meint Sinnlich. „Stellen Sie sich folgendes Szenario vor. Nehmen wir als Beispiel einen Musiker. Wenn wir die Hirnströme von Musikern messen und sie mit denen von Nicht-Musikern vergleichen, was denken Sie, was kriegen wir dann raus?“

„Mmh, ich bin ja kein Fachmann“, sagt Große, „aber ich könnte mir vorstellen, man findet Unterschiede in bestimmten Hirnarealen, die bei einem Musiker stärker ausgeprägt sind als bei einem Nicht-Musiker.“

„Genau“, sagt Sinnlich.

„Ja und?“, bedrängt Große. „Jetzt machen Sie es doch nicht so spannend. Was können wir in unserem Fall messen?“

„Wir können messen, ob sich die Hirnströme von Psychotherapeuten von anderen unterscheiden, indem wir die Fähigkeit zum Mitgefühl messen. Kann jemand Mitgefühl empfinden oder nicht?“

„Wird es denn da so große Unterschiede bei den Vergleichsgruppen geben?“, fragt Hofer.

„Das werden wir dann sehen“, fährt Sinnlich fort. „Wir könnten aber auch noch einen Schritt weitergehen und die Hirnströme von angehenden Therapeuten zu Beginn und nach dem Lehrgang messen, um festzustellen, ob sich da etwas verändert hat.“

„Verändert?“

„Na ja, ich meine, ob sie vielleicht während ihres Studiums so manipuliert werden, dass sie sich zu solch gefühllosen Monstern entwickeln, wie dieser Hase eins war.“

„Und was ist ihre Idee? Das müsste eine Langzeitstudie sein, das bringt uns nicht wirklich weiter“, meint Hofer.

Große klingt plötzlich begeistert. „Eine internationale Studie – das ist von internationalem Interesse und die Ergebnisse könnten … nun, bahnbrechend sein. Meinen Sie, Sie kriegen die Studie genehmigt?“

„Sie haben Recht, Herr Hofer, das würde sehr lange dauern", Sinnlich denkt nach. „Ich glaube, wir machen es anders. Man kann das unter bestimmten Fragestellungen laufen lassen. Dann reicht es auch aus, wenn wir Stichproben untersuchen: zwischen Psychotherapeuten und einer Vergleichsgruppe – das bekommen wir auf jeden Fall genehmigt."

Sinnlich macht Pausen beim Sprechen – was führt er im Schilde?

„Aber dann", sagt er langsam, „brauchen wir noch eine Gruppe. Lassen Sie mir noch Zeit, etwas zu eruieren, dann werde ich Ihnen Vorschläge unterbreiten."

Plötzlich meldet sich der Realist in Hofer: „Es wird doch kein Mensch mitmachen, vor allem die Psychologen nicht, wenn die erfahren, was dabei gemessen werden soll."

„Richtig, und daher werden sie es auch nicht erfahren. Wir machen es an drei Unis und nehmen die dritte Stichprobe hinzu. Bei jeder Versuchsreihe wird es die gleichen Bedingungen geben und immer zwei Vergleiche. Der dritte Vergleich ergibt sich von selbst."

„Ich verstehe, dann brächte man nur zwei Universitäten für die zwei Stichproben. Aber dann läuft nebenbei die dritte Stichprobe mit einer neuen Kontrollgruppe, ist das richtig so?" Hofer klingt wieder etwas beruhigter.

Professor Sinnlich wird erst nach und nach bewusst, wie man seine Idee noch ausbauen könnte. „Es gibt eine Vielfalt von Möglichkeiten, um die Ergebnisse dieser Studien in die richtigen Kanäle zu leiten, so könnte man zum Beispiel …"

Große und Hofer hören gebannt zu. Und so wie Kripobeamte halt sind, haben sie noch jede Menge Fragen. Ein spannenderes Gespräch hätte es nicht geben können.

Sinnlich leitet alles direkt in die Wege. Er bemüht sich, zwanzig Probanden für die Gruppe der Nicht-Psychologen zu bekommen. Diese

Untersuchungen sollen in Hamburg stattfinden. Die Versuchsreihe mit den praktizierenden Ärzten und Psychologen findet in Zürich statt.

Die dritte teilnehmende Universität, die Ludwig-Maximilians-Universität in München, hat etwas ganz Besonderes vor, das wird aber erst später zum Einsatz kommen. Hier muss mit einem besonderen Fingerspitzengefühl vorgegangen werden und es werden dort nur die Ergebnisse zusammengetragen. Das wird Professor Sinnlich selbst übernehmen. Er schafft dafür eine neue Assistenzstelle und holt Mary Kings aus London. Sie ist zwar keine Medizinerin, aber Sinnlich hat gesehen, dass sie einen scharfen analytischen Verstand hat, und außerdem sitzt sie an der Quelle und kann die Ergebnisse der Studie über die Times an die Öffentlichkeit tragen.

Die Vorbereitungen in Hamburg und Zürich laufen ganz normal an. Man hat Stichproben definiert, Programme vorbereitet, alle Geräte geprüft, Räumlichkeiten terminiert. Der Fragebogen soll nur Grunddaten erheben, wie Alter und Geschlecht.

Da auch die Welt der Wissenschaft nur ein Dorf ist, hat sich Professor Sinnlichs Versuchsreihe schnell herumgesprochen und so wollen noch weitere Länder die USA, England, Spanien und Italien mitmachen. Hier ist natürlich Vorsicht geboten, damit die wahren Hintergründe nicht in zu viele Kanäle geraten, Große wird darüber mit seinem Chef beim BKA beraten.

Zwanzig praktizierende Psychotherapeuten bzw. Psychiater sowie zwanzig Probanden in der Kontrollgruppe der Nicht-Ärzte werden auf ihre Fähigkeit zur Empathie getestet.

Nur einer ist nicht dabei, der hing vor Kurzem erst auf dem Viktualienmarkt wie eine aufgespießte Vogelscheuche. Sinnlich grinst, denn was niemand weiß: Seines Gehirns hat sich bereits jemand angenommen, der besonders gründlich arbeitet. Auf diese Ergebnisse ist er mehr als gespannt.

* * *

Es gibt viel zu tun. Mary zieht für die Zeit zu Amelie, in München kriegt man sowieso keine Wohnung. Sie fühlt sich wie immer sehr wohl bei ihr und Amelie kann Gesellschaft gerade besonders gut brauchen. Das alles hat sie sehr bewegt, und außerdem können die beiden so in den Abendstunden bei einem Glas Wein die letzten Schritte und Marketingtools für Amelies App besprechen. Nicht mehr lange, dann kommt sie endlich auf den Markt.

Am nächsten Morgen sitzt Mary bei Professor Sinnlich in dessen Büro, er will mit ihr eine besonders diffizile Angelegenheit besprechen. Sie hat zwar bereits eine Schweigeklausel unterschrieben, trotzdem muss sie nochmal schwören, dass sie das hier für sich behalten wird. Später sollen auch Amelie und Emma eingeweiht werden, aber vorerst nicht.

„Ich hätte gerne einen Kontakt in die USA, wie hieß Ihre Freundin dort noch gleich?“

„Hanna, sie hat bis vor Kurzem in New York gewohnt, ist aber gerade erst nach Miami umgezogen. Oder meinen Sie Samantha aus Las Vegas?

„Nein, nein, Hanna. Sie ist doch auch Psychologin, oder?“

„Ja, sogar eine ganz hervorragende.“

„Das ist gut, das ist gut“, murmelt er vor sich hin, er wirkt sichtlich nervös. „Ich möchte die Untersuchung der Psychologen und die der Stichproben in der Kontrollgruppe nicht über eine Uni laufen lassen. Daher brauche ich dort eine Projektleiterin, die das übernehmen kann und die …“, er räuspert sich, „die Geheimmission dort durchführt. Allerdings ist das noch nicht alles.“ Er schaut sie mit einem verunsicherten Blick an. „Ich brauche Recherchen. Viele Recherchen, und zwar über die Psychologen und Psychotherapeuten, die …“ Er zögert kurz, als er dann aber sieht, dass Mary nickt, fährt er fort: „… die mit denen gearbeitet haben, die schwere Straftaten verübt haben, wie Amokläufe zum Beispiel, und die gibt es ja in Amerika häufiger als bei uns. Mir geht es also nicht um irgendwelche Psychologen, sondern nur um die, deren Patienten später zu Amokläufern wurden."

Mary versteht das Dilemma: „Wir wollen Ergebnisse, können aber nicht einfach hingehen und sagen ‚Doctor Miller, please show us your brain'."

Sie lachen, werden aber direkt wieder ernst.

„Ja", stimmt Mary ihm zu, „kein Gericht, keine Uni wird so etwas mitmachen. Was müssen wir tun, um an solche Akten ranzukommen?"

„Erst einmal müssen wir wissen, wer Amokläufer therapiert hat. Dafür wird Hanna in den USA Unterstützung bekommen und diese Daten für uns vorbereiten. Erst dann können wir schauen, wer in Frage kommt. Dann haben wir noch eine Aufgabe für die Emma aus der Schweiz."

„Emma?" Mary sieht ihn fragend an.

„Sie war ja eine Zeit lang praktizierende Neurowissenschaftlerin. Sie kann uns in der Uni in Zürich helfen."

Sinnlich sieht immer mehr, dass ohne die Freundinnen gar nichts läuft. Er merkt, dass er sie braucht. Er braucht sie, damit seine Geheimmission professionell und für die Welt da draußen völlig unbemerkt durchgeführt werden kann. Aus diesem Grund schlägt er vor, einen gemeinsamen Termin zu finden. Er möchte sich aber vorher mit den beiden Kommissaren besprechen.

Das BKA, besonders in Gestalt von Großes Chef Sternberg, ist über weitere Eingeweihte nicht erfreut, das diffizile Thema wollen sie dann doch lieber selbst in der Hand behalten. Daher schlagen sie ein Treffen bei ihnen in Berlin vor. Heimvorteil. Er muss alle genau unter die Lupe nehmen.

Hofer, Sinnlich, Amelie, Mary und Conny treffen sich am Münchener Flughafen. Vor dem Kempinski, unweit von beiden Terminals, steht eine Limousine mit verdunkelten Scheiben. Keiner merkt das und keiner weiß, dass sie beobachtet werden, und das schon vor der jeweiligen Haustüre. Jeder Schritt, jeder Gedanke, jede Bewegung – nichts bleibt geheim. Selbstdisziplin und Kontrolle heißt es die nächsten Tage, Monate, Jahre.

Hanna ist bereits früher aus Amerika angekommen und rennt hin und her, wartet auf die anderen. Sie muss sich beherrschen, nicht andauernd auf die Limousine zu starren. Sie weiß nicht warum, Intuition.

Mein Gott, was machen wir hier?, huscht es ihr durch den Kopf.

Anders Emma, sie spielte bereits in ihren Gedanken, endlich mal James-Bond-Girl zu sein. Sie kann das alles als ein pures Abenteuer erleben. Wenn man sie so sieht, muss man zwangsläufig denken: Hoffentlich geht alles gut! Natürlich kommt Emma nicht mit dem Flieger nach München, sondern fährt mit ihrem roten Auto direkt vor die Limousine und parkt so selbstverständlich, als wenn sie hier einen Privatparkplatz hätte.

Das Treffen ist laut wie immer, Hofer sehr angespannt und Sinnlich in letzter Vorbereitung des Vortages, da er seine Idee klar und verständlich kommunizieren will.

Hofer führt alle Damen und Herrn Professor zur Limousine und bemerkt das davor stehende Fahrzeug von Emma. Mit einer kleinen rügenden Grimasse eröffnet er: „Sie können hier nicht stehen", und plötzlich wird ihm klar, dass sie nicht in der Limousine fahren, sondern das eigene Auto nehmen würde. Das geht aber nicht, undenkbar, darin laufen die ersten Vorberatungen.

In diesem Moment öffnet sich die Limousine und ein sehr gut aussehender Athlet bewegt sich direkt auf Emma zu, bittet höflich um ihren Autoschlüssel und verspricht, das Auto unbeschadet nach Berlin zu bringen. Sie würde den Schlüssel vom Vizepräsidenten wiederkriegen.

„Mit einem Strafzettel!" Hofer grinst breit, doch da braust der Athlet auch schon davon.

Emma hat man noch nie so verblüfft stehen sehen. Sie streckt die Hand aus, ohne Widerstand, ohne einen Mucks von sich zu geben. Innerlich ärgert sie sich zutiefst und verspricht sich heiligst, dass ihr das nie wieder passieren wird. *Was für eine Sch...*, das will sie nicht laut sagen. Sie findet aber keine Worte!

Amelie hätte sonst in diesem Moment gelacht und ihr aktiv beigestanden, aber hier ist sie abgelenkt. Es fasziniert sie etwas. Es fasziniert sie, dass sie eine vollkommen neue Ebene ihres Daseins spürt, die sie bis jetzt nicht kannte. Aber innerlich verlangt sie danach. Sie weiß noch nicht genau, was es ist. Das, was gerade geschieht, wirkt auf sie und sie bemerkt etwas Neues in sich, verbunden mit Kraft.

Der Mann, der bereits mit dem Auto wegfährt, ist zutiefst Gentleman, sehr männlich, präsent und höfflich. Er macht alles mit einer Souveränität, die sowohl Amelie als auch Emma schockiert und zugleich auch beeindruckt. Er musste in Sekunden etwas erledigen und diesen Spiel mit einer absoluten Sicherheit gewinnen. Kein Besitzer eines Ferraris gibt seinen Schlüssel weg, weder eine Frau noch ein Mann. Er hat die Schlüssel erhalten – auch wenn sie es nicht wollte, sie merkte gar nicht, dass sie ihm die Schlüssel freiwillig gab – und schon war er weg. Und kriegt es noch hin, dass ihn alle bewunderten. Ihr wird klar, sie hat ihm die Fahrzeugschlüssel nicht gegeben, er hat sie sich genommen und es so aussehen lassen, als ob sie zugestimmt hätte. Ihr ist nach Schreien zumute, nach einem lauten Schreien. Sie hat die Kontrolle über das eigene Handeln verloren. Emma hasst es, keine Kontrolle zu haben. Und dennoch empfindet sie: Wow!

Diese Ebene des Umgangs mit Menschen kennenzulernen, das ist ihre Zukunft, davon ist sie jetzt überzeugt. Aber wo lernt man so etwas? Allmählich merkt sie, dass sie bereits mittendrin ist, es zu lernen.

Sie erinnert sich: Wenn man etwas schon einmal gesehen hat und irgendwann eine ähnliche Situation wieder auftritt, „erinnern" sich die entsprechenden Hirnareale daran und reagieren entsprechend. Man ist sofort wieder mittendarin in der erforderlichen Handlung. Führt man also diese Tätigkeit regelmäßig aus, bilden sich die Areale im Gehirn immer stärker auf, sozusagen „von kleinen Pfaden zur Autobahn", wie das der deutsche Hirnforscher Hüther sagen würde. Man muss sich seine eigenen Wege in der Welt suchen, neue Lebenswege, diese können dann zu einem ganz neuen Lebensabschnitt werden.

Ein neuer Lebensabschnitt, wie grandios!, denkt auch Amelie in diesem Moment und ist dankbar für alles, was gerade passiert. Sie ist so froh, dass ihr Therapeut tot ist, vor allem innerlich ist sie ihn los. Sein realer Tod ist ihr mittlerweile vollkommen egal. Hier eröffnen sich gerade völlig neue Welten, neue Spielräume für sie, innerlich, ganz weit weg von ihrer bisherigen Lebenswirklichkeit. Ihre Wirklichkeit in den letzten Jahren nach der Auflösung der biografischen Amnesie, sprich der Therapiezeit, war in der Tat extrem. Nicht das ganze Leben, aber die letzten Jahre, die waren schlimm – wegen der erlebten Manipulation in der Therapie! Das war viel schlimmer, als es ihre Kindheit je gewesen ist.

Was jetzt gerade passiert, scheint zwar auch extrem zu sein, macht sie aber wach, fit und erfordert höchste Konzentration und Kompetenz in jeder Beziehung. Kompetenz, die sie nicht haben konnte, weil sie noch nie in einer solchen Situation gewesen ist. Doch die Mischung zwischen Intuition, Faszination und Selbsterhaltung, abhängig von der gegebenen Situation, erscheint ihr wie der Zaubertrank von Asterix, mit dessen Hilfe man das Beste aus dem Leben machen kann.

Mittlerweile sind sie mit der Limousine am Privatjetgelände auf dem Münchener Flughafen vorgefahren, dann in ein, zumindest verglichen mit normalen Linienflugzeugen, kleines Flugzeug gestiegen. Ein ovaler Tisch lädt zu einer ersten Besprechung ein. Lächelnd stellt Emma fest, dass darauf ihr Ferrarischlüssel liegt. Der etwa einstündige Flug ist dank der spannenden Gespräche wie im Flug vergangen – im wahrsten Sinne des Wortes. Vom Flughafen aus fahren sie in die Zentrale des BKA, ein schmuckloser Betonklotz am Treptower Park.

Sie werden in den großen Presseraum geführt. Kaffee kann man sich aus der Kaffeemaschine laufen lassen. Im Stehen schlürfen sie Kaffee oder Cappuccino, einige Espresso. Die Atmosphäre ist angenehm, bis sich alle umdrehen. Die Spannung steigt.

Ein Beamter kommt herein. Ein hohes Tier, hinter ihm die Hauptabteilungsleiter, dann folgt Herr Sternberg, der Präsident. Er hat die Studie genehmigt. Er weiß Bescheid und er will zum Beginn ein paar Worte an die Beteiligten richten. Das ist ein Projekt, bei dem nichts, aber auch absolut gar nichts schieflaufen darf. Ein Projekt der höchsten Geheimhaltungsstufe.

Herr Sternberg begrüßt jeden Einzelnen mit Vor- und Nachnamen. *Da hat aber jemand seine Hausaufgaben gemacht*, denkt Amelie und lächelt. Der Mann mit den silbergrauen Haaren ist attraktiv, sein Händedruck fest und angenehm zugleich. Er bittet alle, am Tisch Platz zu nehmen. Sein Kollege, der stramm neben ihm steht, macht ihm einen Espresso. Das scheint er öfter zu machen, so routiniert wie das vor sich geht.

Und er spricht …

So wie er spricht, das kommt an, es ist anders als alle bisherigen Reden, die sie sonst gehört haben. Es ist überhaupt alles anders als das, was sie je erlebt haben. Wie wenn man zum ersten Mal auf einem Fünftausender wäre. Dünne Luft, klare Stimmung, hier könnte keine Fliege durchfliegen, die würde in der Luft stehen bleiben, um nicht an der Spannung zu verenden.

Er eröffnet seine Rede.

„Meine Damen und Herren, schön dass Sie so schnell kommen konnten. Es geht darum, mehr über den mysteriösen Tod des Therapeuten auf dem Münchener Viktualienmarkt herauszufinden. Es ist jedoch längst schon keine klassische Jagd nach einem Mörder mehr, sondern wir müssen hier weit über den sonst üblichen Tellerrand hinausschauen. Sie haben für viel Aufmerksamkeit gesorgt, meine Damen, damit haben sie einen neuen Ansatz vorgegeben. Über diese Mission darf jedoch niemand etwas erfahren. Nicht einmal Ihr Mann, Kind, Therapeut oder ihre besten Freunde.

Ein Grinsen geht durch die Runde, einige verdrehen die Augen, was dem stämmig gebauten Mann nicht entgeht. „Hmm", schmunzelt er. „Hier wird wohl keiner mehr einen Therapeuten haben – verstehe. Aber zurück zum Thema: In den vergangenen Jahren haben wir immer mehr Amokläufe und Selbstmorde auf meinem Schreibtisch gehabt, bei denen auch andere Menschen mit in den Tod gerissen wurden. Ich beobachte das bereits länger und konnte mir bis jetzt keinen Reim darauf machen. Sie, meine Damen, haben es deutlich angesprochen und damit Wirbel ausgelöst. Mir liegt hier eine polizeiwissenschaftliche Studie aus Bayern vor, universitäre Knochenarbeit, die eindeutige Ergebnisse liefert. Aber Ihnen gefällt etwas nicht?" Streng schaut er alle an.

Amelie versucht, das zu erläutern: „Ja, diese Studie ist sicher für alle Beteiligten Knochenarbeit gewesen. Die letzten fünfzig Jahre und mehr waren für ausgebildete Therapeuten ein harter Job. Doch warum gibt es in dieser Branche keine Innovationen? Warum verkauft man komplex aufgebaute mentale Konstrukte, die man nicht überprüfen kann? Und obendrein wird keine Forschung betrieben. Warum ist man nicht fähig – ich denke, ich darf hier unter uns mal Klartext reden –, so weit zu gehen, dass psychische Prozesse verstanden und so erforscht werden, dass sie von Kind an vermittelt werden? Um nur ein Beispiel zu nennen: In der von Ihnen genannten Studie wird geleugnet, dass Mitgefühl erlernt, aufgebaut beziehungsweise erworben werden kann. Aber wir wissen doch: hierzu braucht man die richtige Umgebung, dann ist das möglich."

Sie hört auf zu sprechen, wartet jedoch nicht auf Antworten. Damit verschafft sie sich Respekt, eine Gesprächstaktik, die sie sich vor Jahren schon angewöhnt hat.

„Lehren wir das an unseren Schulen?", fügt sie hinzu.

Alle schweigen und keiner traut sich, etwas zu sagen.

„Sehen Sie, und damit ist die Studie hinfällig, weil sie von falschen Tatsachen ausgeht. Mitgefühl ist keine konstante Größe – mangelndes Mitgefühl verändert sich im Laufe der Zeit, je nachdem, welche Erfahrungen man macht. Will man diesen einen Aspekt in der Studie berichtigen, dann fällt alles zusammen, weil die Ursache doch eine andere ist. Nicht die individuelle."

Immer noch sagt keiner was. Amelie ergänzt:

„Also Mobbing in den Schulen"...

„Dadurch rückt die Schulumgebung in ein vollkommen anderes Licht", vollendet Sternberg ihren Gedanken.

„Ja", stimmt Amelie ihm zu, die anderen nicken ebenfalls.

Sternberg überlegt einen Augenblick. „Dennoch bleibt die Frage: Wer hat Hase ermordet? Um den oder die Täter zu finden, müssen wir verstehen, was er anderen, oder um es genau zu sagen, was er seinen Patienten angetan hat. Auf jeden Fall hat uns dieser bizarre Mord dazu gebracht, die Materie besser zu verstehen, das, was in der Psychotherapie falsch läuft." Er wirft jedem in der Runde einen Blick zu.

„Das Problem sind die zwei Disziplinen", wirft Sinnlich ein.

„Nein, das Problem ist die Disziplin Psychologie", widerspricht Amelie, „aber vor allem Psychotherapie, die im Studium Psychologie gar nicht gelehrt wird."

Der Einsatz der heutigen Psychologie ist schlimmer als Biowaffen", mischt Emma sich ins Gespräch. „Psychologie erobert alles, ob es gut oder schlecht ist. Psychologie kann ein Ausmaß haben wie Hitlers kranke Fantasien oder der IS. Es kann eindämmen und Passivität erzeugen, kann motivieren oder demotivieren. Psychologie ist alles, was uns umgibt, sie kann gesund oder krank machen!"

Sternberg denkt kurz nach, auch wenn er ein Macher ist, geht er immer sehr besonnen vor. „Da wo Unwahrheit herrscht, da ruht nichts, sondern es schlummert in der Tiefe, bis es ausbricht. Wir haben es mit einem Monopol zu tun. Die Passivität des Monopols, andererseits ist die Nutzung dieser Kompetenz zu manipulativen Zwecken nicht das, womit diese Disziplin ihre Würdigung erhält. Die Psychologie kann Ideale hervorbringen oder Missgunst und Neid erzeugen. Die Psychologie kennt den Begriff Psychohygiene!"

„Wieviel Prozent unserer Bevölkerung kennt den Begriff Psychohygiene?", fragt Hofer.

„Keiner!" Da sind sich alle einig.

„Kein Mensch, weder Kind noch Heranwachsender, kann mit dem Begriff was anfangen! Warum unterrichtet man nichts darüber an unseren Schulen?" Sternberg schaut jedem in die Augen und nach einer Weile fährt er fort: „Psychologie ist doch die wichtigste Basis. Man könnte so viel bewirken, man muss es nur verstehen, gelehrt bekommen, wie Chemie, Physik oder Geografie. Armselig ist das!"

Alle schweigen, denn für die Anwesenden hier ist das selbstverständlich, was er sagt.

„Weit haben die Verantwortlichen dieses Monopols es jedoch nicht gebracht." Mit Sternberg hat das BKA einen neuen Präsidenten, der sich nicht einschüchtern lässt. Er hat großes Interesse daran, neue Akzente zu setzen. „Innerhalb dieser Berufsgruppe besteht keine Offenheit, etwas zu ändern", fährt er fort. „Dann kommt noch die Überzeugung hinzu, dass dieses Vorgehen traditionell und festverankert in der deutschen Vergangenheit ist. Wir haben jedoch nichts in der Hand, um Veränderungen herbeiführen zu können."

Seine Stimme ist moduliert, er redet in einer angenehmen Lautstärke und trägt alles so spannend und doch in klaren Worten vor, dass man förmlich an seinen Lippen klebt. Der richtige Mann auf diesem Posten. Er beendet seinen Vortrag mit den Worten: „Ihnen ist bekannt, dass es in unserem Rechtssystem keine Möglichkeiten gibt, eine ganze Ausbildung von heute auf morgen auf den Kopf zu stellen, oder?"

„Wir haben keinerlei Handhabe dagegen. Wir werden niemals vor irgendeinem Gericht Recht bekommen …" Jeder hört die Verzweiflung in Sinnlichs Worten.

„Aber", setzt Sternberg mit lauter Stimme an, „ich habe die Hoffnung, mit Ihnen, meine Damen, eine neue Ära einzuläuten." Er zeigt auf Amelie, die vor Schreck weiche Knie bekommt. „Gott sei Dank setzen Sie auf Neurowissenschaften, das ist die Zukunft und es muss dahingehend verändert werden.

Eine Innovation muss neue Wege einleiten. Ich bin überzeugt, dass Sie den Anfang schaffen werden. Denken Sie intelligent, haben Sie den Anspruch, disruptive Innovationen in die Wege zu leiten. Übrigens habe ich die Gruppe dieser moralisch verkommenen Gestalten schon länger auf dem Kieker, der Mord an diesem Münchner war jetzt nur das i-Tüpfelchen." Bei diesen Worten schaut er auf Hofer.

Der nickt und entgegnet: „Professor Sinnlich kann wie kaum ein anderer eine Neuordnung schaffen, richtige Techniken zusammenstellen, damit wir genau das erhalten, was wir brauchen."

Alle Augen richten sich auf den Professor, der sich nicht ganz sicher ist, ob Sternberg über seine Studie Bescheid weiß. Als ob Sternberg Gedanken lesen kann, entgegnet er: „Herr Große hat mich natürlich über alles informiert. Und keine Sorge, was wir hier besprechen, wird streng vertraulich behandelt. Deshalb wollte ich auch keine Skype-Konferenz, die man eventuell hätte abhören können, sondern ein persönliches Treffen. Dieser Raum hier ist übrigens absolut abhörsicher." Und mit einem mahnenden Blick auf seine Mitarbeiter fügt er hinzu: „Was in Berlin passiert, bleibt in Berlin!"

Professor Sinnlich lässt diese Information kurz stehen, dann erläutert er: „Von mir erhalten Sie bald die ersten Ergebnisse meiner Studie. Ich habe eine Präsentation vorbereitet, was wir tun ..."

„Das machen wir später, lieber Professor", unterbricht ihn Sternberg, aber er will noch schnell sein Plädoyer beenden. „In der Gesamtheit haben wir andere Probleme. Ich bin mir aber sicher, Sie werden den besten Job machen."

„Okay", sagt Emma, die lange Reden nicht mag, sondern Taten, „warum genau sind wir hier, was können wir tun?"

Das gefällt Sternberg, solche Leute braucht er. Er beginnt mit der Aufgabenverteilung, im Anschluss daran meldet sich sein Assistent Schulze zu Wort, der einige Handys in der Hand hält:

„Telefoniert wird nur mit diesen Telefonen, die Nummern sind bereits eingegeben, mit Namen, und hier können Sie immer die Ortung sehen, wo sich der andere befinden. Ich bin nur in Ausnahmefällen erreichbar, Ihre Ansprechpersonen sind Hofer und Große, diese Herren genießen mein volles Vertrauen."

„Die Aufgaben sind also klar verteilt", setzt Sternberg an, als Schulze ihn unterbricht: „Die abhörsichere Verbindung nach Amerika steht, Herr Sternberg."

„Ah, sehr gut." Während Schulze ihm das Telefon reicht, sagt er zu Amelie, Mary, Emma und Conny: „Das ist Ihre Freundin aus

Amerika." Er greift nach dem Telefonhörer. „Hanna, wir sind froh, dass wir Sie mit im Team haben. Ihre Freundinnen werden Ihnen berichten, was wir heute hier besprochen haben, aber so viel schon einmal: Sie werden in den USA jede Menge zu tun haben. Zuständig ist die NSA Orlando, dort habe ich einen Termin übermorgen um 9:00 Uhr Miami-Zeit für Sie vereinbart. Sie werden von einem Mister Walles empfangen. Ihr Flug geht in vier Stunden."

Sie machen noch ein wenig Small Talk, dann legt Sternberg auf und wendet sich an Amelie:

„Sie übernehmen Italien, Sie waren ja erst kürzlich dort."

„Woher …?", setzt sie an, schluckt den Rest des Satzes jedoch herunter, Sternberg weiß bestimmt fast so viel wie der liebe Gott. Und dass ihre App sowie das Buch bald erscheinen, ist insofern kein Geheimnis mehr, da die Werbekampagne des Verlages bereits angelaufen ist.

„Mary, Sie arbeiten weiterhin mit Professor Sinnlich in München zusammen, er wird auch das Projekt in Großbritannien betreuen. Conny, Sie bleiben hier in Deutschland am Ball, wir beide unterhalten uns nachher noch einmal persönlich über Aufgaben, okay?"

Einen Moment lang herrscht feierliche Stille, alle wissen, dass dies ein historischer Moment sein könnte. Einer, an dem sich die Psychotherapie, wie man sie bislang kannte, grundlegend ändern wird.

„Meine Damen und Herren", beendet Sternberg die Runde, „danke für Ihr Vertrauen. Bitte erledigen Sie jedoch einzig und alleine Ihre eigenen Aufgaben, ohne untereinander darüber zu kommunizieren. Sie tauschen sich nicht aus, für die gesamte Dauer unserer Untersuchung sind einzig und allein Große und ich zuständig."

Er denkt kurz nach. „Er kann übrigens heute nicht dabei sein, da er einer anderen Spur nachgeht."

Hofer zeigt unauffällig auf seinen Ringfinger, Sternberg hat verstanden, was er damit sagen will und nickt.

„Wir haben uns also verstanden?“, fügt Sternberg hinzu. Er schaut jeden an, dann bleibt er bei Mary stehen und fügte hinzu: „Kein Artikel, noch nicht einmal Andeutungen. Das hier ist kein Kindergarten, sondern Geheimdienst, meine Damen und Herren. Herr Hofer, wann geht es los?“

„Es hat schon angefangen, Herr Präsident.“

Sternberg verabschiedet sich von jedem persönlich, und während die anderen einen kleinen Snack zu sich nehmen, geht er mit Conny in sein Büro. Er will sich von der Geschichte selbst überzeugen. Vielleicht sind die Kommissare zu emotional?

Auf dem Weg nach Hause sagt Amelie zu Emma: „Wir haben einer Mission zugestimmt und wir haben keine Ahnung, um was es gehen soll.“

Wieder in München legt Professor Sinnlich direkt los. Zwanzig Probanden der ganz besonderen Art kommen an die Reihe. Diese Untersuchungen werden einzig und allein in einer geheimen Mission durchgeführt. Mit mobilen Geräten macht man sich auf den Weg in die Gefängnisse und Gefängniskrankenhäuser in unterschiedlichen Ländern. Untersucht werden Killer. Killer und ihre Hirnströme im Bezug zu Empathie bzw. Mitgefühl.

Russen hat man genug in den eigenen Gefängnissen, was den Vorteil hat, dass man die FSB, den Inlandsgeheimdienst der Russischen Föderation, außen vor lassen kann. Die müssen nicht bei allem dabei sein.

DEEP IMPACT – FORSCHUNGSGRUPPE DREI

Jetzt wird erst es richtig kompliziert. Diejenigen, die Diagnosen stellen, werden nun hypothetisch diagnostiziert – eigentlich gibt es niemandem, der die praktizierenden Psychotherapeuten richtig oder besser gesagt fachmännisch diagnostizieren könnte. Denn die Gruppe besteht aus Spezialisten und es gibt keine anderen Spezialisten. Sinnlich will's wissen, er überlegt laut:

„Diese Gruppe hat versäumt, diagnostische Instrumente zu entwickeln, die für alle Menschen (inkl. Für Ärzte und Psychotherapeuten) allgemeingültig und diagnostisch tragbar wären. Es gibt definitiv nichts. Es gibt keine Studien, die den Prozess von der Zeit der Diagnose bis zur Beendigung der Psychotherapie Aufschluss geben würden, was wann gut läuft. Es gibt keine Studien, die mir Einblick in Zahlen geben würden, wer nach einer psychotherapeutischen Behandlung arbeitsfähig ist, wer berentet wurde und aus welchem Grund Heilung nicht möglich sein sollte, vorausgesetzt dieser jemand war wirklich krank. Wir wissen nicht, wie lange das dauert, bis jemand wieder ins Arbeitsleben zurückkehrt, wenn er mal aufgrund der diagnostisch festgelegten psychischen Determinanten früh berentet worden ist."

Ich brauche andere Instrumente, denkt er sich.

Abgedroschene, breitgetretene Narzissmus-Theorien will Professor Sinnlich nicht als alleinige Ursache der praktizierten Techniken stehen lassen. Wer einen Menschen mit solchen Praktiken verstehen will, der muss andere Dinge berücksichtigen.

Sinnlich sitzt noch um 23:00 Uhr an seinem Schreibtisch, sein Schädel brummt, dennoch kann er nicht aufhören zu arbeiten. Er denkt über alles noch einmal gründlich nach. Der Mittelpunkt seiner Untersuchungen ist nun das fehlende Mitgefühl und daraus resultierende kognitiv geführte Vorgehensweisen, die den Patienten nicht auf der Ebene abholen, auf der er fühlt.

Nun wäre zu prüfen, ob Personen dieser Berufsgruppe Emotionen zeigen und sich gleichzeitig gesund abgrenzen können. Oder wäre die Hypothese zutreffend, dass bereits die Ausbildung zu Psychotherapeuten das emotionale Erleben dieser Menschen killt.

Wenn ich einen Serienkiller nehme, dann fühlt er nicht. Er tötet. Haben wir mit einer Art Kontrollinstanz zu tun oder mit einer Berufsgruppe, die Heilkraft entwickelt oder das Gegenteil bewirkt?

Und dann der Bereich Kriminalistik. Ist das eine Kontrollinstanz oder sind es nur Handlanger der Psychiater? Strittig ist die Antwort auf die Fragen: Gibt es Menschen ohne Mitgefühl? Kann man Mitgefühl entwickeln?

„Ja, man kann es", sagt Sinnlich laut zu sich selbst, „aber wie erbringe ich die Beweise hierzu?" Auf eine Langzeitstudie muss er wegen des Zeitdrucks verzichten.

Im selben Augenblick wünscht er sich, Große zu sprechen. Doch um die Zeit? Es wird schwer, zu beweisen, dass Mitgefühl bei Menschen gezielt entwickelt werden kann, weil die Parameter dazu fehlen. Aber es wäre wichtig, Empathie, die Fähigkeit Mitgefühl zu empfinden, als Treatment bei den einzelnen Probanden zu messen und Testbatterien zu entwickeln, damit Menschen gezielt Entwicklung vollziehen könnten. Testbatterien gibt es aber nicht, um das Thema zu verifizieren. Es müsste eine Langzeitstudie in einem bestimmten Abschnitt gemacht werden, doch so etwas gibt es nicht.

Eine SMS erreicht ihn gerade. Um die Zeit? Große. Das war wohl Gedankenübertragung! Was will er mitten in der Nacht?

Sinnlich wählt ihn an, und Große sagt: „Ich kann nicht schlafen."

„Ich auch nicht. Ich denke über die Studie nach. Wir haben keine Testbatterien, Herr Große, das müssten wir erst entwickeln. Das würde aber jahrelang dauern."

Welche Parameter wollen Sie dann untersuchen?

„Mich interessiert, wie sie lieben, was sie denken, was sie hassen, wovor sie Angst haben." Der Professor ist ganz in seinem Element. „Wir wollen erfahren, wie sie wirklich sind."

Im Fragebogen zielt Sinnlich nicht auch klassische Äußerungen von Psychiatern ab wie: Frustration, keine sozialen Kontakte, soziale Kälte, Probleme in der Kindheit, Probleme in der Sexualität etc. Das haben doch viele.

Um mit Menschen vernichtend umzugehen, braucht man besondere Parameter der Charakteristika. Klar ist dem Professor, dass unsere Gesellschaft nicht wirklich psychisch gesund sein kann. Die fürchterlichen Kriege, Manipulationen von Regimen, das existiert doch in den meisten Regionen bis zum heutigen Tage. Kein einziger Mensch hatte eine rundum gute Kindheit. *Die versuchen wir jetzt den Kindern zu geben und scheitern an der eigenen Unzulänglichkeit,* denkt er.

Was sind das für Menschen, die so ihren Job vernachlässigen? Sie werden bezahlt, müssen sich kaum um ihr Einkommen kümmern. Sie tragen volle Verantwortung, aber müssen sich keinem gegenüber verantworten. So etwas geht doch gar nicht. Menschen brauchen Kontrolle. Ohne Kontrolle kann man sich nicht gesund entwickeln. Man lässt automatisch nach und die Gefahr besteht, dass man sich entwickelt wie die Maden im Speck und entwickelt Abwehr gegen jegliche Kritik!

Und plötzlich wird es ihm klar …

CODENAME: DEEP IMPACT

„Oh mein Gott!" Professor Sinnlich stützt seinen Kopf in die Hände und erschrocken über sich selbst ruft er direkt Sternberg in Berlin an. Dieser ist gerade mitten in einer Videokonferenz mit USA, nimmt das Gespräch aber trotzdem an und geht zur Seite, damit nicht alle zuhören können.

„Herr Sternberg, wir lagen falsch, noch zutreffender ist die Gruppe der Profikiller, nicht die der Serienkiller."

„Ja, das haben wir in internationalen Gesprächen bereits so ausgemacht. Wir haben uns Personen für die Studie ausgesucht, die für Geld morden. Das kommt den Psychotherapeuten am nächsten, vom Charakter her gesehen, meine ich."

„Aha." Sinnlich beginnt zu verstehen, Sternberg ist ihm voraus.

„Wir waren sicher, dass Sie zu der gleichen Erkenntnis kommen, Herr Professor, ich habe schon auf Ihren Anruf gewartet. Sie können die Studien in dieser Hinsicht vorbereiten."

Ein kurzes Schweigen tritt ein, dann meint Sternberg weiter: „Haben wir denn genügend Probanden? Denn ich glaube nicht, dass so viele Gefangene in den Gefängnissen Profikiller sind."

„Wir haben das bereits abgeklärt. Sie denken wahrscheinlich an Männer wie James Bond. Wir sind nicht im Film, Herr Professor", schmunzelt er, „denken Sie an die vielen Auftragsmorde. Davon fliegen viele ins Netz. Ich glaube kaum, dass wir Personen zu sehen bekommen, die im Auftrag des Staates morden.

„Haben wir solche in Deutschland?", möchte Sinnlich wissen.

„Der Codename ist Deep Impact", entgegnet Sternberg.

Sinnlich schweigt kurzerhand, ärgert sich ein wenig über sich selbst. Er muss sich noch an die Geheimtuerei angewöhnen, immer professionell und nicht neugierig sein. Allerdings …

„Na ja, im Auftrag des Staates, das wäre noch zutreffender. Manche verstehen ihren Job in dieser Hinsicht als Mission. So etwas wie die Säuberung der Gesellschaft."

Sternberg denkt damit zwangsläufig an das Zeichen hinter dem Ringfinger. Dennoch, er wird Auftragskiller zur Verfügung stellen, wie einst der Eismann. Die anderen stehen unter einem besonderen Schutz, das wäre zu verwegen, sich das vorzunehmen. Aber was weiß der Professor über das Zeichen?

„Herr Professor, gibt es aktuell Tendenzen in den Reihen Ihrer Kollegen, dass man die faschistische Idee trägt?"

Kurzes Schweigen. Mit dieser Frage hat er jetzt doch nicht gerechnet.

„Nein", antwortete er kurz.

„Wir sollten das Gespräch jetzt beenden. Gehen Sie schlafen. Das war bestimmt ein anstrengender Tag heute für Sie."

„Gute Nacht, Herr Sternberg."

„Gute Nacht, Herr Professor."

Lange noch sitzt Sinnlich in seinem Büro mit verschränkten Armen nach hinten in seinen Sessel gelehnt und mit geschlossenen Augen. Ob er zwischendurch eingeschlafen ist, das weiß er nicht. Diese Erkenntnis verändert noch einmal alles.

Codename Deep Impact – schade, dass er Sternberg nicht ein wenig mehr darüber entlocken konnte. Auf jeden Fall wird das eine sehr tiefe Wirkung haben, das ist gewiss. Selbstzweifel plagen ihn, ist er zu voreingenommen?

Irgendwann geht er dann doch ins Bett. In dieser Nacht träumt er, dass die Gestapo auf ihn zumarschiert. Er fühlt sich eingesperrt und allein, aber hat keine Panik. Er tritt ihnen gegenüber. In dieser Kraft wacht er auf. Die Nacht war kurz.

Sinnlich kann gar nicht abwarten, dass der Arbeitstag vorbeigeht. Gleich nachdem sich das Universitätsgebäude geleert hat, alle Studenten nach Hause gegangen sind, sucht er sich die bekanntesten Killer der Geschichte heraus. Er versucht, die Eigenschaften herauszuarbeiten und festzulegen, was genau sie ausmacht. Plötzlich bekommt er eine Nachricht von Sternberg. Er macht sich einen Kaffee und liest weiter, macht sich Notizen. Das ist kein Normalzustand, das ist Besessenheit, Adrenalin im Höchststand, er ist vollkommen wach. Ein Zustand, den er nicht einmal in den stressigsten Zeiten während seiner Abschlussarbeit hatte.

Er arbeitet die ganze Nacht durch, als er das erste Mal auf die Uhr schaut, ist es bereits 9:00 Uhr und die Sonne steht strahlend am Himmel. Sinnlich strahlt ebenfalls, er hat alle Unterlagen durch. Sein Prepaid-Handy läutet.

„Guten Morgen, Herr Sternberg, ich habe alles durch."

„Sie hören sich an, als hätten Sie durchgearbeitet. Schlafen Sie irgendwann auch mal? Aber freut mich. Fragen?"

„Heute nicht."

„Na dann, einen guten Tag."

„Ihnen auch, Herr Sternberg."

* * *

Mary bekommt einen Anruf von Sinnlich, er klingt aufgebracht und braucht ihre Hilfe. Sie reist am selben Tag noch nach München.

„Wir müssen noch mal von vorne anfangen", eröffnet er ihr. „Sternberg und ich hatten dieselbe Idee, Serienkiller sind für unsere Zwecke nicht repräsentativ genug. Daher müssen wir in unserer zweiten Stichprobe hier in München nun Auftragskiller untersuchen."

„Got a licence to kill …", stimmt Mary den alten Bond-Song an.

„Ja, genau so." Sinnlich grinst.

„Ich habe mir, ohne dass wir drüber gesprochen haben, vor einigen Wochen schon mal Gedanken dazu gemacht und etwas ausgearbeitet." Mary holt ihren Laptop heraus. „Beginnen wir mit den fünf Eigenschaften, die einen Serienkiller charakterisieren. Sie sind süchtig nach Macht, prahlen gerne und sind übertrieben ichbezogen, können mit ihrem Charme Menschen in ihren Bann ziehen und sind nach außen hin betrachtet der perfekte Normalbürger."

„Ja, ja, Mary, das hatten wir ja alles schon, aber nun sollen ja Profikiller in unsere Testgruppe. Was charakterisiert einen Profikiller?"

Mary holt tief Luft und bläst die Backen auf, um kurz nachzudenken.

„Okay“, sagt Mary, „dann können wir zumindest alle Theorien der Psychiater vernachlässigen, die so gerne mit Begriffen wie Borderline, schizophren und narzisstisch um sich werfen.“

„Sehe ich auch so, das brächte uns nicht weiter.“

„Gut, Auftragskiller also“, sagt Mary. „Sie werden dazu ausgebildet, Leute zu beseitigen, stehen in den Diensten des Staates, damit sind sie in der Form geschützt, dass sie für ihre Taten nicht vor Gericht landen. Es gibt also keine Beurteilung im Sinne einer Verurteilung, aber trotzdem müssen wir nun herausfinden, ob sie doch ein schlechtes Gewissen haben, also die Fähigkeit zur Empathie.“

„Sie bewegen sich frei unter uns, innerhalb dieser ... nun, nennen wir es ruhig Berufsgruppe, also es gibt da untereinander keine Zensur. Je nach Charakter könnte sich so eine Art Gott-Syndrom bei ihnen aufbauen, und da sie sich untereinander schützen, könnte das dann wiederum ...“

„... ein verhärtetes Herz geben?“, ergänzt Mary.

„Ja, wie beim Iceman.“

„Dieser Mafiakiller, Richard Kuklinski hieß er, der war besonders hartnäckig. Das bedeutet, er ließ nicht locker, er fand und beseitigte jeden, den er killen sollte. Er war nach außen hin ein Vorzeigemensch und guter Vater, also die perfekte Tarnung. Er hatte eine gute emotionale Bindung zu seinem Umfeld, sodass niemand ihn verdächtigte. Damit war er aber auch extrem manipulativ. Ich habe mal einen Artikel über ihn geschrieben, daher weiß ich das alles.“

„Entmenschlichung“, unterbricht Sinnlich, „Entmenschlichung spielt eine große Rolle.“

„Einhalten der Regeln, extrem diszipliniert.“ Mary tippt es direkt in ihren Laptop ein. „Damit haben wir also schon paar. Ich würde hinzufügen; eine hohe Intelligenz, die Fähigkeit, in Sekundenschnelle die richtigen Entscheidungen treffen zu können, höchste Präzision bei der Ausübung seines Jobs, wenn er die Zielperson erschießt, sind es bestimmt Scharfschützen."

„Wie jetzt?" Sinnlich war kurz nicht bei der Sache.

„Nicht wichtig, die Fantasie ging mit mir durch", sagt Mary.

In diesem Moment skypt ihn Professor Hügli von der Universität Zürich an.

„Herr Kollege, guten Morgen. Ich habe von Ihrer Studie gehört, verraten Sie mir mehr dazu? Interessanter Ansatz, unsere Kollegen zu untersuchen. Was erhoffen Sie sich davon?"

Sinnlich ist vorgewarnt, Sternberg hat ihn in Berlin in einen Nebenraum gezogen und ihm nochmals eingeschärft, niemandem etwas über die wahren Hintergründe der Studie zu erzählen.

„Herr Professor Hügli, schön, von Ihnen zu hören. Sicherlich erinnern Sie sich an die Studie von Eleanor Maguire vom University College in London, da ging es darum, herauszufinden, ob sich die Hirnstrukturen der Londoner Taxifahrer verändern, da sie ja tagtäglich immer wieder diesen riesigen Straßenplan vor ihrem inneren Auge abrufen müssen. Und tatsächlich hat man festgestellt, dass sich nicht nur neue Neuronen gebildet haben, sondern auch die Verbindungen zwischen bestehenden Nervenzellen verstärkten. Und nun wollen wir eben herausfinden, ob die Arbeit von uns Psychotherapeuten auch Einfluss auf das Gehirn hat. Sie wissen ja selbst, mit was wir uns jeden Tag beschäftigen müssen."

„Oh, dann ist ihr Gehirn auch schon gescannt worden?" Hügli lacht über seinen eigenen Witz, aber Sinnlich bleibt vorsichtig. „Ja, ist es, aber die Ergebnisse sind noch nicht ausgewertet. Ich halte Sie aber informiert."

Sie diskutieren noch eine Weile, dann beendet Sinnlich das Gespräch.

„Puh, das ist ja gerade noch mal gutgegangen", meint Mary.

„Ja, gut, dass mir das mit den Taxifahrern eingefallen ist. Die Schweizer sehen die Sache sowieso anders als wir. Ein bekannter Neurowissenschaftler ist vor Jahren aus Deutschland in die Schweiz gewechselt, weil er die hiesigen Zustände nicht aushalten konnte. Besonders störte ihn, dass die Krankenkassen das zahlen. Er sah die Selbstverantwortung des Patienten in Gefahr und damit die Entwicklung zu psychischer Unabhängigkeit gefährdet. Sie sehen, Mary, auch unter anderen Umständen hätte ich das mit Hügli bestimmt nicht durchdiskutiert. Ganz abgesehen davon, dass dieser Sternberg sich darüber nicht erfreuen würde. Ich glaube, der kann sehr unlustig werden."

„Den Eindruck hatte ich auch", stimmt Mary ihm zu. „Wobei Conny mir anvertraut hat, dass er im Gespräch mit ihr sehr empathisch gewesen ist."

Sinnlich schmunzelt vor sich hin und sie gehen wieder an die Ausarbeitung für die Untersuchung der Auftragskiller.

* * *

In der Universität Hamburg laufen alle Vorbereitungen auf Hochtouren. Das fMRT ist einsatzbereit und die Themen für die Telefonkonferenz mit Sinnlich wurden festgelegt. Sinnlich liebt den Einsatz des fMRTs in der neurowissenschaftlichen Forschung.

Kurt bevor es losgeht, ruft er über die abhörsichere Leitung in Berlin an:

„Herr Sternberg, wir brauchen einen Experten für Algorithmen. Die gängigen fMRTs haben eine zu hohe Fehlerquote. Wir müssen die Rohdaten gut verarbeiten können, und das ist nur mit einem Open-Data-Ansatz möglich."

„Ich verstehe", entgegnet Sternberg, „ich habe die Problematik bereits mitbekommen. Morgen früh um 9:00 Uhr wird einer unserer IT-Experten bei Ihnen vorstellig. Bitte leiten Sie nur sachdienliche Informationen weiter in Bezug auf die Kontrollgruppe. Das reicht dem Techniker aus. Er ist ein Genie, daher also auch hier Vorsicht, er sollte nicht zu viel erfahren."

„Okay, das bedeutet dann auch keine Items. Er arbeitet an den Daten zu einzelnen Clustern von Voxeln zu dieser einzelnen Untersuchung. Er bekommt keine weiteren Informationen und hat Zugang einzig und allein zu dem einen Computer, an dem er arbeitet. Und auch nicht zu den Daten."

Sternberg und Sinnlich sind sich einig, der Professor liebt es, mit Profis zu arbeiten.

„Ach, ehe ich es vergesse, Herr Sternberg", schiebt Sinnlich noch hinterher, „denken Sie, dass Hügli ins Team passen würde?"

Sternberg lächelt: „Nun, Emma hat mich bereits auf ihn angesprochen, sie kennt den Professor aus ihrer Studienzeit. Ich habe mit meinem Kollegen vom Bundesamt für Polizei in Bern gesprochen und der hat es abgesegnet, dass wir den Professor mit ins Team holen. Ich habe ein paar Mal mit ihm telefoniert und ihm eingeschärft, dass diese Studie der allerhöchsten Geheimhaltungsstufe unterliegt. Und außerdem …", Sternberg lässt wieder sein heiseres Lachen erklingen, „wir hier auf deutscher Seite sind froh, wenn die Schweizer mit im Boot sitzen, denn es wäre ziemlich blöd, wenn wir selbst aufdecken müssten, dass deutsche Psychotherapeuten bis heute Praktiken anwenden wie damals vor über siebzig Jahren. Und die Politiker sollen ruhig von anderen hören, was sie nicht hören wollen – aber eben nicht von uns."

OK, dieser Sternberg ist echt mit allen Wassern gewaschen.

In Gedanken ist er schon wieder bei der nächsten Stufe seiner Studie. Er will höchstpersönlich dem Gehirn beim Arbeiten zusehen und sich sicher sein, dass die Daten das abbilden, was in dem jeweiligen Gehirn vorgeht. Er will genau sehen, in welchem Hirnareal die Angst sitzt, wo Aktivität ist und wo keinerlei Regung stattfindet. Er hat diese Methoden bereits vielfältig eingesetzt. Damit lassen sich Regungen im Körper nahezu filmen. Von den neuen Algorithmen verspricht sich Sinnlich, die Fehlerquote zu reduzieren. Das wird einen Open-Data-Ansatz ermöglichen.

Jeder Proband erhält eine Erläuterung, dann folgt das Interview, danach werden ihm Bilder gezeigt, danach erfolgt erneut ein Interview …

Die Schweizer sind sehr stolz darauf, zur Klärung einer so diffizilen Angelegenheit beitragen zu können. Bereits vor Jahrzehnten gab es diverse Kontroversen, sodass deutsche Psychiater in die Schweiz umsiedelten, weil sie sich dem Zwang der Krankenversicherungen und der Notwendigkeit der Fälschung der Diagnosen nicht beugen wollten.

Der Umgang mit psychisch Kranken hat sich nicht gut weiterentwickelt, nicht selten werden Diagnosen wie Posttraumatische Belastungsstörungen nicht anerkannt oder der Umgang mit Menschen wie vor siebzig Jahren fortgesetzt. So kann man hier keinen Fortschritt erzielen.

Zur Absicherung des eigenen Einkommens werden Anträge an die Krankenversicherung geschrieben, es entsteht eine Abhängigkeit von den Krankenversicherungen und es findet keine Aufklärung statt, wenn Patienten auf der Suche nach der für sie geeigneten Psychotherapie sind. Es besteht keinerlei Aufklärung, was passiert, wenn eine Psychotherapie schiefläuft, denn die Schuld wird sowieso immer beim Patienten gesehen.

Das ist nicht gut.

Und ob es dabei ein Muster gibt, sozusagen den Prototypen des bösen Psychotherapeuten, das wollen die Schweizer nun unter die Lupe nehmen und bereiten eifrig das Untersuchungsdesign vor. Sie werden Vorschläge aus Hamburg erhalten, sie machen eigene und dann stimmen sie sich miteinander ab.

Wie Sternberg Professor Sinnlich bereits sagte, kennt der Untersuchungsleiter Professor Hügli Emma noch aus deren Studienzeit, sie hat bei ihm ein paar Prüfungen absolviert. Er erinnert sich noch sehr gut an ihre exzellenten Arbeiten. Er wünscht sie sich als seine Stellvertreterin bei dieser Studie, wenn er sich auch einiger Bedenken, die ihn heimsuchen, nicht erwehren kann. Doch eine bessere Kraft findet er sicherlich nicht.

Die beiden sitzen bei einer Tasse Kaffee in seinem Büro und bringen das Forschungsparadigma auf den Punkt. Professor Hügli denkt laut:

„Wir müssen herausfinden, ob die Berufsgruppe der Psychotherapeuten die notwendige emotionale Anteilnahme am Schicksal ihrer Patienten überhaupt aufbringen kann. Also nicht die Vermessung der Welt, sondern die Vermessung des Mitgefühls." Er lacht kurz, er liebt solche Witze, bei denen er sein Wissen über Literatur einfließen lassen kann. „Das ist ein Teil der Untersuchung. Der andere ist indes komplexer."

Während Emma alles mitschreibt, denkt er kurz nach.

„Wir könnten für jeden Probanden mehrere Konfliktsituationen darstellen, sodass er zwischen Alternativen entscheiden müsste, während die zerebrale Aktivität gemessen wird. Dabei könnten wir gleichzeitig die Güte der Emotionen, also das Mitgefühl bei jeder Entscheidung untersuchen."

„Die Versuchspersonen könnten also eine moralische Antwortalternative wählen oder eine unmoralische Beantwortung bevorzugen", fasst Emma zusammen. „Wir würden untersuchen, ob sich dabei signifikant eine positive oder eine negative Emotion einstellt."

„Genau, und wir könnten zusätzlich noch den Sicherheitsgrad der Beantwortung miteinbeziehen. Vielleicht ist die Sicherheit, mit der es mit oder ohne Ambivalenz beantwortet wird, manchmal höher, je nachdem wie kühl beziehungsweise dreist der Proband ist."

„Ich verstehe", sagt Emma und vervollständigt ihre Notizen.

Sie fassen alles zusammen und schicken das Untersuchungsdesign nach Hamburg. Da die Hamburger lediglich die Probanden als Kontrollgruppe untersuchen müssen, nehmen sie die Vorschläge aus Zürich weitestgehend an.

* * *

Zurück in München. Kritisch diskutieren Mary und Sinnlich die Untersuchung noch einmal. Es ist klar, dass in der dritten Gruppe mehr Maßnahmen durchgeführt werden müssen als in Zürich. Das geht jedoch die Schweizer nichts an. Diese kooperieren mehr mit Hamburg. Sie wissen zwar, dass München das koordiniert, können sich jedoch keinen Reim darauf machen, warum die Kontrollgruppe in Hamburg und nicht in München durchgeführt wird.

„Wer nicht fragt, kriegt keine Antworten. Wir haben hier mehr als genug zu tun", stellt Mary lapidar fest. Sie sitzt mit Professor Sinnlich an den Themen und denkt laut:

„Profikiller haben aufgehört zu fühlen. Das, was im Zusammenleben als wertvoll und emotional bedeutsam empfunden wird, erleben sie mit ausgewählten Personen. Es wurde nie erforscht, was sie beim Töten empfinden. Solche Aussagen sind in einem oder anderen Blockbuster zu hören. Das entstammt jedoch vielmehr der Fantasie des Schriftstellers als der Realität des Killers.

Fakt ist, es sind diejenigen, die Einzelne auslöschen, es macht ihnen nichts aus. Es sind diejenigen, die andere Spielregeln des Zusammenlebens einführen, auch wenn es nur um bestimmte Abschnitte des Lebens geht, indem sie emotional das andere Geschlecht benutzen oder gar missbrauchen. Und zugleich suggerieren sie, authentisch und liebevoll, manchmal sogar fürsorglich zu sein. Hinter der Fassade steckt jedoch der eiskalte Killer in ihnen."

„Ein Doppelleben also", fasst Sinnlich zusammen.

„Stimmt. Viele der von ihnen Getöteten hatten auch Familien, um die haben sich die Auftragskiller zum Teil rührend gekümmert." Mary ist durch ihren Job bei der *Times* bestens informiert.

„Deshalb unterscheidet sich die innere Einstellung nicht von der der Durchschnittsbürger."

„Es wird eine Parallelwelt geschaffen, in der alles möglich, der Tabubruch erlaubt ist", ergänzt Sinnlich.

„So unterscheidet sich in seiner Einstellung der Profikiller kaum von anderen Familienoberhäuptern. In vielen Familien werden enge Rahmen geschaffen, die der Außenwelt verborgen bleiben."

„Jede Familie hat ihre Geheimnisse." Sinnlich denkt kurz an seine Geschwister, schüttelt den Gedanken aber direkt wieder ab. „Deshalb ist man nicht drauf erpicht, Geheimnisse anderer Familien zu lüften."

„Weil man Angst hat, die eigene an den Pranger zu stellen!"

„Und die Schlimmsten von ihnen nutzen das aus!"

In dieser Arbeitssitzung erhält das Böse ein Gesicht. Diese gnadenlose Welt wird wie auf dem Tablett präsentiert, wirkt schockierend und ist kaum zu durchleuchten. Professor Sinnlich ist sehr nachdenklich.

* * *

Jedes involvierte Land hat seine eigenen Innenministerien und Strukturen, die mitreden. Das BKA unter Leitung von Sternberg und die beiden Kommissare haben gute Vorarbeit geleistet. Der erste Termin findet in Orlando statt, Hanna und Samantha sind bereits vor Ort.

In Europa wurde Rom als erster Untersuchungsort vorgeschlagen. Hier wird Amelie ihre Kontakte vertiefen und Termine wahrnehmen. An Weihnachten war sie bereits in ihrer Lieblingsstadt am Tiber, damals ganz eigenständig, jetzt reist Amelie noch einmal dorthin. Dieses Mal ist es ein Auftrag. In gleicher Sache. Sie erwartet jede Minute die Unterlagen aus München.

Mary wird in der Zwischenzeit in Großbritannien ein paar Nachforschungen durchführen.

Und Professor Sinnlich wird mit der Kriminalistin Kontakt aufnehmen, die seinerzeit die Forschung durchführte und bei den Amokläufern in Deutschland eine Abartigkeit feststellte, die nicht reversibel sein soll. In Zusammenarbeit mit ihr will er die Untersuchungen in Deutschland durchführen.

Wenn die Ergebnisse die Wahrheit zeigen, wird sich Bayern nicht freuen. Sinnlich fragt sich: Werden sie ihn in die Psychiatrie einsperren, wie einst den aus Niederbayern, der die Wahrheit enthüllte? Ganz wohl ist ihm bei diesem Gedanken nicht.

Aber er weiß: Noch schlimmer wäre es, wenn einer nach dem anderen auf dem Maibaum aufgespießt werden würde. So muss sich Bayern entscheiden: die Maibäume voller Leichen oder die Wahrheit.

DEEP IMPACT – FALSCHE ERINNERUNGEN

In dem grandiosen Biopic *Hitchcock* aus dem Jahr 2012 sagt Anthony Hopkins in der Titelrolle am Anfang wie folgt:

„Brüder töten ihre Brüder, schon seit Kain und Abel – und hier sah auch ich es nicht kommen. Es traf mich genauso unerwartet wie den armen Henry da. Und die Behörden waren augenscheinlich ebenso naiv wie ich. Anders gesagt, sie glaubten dem jungen Mann seine Geschichte, dass Henry gestürzt sei, auf einen Stein fiel und dann an einer Rauchvergiftung starb …"

Aber wir sind nicht im Film, wir sind im Leben, doch auch dort gibt es diese Kain-und-Abel-Konstellation. Während die Kommissare Große und Hofer immer noch suchen und das Lebensumfeld des ermordeten Werner Hase durchleuchten, macht Professor Sinnlich sich ganz andere Gedanken dazu.

Wenn falsche Entscheidungen in der Psychotherapie getroffen werden, dann kann es das Leben des Patienten kosten, was er nur einmal hat. Denn das Leben kann man nicht auf Probe leben, um es beim zweiten Mal besser zu machen. Und die Zeit wartet nicht.

Wird eine Krankheit falsch diagnostiziert, sei es eine Blasentzündung, weil Bakterien im Trinkwasser sind und keiner kommt drauf, dann helfen keine Antibiotika. Denn nach jeder „erfolgreichen" Behandlung kommt das Elend wieder.

Das Gleiche spielt sich in unserer Psyche ab. Werden die Ursachen im psychologischen Bereich nicht richtig erkannt, ob es um einen Verräter, Gewalttäter oder Mobber geht, dann wird es nicht helfen, die Republik mit einer schlichten kognitiven, sachbezogenen Erklärung zu beruhigen, die einen falschen Eindruck erzeugt.

Beim nächsten Anschlag oder vielleicht auch bei einer ganzen Serie von Anschlägen kommt das Versagen derjenigen erneut zum Vorschein, die selbst nichts dabei fühlen.

Was wird dagegen unternommen? Mit welchen harten Bandagen werden sie noch kämpfen, diejeniegen, die die Verantwortung für die Auswirkung ihres eigenen Handelns nicht übernehmen wollen. Diejenigen, die sich nicht scheuen, der Wahrheit ins Gesicht zu schauen: Wird man die alle in die Psychiatrie einsperren? Wahrscheinlich.

Professor Sinnlich schaut Zeitungsartikel zum Thema durch. Nach dem rechtsradikalen Anschlag in München war Bayern bemüht, den schlechten Ruf des 18-jährigen Täters, der neun Menschen getötet hat, unter den Teppich zu kehren. Die Rede war von Mobbing.

Würde man dem Täter zugestehen, dass er „schwache Nerven" hat, sobald andere über ihn hetzen, dann wäre jemand schuld. Und da Schulen eine staatliche Aufsichtspflicht haben, müsste dann nicht Bayern schuld sein?

Wow, denkt Sinnlich, *das darf es nicht geben. Da wird ein Mensch als Idiot dargestellt.* Vor lauter Bäumen sieht er nicht den Wald. Der Gedanke kommt: *aber schließlich braucht man ja einen Schuldigen!*

Mein Gott, die Bayern!

Plötzlich wird er sarkastisch im Selbstgespräch: „Aber nun, er war doch Ausländer und hat ja auch nur auf Ausländer geschossen, oder? Da müsste ihm Bayern doch eigentlich einen Orden verleihen."

Aber nein, Bayern hat sich für etwas anderes entschieden. Die Kriminalisten haben sich dieses Falls angenommen und ihn auf Herz und Nieren geprüft. Man hat es in Augenschein genommen.

Sinnlich denkt nach, denn die Sache hat einen Nachteil: Das, was Augen „im Schein" betrachten, das mag für den Augenblick den „Schein" erfassen. Wie viele Augenblicke hat eine Weile? Und was ist ein Augenblick? Ist das eine emotionale beziehungsweise eine messbare Einheit, in Sekunden oder Zeitabschnitten, psychische Vorgänge ausgenommen?

Kriminaltechnische Untersuchungen unterscheiden sich von psychologischen in wesentlichen Punkten. Hier geht es um sachdienliche Hinweise, also Aussagen – ja oder nein –, es darf keinen Zweifel geben. Beweismittel werden für relevant befunden oder nicht.

Und was macht die Psyche daraus? Sie fügt sich, produziert falsche Erinnerungen und liefert das, was man hören will. Zur Zufriedenheit der Auftraggeber und des Staates.

Erinnerungen sind die Basis des Lebens. Diese werden peu à peu aufgebaut, mit jeder Erinnerung, ob sie wahr oder unwahr ist. Je emotionaler, desto mehr wird diese zu einem wesentlichen Teil der Identität.

Halb Deutschland hat falsche Erinnerungen. Doch haben diese nicht geholfen, das Leben erträglich zu machen? Waren es nicht die Amerikaner, die da reingepfuscht haben? Das hat seine Mutter immer so gesagt. Sie war der Meinung, dass der Nürnberger Prozess von Grund auf falsch gelaufen ist. Auch die *Goldene Adele* von Klimt hätte noch im Wiener Belvedere hängen sollen.

„Da wird man ja richtig schizophren", murmelt Sinnlich vor sich hin. Wenn die Wahrheit als Unwahrheit verkauft wird und umgekehrt. Manche Leute glauben lebenslang an etwas, was sich vollkommen anders abgespielt hat.

Falsche Erinnerungen: Sind sie immer noch die tragende Säule der Republik? Ist das die Tiefe der Schuld in der Amygdala, dem „Mandelkern" des Gehirns, die die Wahrheit nicht zulässt, weil es immer noch zu sehr schmerzt?

Traumatisierung verlangt nach einer Art Reinigung, Wiederbelebung, Wieder-Erinnerung, erst dann verliert sie ihren Schrecken für den Betroffenen. Man muss sich die Nervenbahnen wie Venen vorstellen, darin fließt kein Blut, es ist vielmehr wie ein Anspannungsbogen, voller Elektrizität. Ist ein traumatisches Geschehen nicht wiederbelebt worden, dann gibt es etliche Stromschläge, unvorhergesehen, die kleine Erinnerungsbruchstücke blitzartig in das Bewusstsein schießen und das Leben zur Hölle machen.

Das ganze Leben wird zu einer Art Sicherheitstrakt, den man nicht verlassen darf. Die einst wichtigste Aufgabe scheint die innere Sicherungsverwahrung zu sein, nach dem Motto „Darüber wird nicht gesprochen". Was bedeutet: die Erinnerung niemals lebendig werden lassen.

Die stillgelegten Erinnerungen werden zu einem neuen Rückgrat. Das fühlt sich so an, als wenn man ins Wasser geschmissen worden wäre und dann schafft man es nicht, sich selbst in den Arm zu nehmen, so hält man die Beine starr auseinander und die Hände breit von sich gestreckt, als ob man sich selbst nicht berühren wollte. So fühlt es sich an. Man will sich das Trauma vom Leib halten. Man steht unter Strom, manchmal lebenslang. Wie ein Vorbote des Todes, der verbietet, lebendig zu werden.

Es gibt zwei Arten von falschen Erinnerungen.

Die ersten, die entstehen, wenn etwas zu schmerzhaft war, weil der Körper und die Seele nun einmal menschlich sind und nicht das ganze Leid ertragen können. So entsteht der starre innere Körper, der sich nicht biegt, nicht nachgibt. Wie die Katze, die einen Buckel macht und das ganze Fell steht hoch. Nach Traumatisierung können sich falsche Erinnerungen bilden, die mit Realität nichts zu tun haben. Und manchmal, da schießen die Erinnerungen der traumatischen Erfahrung durch, wahllos, ohne Zusammenhang. Mechanismen entstehen, die nicht steuerbar sind. Wer sich zwingt, unter dem Starkstrom auszuharren – ja, das kann man –, der wird für sein weiteres Leben seine Maßstäbe unter diesen Bedingungen setzen.

Warum passiert das?

Weil wir nun einmal Menschen sind.

Denn eines ist Sinnlich, Amelie, Mary, Emma und den beiden Kommissaren im Verlauf dieser Studie klar geworden: Die wahren traumatisierenden Erinnerungen halten wach. Man kann nicht entspannen. Mit einem Trauma kann man leben. Jahrelang, jahrzehntelang. Das einst elektrisierte Körper hat das meiste im Griff. Die Welt wird nach den Gesetzen der Starre aufgebaut und nicht wie das emotionale Gehirn es eigentlich vorgesehen hat.

Kriminalisten betrachten die Welt aus der Perspektive: ja oder nein. Und die will Klarheit und Ordnung.

Die Autorität in Form von Kriminalist bzw. Psychiater verlangt nach Antworten. Die Psyche fügt sich und gibt Antworten, ungeachtet dessen rottet man die richtigen Erinnerungen buchstäblich aus und beurteilt in den Gerichten auf der Basis der falschen Erinnerungen.

In Studien konnte bewiesen werden: Wenn fünf Menschen dieselbe Situation erleben, dann berichtet anschließend jeder etwas anderes. Man erinnert sich falsch und berichtet darüber, was die Psyche aus der Realität gemacht hat. Menschen berichten darüber, was sie innerlich aufgenommen haben. Subjektive Aufnahmen also. Ob die falsch oder nicht falsch sind, das spielt bei Gerichten keine Rolle, obwohl sie seit Langem die Forschungen zu falschen Erinnerungen kennen.

Bedeutet das für die Justiz, dass Zeugenaussagen nicht verwertbar sind?

Wir haben keinen Richter aus den USA mehr, der die Dinge beim Namen nennen würde. Die Spielräume durch falsche Erinnerungen sind so groß, wie fehlende Latten im Zaun, durch die jeder Bayer durchgehen könnte, selbst wenn er täglich Schweinsbraten mit Kraut und zum Nachtisch Marillenknödel essen würde.

Aushelfen kann man sich mit der zweiten Art der falschen Erinnerungen:

Das sind diejenigen, die man bewusst einpflanzt, weil man psychischen Hunger hatte, nahezu verreckt und dankbar für jede emotionale Idee ist, die diesen Hunger zu stillen vermag. Und genau das macht sich Amelie zunutze, sie will Menschen, die zu kurz gekommen sind, Instrumente in die Hand geben, damit sie ihr Leben neu ausrichten könnten. In der Not frisst der Teufel Fliegen. Ob man leiden oder sich lieber falsche Erinnerungen einpflanzen möchte, das bleibt jedem selbst überlassen. Andere Möglichkeiten gibt es nicht.

* * *

„Woran das wohl liegen mag, dass die wirkliche Ursache für all diese Missstände nicht gefunden wird?“, fragt Mary verzweifelt am Abend, nachdem sie aus München zu Amelie an den Tegernsee gekommen ist.

„Warum bist du so verzweifelt?“, fragt Amelie und drückt sie fest an sich.

„Ich habe die Interviews noch mal gelesen, die aus der Studie der Kriminalistik. Das ist alles so… einseitig! Wer weiß, was für eine Vergangenheit die Frau hat, die die Amokläufer interviewt hat. Diese Leute haben beschlossen, die Antworten so aussehen zu lassen, dass sie die Studie untermauern.“

Die Wahrheit will nicht rausgefunden werden – sie verselbständigt sich in den Köpfen der Darsteller, sogar in Universitäten!

„Meinst du, wir sollen es lieber sein lassen?“

„Ich kenne niemandem, der das sonst machen würde.“

„Wir bewegen uns im gefährlichen Bereich. Diejenigen, die für die Wahrheit nicht offen sind, sondern die oberflächige Ordnung vorziehen, die sind gefährlich!“

„Tut mir leid, aber ich habe es satt, mich permanent bedroht zu fühlen. Oder im Gefühl der Bedrohung zu leben.“

Sie gehen in ihre Schlafzimmer. Beide können lange nicht einschlafen. Darüber werden sie voneinander jedoch nie erfahren, weil eine die andere nicht beunruhigen will. Manchmal ist es besser, nicht die Wahrheit zu sagen. Und wenn man nicht alles sagt, dann ist es auch keine Wahrheit. Diese Erkenntnis bleibt wie ein immer wiederkehrendes Echo. Oder besser gesagt wie ein schlechter Ohrwurm.

* * *

Am nächsten Morgen sitzen Mary und Sinnlich in dessen Büro an der Uni. Sie machen sich gleich an die Arbeit.

„Wir müssen uns die Aufgaben aufteilen", meint Sinnlich.

„Okay."

„Sie nehmen bitte noch mal die Studie der Kriminalisten unter die Lupe."

„Meinen Sie die zu den jungen Amokläufern?", fragt Mary.

„Ja."

In dieser Studie wurde ein Verfahren ausgearbeitet, das die Stufen der psychischen Entwicklung bezüglich der Fähigkeit zum Mitgefühl beleuchtete. Dabei wurden Fragen vorbereitet, Interviews und bildgebende Verfahren, die das Abbild der inneren Verfassung darstellten.

Amelie schneit, ohne zu klopfen, rein und legt sofort los: „Leute, wir müssen weiterkommen, kann ich irgendwo was helfen?"

Sinnlich merkt, wie beunruhigt sie ist und bietet ihr den Stuhl an.

„Okay, Amelie, wo Sie nun schon mal hier sind, nehmen Sie Platz." Er fährt fort: „Es wurden also Interviews gemacht mit den Tätern, die ihren Amoklauf überlebt haben. Mit den Ergebnissen wollte man die Profile der Täter dokumentieren."

Sinnlich zieht eine Mappe aus seinem Schreibtisch, schlägt sie auf und liest laut vor:

„Herausgearbeitet wurden Merkmale, dass bei den Tätern erstens kein Mitgefühl vorhanden war und zweitens diese Personen ihr eigenes Versagen nicht sehen, sondern die Schuld in ihrer Umwelt ausmachen." Sinnlich trinkt einen Schluck seines Kaffees, schon fast automatisch, Gewohnheit.

„Hier steht, dass Empathie reine Erziehungssache ist."

„Aber von wem? Wer erzieht?", fragt Amelie

„Es ist ein Merkmal, das bei jedem Kind in jedem Alter von den Bezugspersonen erlebt und gesehen wird."

Sinnlich ist in seinem Element.

Er denkt nach.

„Nun wäre nicht nachvollziehbar, dass diese gebildeten Menschen, das sind Kindergärtner und Lehrer, so eine negative Entwicklung nicht mitkriegen würden", sagt Mary. „Es ist ein Entwicklungsprozess, an dem mehrere Gruppen beteiligt sind."

„Irgendetwas stimmt hier nicht." Das spornt den Sinnlich an.

„Okay", sagt Mary, „das bedeutet, dass wir die Themen der Studie neu aufrollen müssten?"

„Wenn wir wirklich die Wahrheit rausfinden wollen: ja. Die Studie hätte ihre Richtigkeit dann jedoch in anderen Treatments."

„Es geht einfach nicht, dass man zu einem bestimmten Zeitpunkt anhaltende völlig enthemmte egoistische Züge vorfindet, ohne dass das jemand, sei es Erzieher oder Lehrer, vorher gesehen und erlebt hat", gibt Mary zu bedenken.

„Wir müssen an der Stelle die Ratlosigkeit aufheben." Sinnlich sagt es so, als ob es ganz einfach wäre, dabei ist allen hier bewusst, dass es alles andere als das ist.

„Das Problem ist, dass Kriminalisten sich auf Fakten beziehen, für die eine andere Berufsgruppe verantwortlich ist." Amelie mischt sich ein: „Kriminalisten machen Aussagen zu psychischer Entwicklung, die sie nicht machen können, weil das eine andere Disziplin ist. Kriminalisten äußern sich hier zu Bereichen der Psychologie und legen keine Studie hierzu vor …"

„weil es die nicht gibt!", ergänzt Mary

Das ist deutlich. Doch Mary ist sensibel genug, um zu bemerken, dass auch Sinnlich verzweifelt ist.

Wären sie ehrlich, der Sinnlich, Mary und Amelie, dann müssten sie zugeben, dass sie Angst haben. Denn verschwinden tun Menschen immer, auch in einer Demokratie. Jedem war es klar, wie nie zuvor: Es gibt in keinem Land der Erde wirkliche Demokratie.

Vielleicht in Dänemark? Die Dänen scheinen irgendwie etwas anders zu machen.

„Und nun?", fragt Mary.

Sinnlich schaut sie an und ist nicht begeistert, das aussprechen zu müssen. Doch sie alle wissen, um was es geht. Daher sagt er nur zwei Wörter: „Deep Impact."

„Wie ist es normal", sagt Mary, „die Fähigkeit zum Mitgefühl bringen alle Kinder als menschliche Veranlagung mit. Wir wissen nicht, welches Ausmaß die Kinder in unterschiedlichen Altersstufen voneinander unterscheidet. Hätten wir Ergebnisse, dann könnte jedes Kind in seiner Entwicklung gesehen und begleitet werden. Die gezielte Schulung der Kindergärtner und Lehrer würde ermöglichen, dass die emotionale Entwicklung nicht aus dem Ruder läuft."

Sinnlich schaut die beiden an: „Wir haben in der Psychologie jede Menge an Ergebnissen aus allerhand Messungen zu den diversesten Entwicklungsstufen."

„Die Frage ist, wie nutzen das die Kindergärten und Schulen, um den Kindern gesunde Entwicklung zu ermöglichen", ergänzt Amelie. „Es reicht nicht aus, nur auf Verhalten zu schauen und zu mahnen."

„Das führt zu Mobbing!"

„Diese Berufsgruppen müssen über gesunde Entwicklung mehr wissen und diese artikulieren können und nicht nur über Störungen. Die gesunde Entwicklung muss gefördert werden und nicht die permanente Betonung auf das gestörte Verhalten. Das bringt nur die Menschen in Verlegenheit, führt zu Strafe und der Betroffene weiß nicht, wie er etwas richtig machen kann."

KAPITEL SECHS

STUDIE – STICHPROBE DREI – DIE SCHÖNEN SEITEN VON ROM

Amelie ist bereits seit drei Tagen wieder in Rom, sie ist früher angereist, sitzt in der Sonne im Restaurant an der Piazza Navona.

Der bizarre Mord an dem gewalttätigen Therapeuten hat sie aufgewühlt. Sein Abtritt von der Bühne des Lebens war filmreif. Amelie würde sich indes nicht wundern, wenn er das selbst initiiert hat.

Doch zurzeit weiß sie gar nicht, was sie überhaupt machen soll. Was ist mit ihr passiert? Sie fühlt sich rausgefallen, aus der Lebensbahn geschleudert. Wie soll es weitergehen?

Viele Menschen würden sie beneiden, mit einem Kapital von knapp einer Millionen Euro in eine neue Lebensphase zu starten. Das hat auch nicht jeder. Nun sitzt sie an der Piazza Navona, einem der schönsten Plätze der Welt, und erst nach und nach dringt das alles in ihr Bewusstsein ein. Wird sie das aushalten?

Sie versucht, den Moment festzuhalten, sie genießt das dolce vita, die leichte italienische Lebensweise. Die Kellner laden die Passanten in ihr Restaurant ein, es ist eine lebendige Atmosphäre. Viele Menschen lachen, sie fühlt sich hier wohl. Gleichzeitig fühlt sie den Schmerz, wie der Schmerz hochkommt, unerwartet. Sie weiß, dass sie es nur aushält, wenn sie es schafft, dass sie ihr Gehirn mental zu einem Biotop macht, das stärker ist als die Wirklichkeit und sie durch diese Momente der unerträglichen Schmerzen trägt. Denn jetzt gerade könnte sie umfallen, die Augen zuzumachen und den Todeskuss empfangen.

Die Kirchturmuhr von Sant'Agnese in Agone schlägt gewaltig und holt sie in die Wirklichkeit zurück. Sie schüttelt den Kopf, als könnte sie den Schmerz, der sich in ihrem ganzen Körper ausgebreitet hat, wie eine lästige Fliege verscheuchen. Nein, zum Sterben eignet sich Rom nun wirklich nicht. Sie muss innerlich lachen. *Baby, das Leben ist da, um zu leben, reiß dich zusammen*, ermahnt sie sich selbst.

Die Piazza Navona ist ein Platz für Künstler und Schausteller. Manche singen, manche tanzen, andere stellen ihre Bilder aus. Sie ist eine von vielen und die Anwesenheit dieser Menschen gibt ihr Kraft. Sie sind eine Menge von glücklichen, freudestrahlenden Gesichtern, die jeden tragen, der gerade von allein nicht gehen kann. Es ist so etwas wie Liebe, eine Gemeinschaftsliebe, es fühlt sich so an. Sie fühlt sich wohl in ihrer Haut, ihrem Körper. Sie fühlt sich so unbedeutend, sie fühlt sich so klein in der Masse der glücklichen Besucher und sie ist so dankbar, dass sie hier sein kann. Zwischen so vielen glücklichen Menschen. Sie hätte das so gerne ihrer Mutter gegeben, diese Orte, diese Liebe, Ruhe und diese Geborgenheit. Ihre Mama war auch gerne zwischen Menschen. Doch sie durfte so wenig solcher Momente erleben. Amelie liebt ihre Mama so sehr, dass es schmerzt, wenn sie daran denkt, wie wenig glückliche Zeit sie miteinander hatten.

Sie genießt die lebhafte, natürliche Atmosphäre um sich herum. Gott sei Dank! *Hier könnte ich leben*, geht es ihr durch den Kopf. Leider kann sie die Sprache nicht.

Aktuell konzentriert sich Amelie – neben der Studie von Professor Sinnlich – auf die Entwicklung ihrer App und den Versuch, ihr Wissen unter die Menschen zu bringen. Vor Kurzem erst hat sie gelesen, dass die amerikanische Regierung mehr gegen Amokläufer unternehmen möchte, indem sie die mentale Entwicklung stärken will. Allein im Jahr 2019 sind 452 Menschen Opfer von Amokläufern geworden, eine unglaubliche Zahl. Genau das zu ändern, daran arbeitet sie. Das will sie der Frau vom Justizminister hier in Rom zeigen. Sie hat sie im Vatikan in der Christmette kennengelernt. Hoffentlich kommt sie.

„Signora Amelia!", hört sie da auch schon hinter sich.

„Signora Bertolini!"

Die Frauen nehmen sich in den Arm, es scheint, als hätten sie sich Ewigkeiten nicht gesehen, dabei ist es gerade mal ein paar Wochen her. Signora Bertolini ist sehr neugierig und kommt gleich zur Sache. Sie vertiefen sich in das Thema und haben die Welt um sich herum total vergessen.

Eben noch war Amelie sich unsicher wegen ihrer App. Man kann nie wissen, ob das wirklich jemand braucht. Aber Signora Bertolini hat die Begabung, alle schlechten Gedanken zu zerstreuen. Amelie fühlt sich erleichtert. Die Sonne wärmt sie und strahlt mit ihr um die Wette. Es ist so wunderschön, das Leben könnte so sorglos sein. In diesem Augenblick, in diesem Moment ist ihr Leben perfekt, noch eine ganze Woche hat sie. Dann kehrt sie an den Tegernsee zurück, wird umziehen und, wenn es denn klappt, wieder hierhin zurückkommen.

Roma, la città eterna, die ewige Stadt. Alt und auf wunderbare Weise immer wieder neu, zieht die Stadt jeden in ihren Bann, der sie besucht. Extrem chaotisch, aber nicht stressig. Für Amelie ist es fast ein Wunder, in München hätte sie schon längst die Krise bekommen, bereits nach einer Runde um die Frauenkirche will sie zurück nach Hause. Und hier, hier ist alles noch viel lauter, es sind noch mehr Menschen unterwegs, und dennoch verursacht es keinen Stress bei ihr.

Sie will den Moment festhalten. Voller Zuversicht baut sie innerlich ein Szenario auf. Sie weiß aus der Hirnforschung, dass sie damit ihre Bedürfnisse unmittelbar deckt. Heute ist ein riesiges Stück davon geschehen. Diese Erinnerungen werden bleiben und an jenen Tagen Kraft geben, die mehr von einem fordern.

* * *

Kurze Zeit später schlendert sie durch die Straßen von Rom. Sie geht zur Fontana di Trevi, zur Scalinata di Trinità dei Monti, der Spanischen Treppe, gleich danach steht die Villa Medici auf dem Programm, sie will auch noch zur Piazza del Popolo. Auf dem Rückweg spaziert sie die Via del Babuino herunter und kehrt im Museumsrestaurant Canova Tadolini ein. Ein sagenhaftes Ambiente, die Räume sind voller Skulpturen, die römischen Götter schauen einem über die Schulter, manch einer sitzt sogar mit am Tisch. Amelie schaut auf die vier Italienerinnen im Sala Giulio, die neben einem Papst Platz einnehmen, wobei Amelie vom Nebentisch aus das Gefühl hat, dass dort fünf Personen sitzen. Das ist nur in Rom möglich.

Noch glücklicher ist sie, als ihr Essen kommt. Wolfsbarsch, köstlich zubereitet, so prachtvoll und am Stück. Kurz denkt sie an ihren Tauchurlaub in der Karibik, damals schwor sie sich, nie wieder so einen anzurühren. Das vergisst sie aber jetzt schnell, zu köstlich ist die in Zitronensauce schwimmende Köstlichkeit. Den päpstlichen Segen hat sie ja vom Tisch nebenan.

Anschließend erholt Amelie sich im Hotel, packt dann ihren Laptop ein und machte sich auf den Weg zum Café, in dem besondere süße Spezialitäten angeboten werden. Das erinnert sie an die Kolben Kaffee Akademie, das älteste Stehcafé am Martinstor in Freiburg. Dort hat sie damals ihr Psychologiestudium angefangen, dann kamen ihr jedoch die horrenden Studiengebühren in den Weg. Aber der eigentliche Grund war ein anderer: Damals wurde dort noch zu wenig Neurowissenschaft gelehrt.

Sie fragt den Kellner, einen großen schlanken Mann, ob das hier der bekannte Zuckerbäcker sei, sie kann nicht ahnen, dass in Italien eine so profane Frage solche Gefühlsausbrüche auslösen kann. Der Ober erklärt ihr jedes einzelne Gebäckstück, als wenn er sie alle selbst gebacken hätte. Am Ende vergisst er nicht ihr anzubieten, „gemeinsam etwas trinken zu gehen", woraufhin Amelie ganz verwirrt fragt, ob er in Deutschland leben wolle. Bestürzt schaut er sie an, verneint und versteht offensichtlich die Welt nicht mehr.

„Ich bin so deutsch geworden in Deutschland", sagt Amelie zu ihm, „nichts ist mehr ohne Hintergedanken, sorry!"

Etwas verwirrt geht sie in Richtung der Piazza Nova, und obwohl der Weg geradeaus geht und nicht zu verfehlen und dazu noch gut ausgeschrieben ist, landet sie ganz woanders.

* * *

Die Nacht ist etwas ruhiger als die zuvor und Amelie steht am nächsten Morgen voller Kraft und Zuversicht auf. Sie wärmt ihr Gesicht in der Sonne – mein Gott, haben die Italiener ein schönes Land!

Sie soll hier jemanden treffen, der sich in der italienischen Szene gut auskennt. Professor Sinnlich und Sternberg wollen auch einen prominenten Probanden aus Italien interviewt haben. Ihr Handy läutet, aber nicht das, was Sternberg ihr gegeben hat, sondern ihr eigenes. Sie nimmt an, ohne ein Wort zu sagen.

„Guten Morgen Frau Brandner, bitte kommen Sie zur Piazza Napoleone, wissen Sie, wo das ist? Wann können Sie da sein?"

„Ja, ich weiß, wo das ist, hinter der Piazza del Popolo, man kann auch von der Spanischen Treppe neben der Villa Medici hinkommen."

„Ah, Sie kennen die Villa Medici? Dann lassen Sie uns doch gleich dort treffen. Ich warte auf der oberen Terrasse, diese ist zwar für Besucher geschlossen, ich sitze aber dort und warte auf Sie. Wann?"

„Halbe Stunde?"

„Bis gleich."

Oh Mist, denkt sie, *ich habe ihn noch nicht einmal nach seinem Namen gefragt*. Er hatte sich aber auch nicht vorgestellt. Schon sitzt sie im Taxi, der Weg geht vom Vatikan in die Via Cola di Rienzo, gleich kommt die Brücke über den Tiber, die Ponte Regina Margherita und schon ist sie auf Piazza del Popolo. *Das ging aber schnell*, denkt sie und steigt am Piazza Napoleone aus.

Sie geht zur Villa Medici, was hat er vorhin gesagt? Es ist für Besucher nicht zugänglich? Wie soll sie denn dahin kommen?

Schon hört sie hinter sich: „Signora Amelia" Sie sind aber schnell da, waren Sie gleich um die Ecke? Lassen Sie uns zur Villa Medici gehen." Und schon packt er sie am Arm, sodass sie gar nicht weiß, wie ihr geschieht. Wow, der Typ sieht echt gut aus. Doch trotzdem, nach vier Tagen Rom fühlt sie sich etwas down, nicht wie in einem entspannten Urlaub. Diese Überrumpelung passt ihr gar nicht.

Sie versucht, freundlich zu lächeln, fühlt sich aber behandelt wie eine dumme kleine Touristin und ärgert sich. Über den Mann, aber auch über sich: Wo ist ihre Fassung, ihre Professionalität, was geschieht hier mit ihr?

„Ich wollte heute noch in den Petersdom", versucht sie Small Talk zu machen.

„Ja, die Katholiken …", setzt er an.

„Ich bin keine Katholikin, man kann auch ohne Kirche leben!" Die Verärgerung in ihrer Stimme ist nicht zu überhören, aber es ist ihr jetzt auch egal.

Der Typ klammert sich weiter an ihrem Arm fest wie ein Affe und machte keine Anstalten loszulassen.

Wir sind nicht befreundet, denkt sie sich. *Scheiße, muss denn heute alles schieflaufen, wo es gestern noch so schön war?*

„Meine Eltern verehren die Muttergottes sehr, zu sehr, das war nicht zum Aushalten. Im Studium habe ich das geändert und bin aus der Kirche ausgetreten. Ich lebe weiß Gott kein typisches italienisches Leben. Aber meine Mamma würde sich freuen, Sie kennenzulernen. Sie kocht gerne und leidet sehr darunter, dass sie niemanden hat, den sie bekochen kann. Heute Abend um 18:00 Uhr bei Mama und keine Widerrede, es wird gemütlich. Mama war in Sizilien und hat Pistacchi mitgebracht, sie backt sicher gerade ihre Ameretti, die mit Pistacchi noch besser schmecken."

„Amaretti morbidi", kann sich Amelie nicht verkneifen.

„Oh, das kennen Sie?", sagt er überschwänglich und laut. „Jetzt müssen Sie mir erzählen, warum Sie unsere Spezialitäten kennen, Amelie. Mama wird sich freuen, Sie kennenzulernen. Sie kommen, sagen Sie Ja!"

„Es bleibt mir ja gar nichts anderes übrig", lacht sie. In diesem Gespräch die Oberhand zu gewinnen, das scheint fast unmöglich.

Sie erzählt über ihre Liebe zum Kochen, dass sie schon immer Feinschmeckerin war, über ihre Liebe zu Großfamilien, üppig gedeckten Tischen und schlemmen, was das Zeug hält.

Sie erzählt über ihr Leben im Elsass, in Österreich und über die fantastische Zeit am Tegernsee. Dann hört sie zu und lacht viel, während er erzählt: über seine Liebe zur Oper, sein Leiden als Einzelkind, seine Schwäche für Frauen und dass er keine Ambitionen hat, das zu ändern. „Denn Frauen sind göttliche Geschöpfe, die das Leben versüßen, und als Mann hört man auf zu denken." Er lächelt sie vielsagend an, während er das sagt und fährt sich mit der Zunge über die Lippen.

„Na dann", wird Amelie plötzlich ernst, „sollten wir das Denken ganz schnell mal wieder zurückholen. Zumindest würde ich gerne

Ihren Namen erfahren und auf das Anliegen zu sprechen kommen, weswegen wir uns überhaupt heute hier treffen."

„Maledetto, müsst ihr Deutschen immer alles kaputt machen?", fragt er verärgert, aber das Lachen verrät seine Stimmung. „Filippo", stellt er sich vor, „Filippo d´Angelo, meine Mama heißt Garibaldi. Hier ist die Adresse für heute Abend, Via San Giovanni in Laterano, direkt gegenüber vom Kolosseum, von der Terrasse aus hat man eine atemberaubende Sicht darauf. Sie werden es nicht bereuen."

„Wir treffen uns hier nicht wegen eines Essens bei Ihrer Mama", unterbricht Amelie seinen Redefluss, „ich brenne auf Informationen und Events, die mich hier in Rom erwarten."

„Ja, ich habe schon gehört, Sie sind Geschäftsfrau und dass ich es mit Ihnen nicht leicht haben werde."

„Oh, soll ich Ihnen das Leben mal so richtig schwer machen?" Wie das Springteufelchen aus der Kiste ist die starke Amelie zum Vorschein gekommen. Das ist etwas, was sie mittlerweile gelernt hat: sich zu behaupten, auch bei so einem attraktiven Italiener wie der Filippo hier mit seiner Mama. Und es wäre doch gelacht, wenn sie mit diesem Freizeit-Casanova nicht fertig würde!

In diesem Augenblich kommt, wie auf ein unsichtbares Zeichen von Filippo, jemand dazu.

Allmählich merkt Amelie, dass sich hier etwas abspielt, was sie nicht mehr kontrollieren kann. Der andere Mann sieht sehr ernst und ein wenig finster aus. Was wird das hier, das alte „Good Cop, bad Cop"-Game? Filippo für den Flirt als Vorspeise und zum Hauptgang jagt der andere ihr ein wenig Angst ein? Amelie fühlt die Wut in sich aufsteigen, muss sich aber jetzt konzentrieren und setzt ihr strahlendstes Lächeln auf.

„Buongiornio, Alfonso mein Name, ich bin hier in Rom für die Studie zuständig. Sehr angenehm. Sie sehen ja noch viel hübscher aus, als mir gesagt wurde." Er lächelt sie an, gibt ihr einen Kuss auf die Wange, was aber nicht aufdringlich wirkt. „Was ist denn in München eigentlich passiert?“, fragt Alfonso.

„Darüber dürften Sie bestens informiert worden sein“, antwortet Amelie. Wenn er sie auf die Probe stellen will, muss er früher aufstehen.

Alfonso lächelt in sich hinein, er hat eine solche Antwort bereits erwartet.

„Ich bin lediglich über Hamburg und Zürich informiert worden“, klärt er Amelie auf, „und was läuft in München?“

„Ah, verstehe.“ Amelie hofft, dass sie sich durchsetzt, dass man sie nicht wie ein dummes Kind behandeln sollte. „Ich habe nicht die Befugnis, Sie zu informieren. Bereiten Sie sich vor, dann kommen Sie noch einmal auf mich zu.“

„Wir hier in Rom arbeiten mit München zusammen“, beharrt er.

Amelie sagt nichts, sie will sich nicht anmerken lassen, über was sie informiert ist. Was Mary in München weiß, das weiß auch Amelie. Aber hier in Rom ist Vorsicht geboten, daher möchte sie von Alfonso hören, was ihm bekannt ist, um an sein Wissen anzuknüpfen – oder ob er am Ende einer von denen ist, die ihrem Projekt schaden wollen.

Er erzählt und erzählt und hört gar nicht mehr auf.

Amelie schaute auf die schöne Landschaft, bei der Villa Medici kann man sich gut vorstellen, wie hier früher gelebt wurde. Sie genießt den Blick vom Pincio auf die Tibermetropole hinab. Sie selbst ist in Polen aufgewachsen, da ging es nicht so bunt zu wie hier, ihr Leben war ernster. Sie war bei der Solidarność tätig, ganz nah am Geschehen in der OS-Gruppe. Dann musste sie das Land verlassen, weil man sie mit verbotenen Flugblättern erwischt hatte. Aber schon vorher solidarisierte sie sich mit Menschen, die unterdrückt wurden. An die Aufteilung in schwach und stark hat sie nie geglaubt. Menschen werden von anderen gerne als schwach angesehen, weil sie sich dann selbst stark fühlen. Was diejenigen, die selbst eine innere Stärke aufweisen, gar nicht nötig haben.

Obwohl sie mit ihren Gedanken abgeschweift ist, hat sie Alfonso genau zugehört, damit ihr kein Fauxpas passiert. Deshalb konzentriert sie sich auf die Infos, die er ihr gibt. Sie will sich nicht im Detail verlieren. Das passiert ihr auch nicht.

„Ich werde mit den Verantwortlichen Termine ausmachen", kommt Alfonso gerade zum Ende, „und Ihnen übermorgen genaue Informationen geben, wie weit wir mit den Voruntersuchungen sind. Bei der ersten Hauptuntersuchung müssen Sie dabei sein, um festzustellen, ob die Bedingungen optimal sind. Sie sind für die Überprüfung, Verbesserung und Bestätigung der Testergebnisse zuständig, das wird etwa einen halben Tag dauern."

„Ich bitte darum, an mehreren Untersuchungen anwesend sein zu dürfen", sagt Amelie. „Wenn wir übermorgen beginnen, dann kann ich sehen, wann ich wieder heimreisen werde."

„Für wann haben Sie denn ein Ticket zurück?", fragt Alfonso verwundert.

„Noch gar keins, ich habe One-Way-Ticket. Ich bin flexibel und gerne in Rom." Sie lächelt und merkt, dass sie wieder die Oberhand in diesem Gespräch hat.

Alfonsos Handy klingelt, da er Italienisch spricht, versteht sie kein Wort. „Alles verschiebt sich noch mal um zwei Tage", erklärt er ihr anschließend.

Das heißt warten und in Rom leben. Einfach leben. Amelie kann nicht einordnen, was dahintersteckt, doch was soll sie machen? Sie versichert Filippo, alleine in Rom zurechtzukommen, allerdings kommt sie heute wie besprochen zu Mama zum Essen.

* * *

Als sie am Abend bei Filippos Mutter ankommt, ist der Tisch bereits reich gedeckt. Sie hat deutschsprechende Gäste eingeladen und drückt sie wie ihre eigene Tochter an sich. Eine echte mamma italiana, Familie hat in diesem Land noch einen anderen Stellenwert als in Deutschland. Amelie will gleich helfen und so landen sie in der Küche. Was dort vor sich hin brutzelt, gleicht eher einem Festmahl für hundert Leute als einem Abendessen im kleinen Rahmen. Der Blick auf das Kolosseum ist, wie Filippo versprochen hat, atemberaubend, eine Kulisse, wie sie es noch nie gesehen hat. Amelie steht wie gebannt auf der Terrasse, und die Mama freut sich.

„Filippo", ruft sie ihrem Sohn zu, „wir brauchen Familie, bambini. So eine Frau wie Amelie solltest du heiraten. Filippo, wann wirst du endlich heiraten?"

Filippo übersetzt Amelie in einer Kurzversion das, was seine Mutter auf Italienisch zu ihm gesagt hat. Sie weiß gar nicht, wie ihr geschieht. Nie hätte sie gedacht, hier so schnell Anschluss zu finden und diese liebevolle Emotionen erleben zu dürfen, das Gefühl zu bekommen, zur Familie zu gehören. Sie denkt an das gestrige Szenario auf der Piazza Navona. Und auch wenn sie Filippo sicherlich nie heiraten wird und er das wahrscheinlich auch gar nicht anstrebt, ist die Situation von heute perfekt dafür, um innere Repräsentanzen zu fühlen. Das bleibt in Erinnerung. Repräsentanzen sind emotionale Erinnerungen an Personen, die guttun und innerlich präsent bleiben. Es muss sich authentisch anfüllen und ohne Anstrengung intuitiv abrufbar sein. Und die Mutter von Filippo mit ihrer warmherzigen Offenheit eignet sich ganz wunderbar als eine innere Figur, die einen liebt, die sie von nun an in sich tragen wird.

Das im Jetzt und Hier in der Realität zu erleben ist viel intensiver als in der Theorie. Doch ohne Vorarbeit hätte Amelie das nicht geschafft. Sie musste sich zuerst den Gespenstern ihrer Vergangenheit stellen, um weiterzukommen. Nur die bewusste Beschäftigung mit den ureigenen Szenarien bringt einen Menschen dazu, sich dann am Ende selbst zu finden.

Was genau sind Szenarien?

Es sind Geschichten, die innerlich unweigerlich ablaufen. Intuitiv und mit Leichtigkeit. Erst einmal können diese frei ablaufen, ohne Kontrolle und ohne eigenes Zutun. Doch dann, bewusst wahrgenommen, sollen sie die Sehnsucht erfüllen, die willentlich herbeigeführt und eingeschaltet und gesteuert werden kann. Die mit einem warmen Gefühl im Herzen der Bedürfnisbefriedigung dient. Es ist die Vorlage für die inneren Gespräche, für den Alltag, für das Leben an sich. Denn die inneren Gespräche machen die Stimmung in einem Menschen. Es ist einer der sichersten Wege, in das innere, wohlwollende Zuhause zu finden. Das Gehirn braucht diese Spiegelung der Bedürfnisse und deren Erfüllung.

Das zu einem Szenario, zu einer inneren Story anwachsen zu lassen, wie einen Kurzfilm, in dem man die Hauptrolle spielt, ist ein total befreiendes Gefühl. Die wichtige Rolle, die wichtigste Rolle, die die Seele braucht. Bei manchen herausfordernden Storys bilden sich neue Erinnerungen.

Amelie zuckt zusammen, während sie einen Schluck des kräftigen Rotweins zu sich nimmt, den Filippo ihr eingeschenkt hat. Sie liebt es, in dieser Gesellschaft den Abend zu genießen. Gefragt nach dem Grund ihres Aufenthaltes antwortet sie „Die Liebe zu Italien“, was mit einem lauten Jubel und einem klangvollen Anstoßen mit Wein und später mit Grappa aufgenommen wird. Ein Gericht folgt dem anderen, es gibt diverse Antipasti, dann Artischocke an Senf-Vinaigrette, lauwarm und zum Umfallen lecker. Zum Hauptgang gibt es Osso Bucco und als Dessert Cassata Siciliana. So etwas kennt sie nicht, hier in Italien beschränkt man sich nicht nur auf drei Gänge wie in Deutschland. Sie hilft der Mama, so viel sie kann, und sie unterhalten sich über Gott und die Welt. Über Rom, München, Berlin, über die Oper, Bologna, Florenz und über Medici, Martin Luther und über das eigene Freud und Leid.

Die Signora hat ihr ganzes Leben hier verbracht, erzählt sie ihr in gebrochenem Deutsch, weil ein Teil ihrer Familie in Deutschland, in Düsseldorf lebt. Sie möchte nicht weg, Enkel würde sie sich wünschen, doch Filippo macht keine Anstalten, ihr diesen Wunsch zu erfüllen. Da wird sie traurig und Amelie, emphatisch wie sie ist, nimmt sie in den Arm und spürt selbst tiefe Traurigkeit. Selbst wollte sie auch Kinder haben, es ist halt anders gekommen.

Am späten Abend verabschieden sie sich herzlich und Amelie ist sich sicher, neue Freunde gewonnen zu haben, lädt die Mama zum Oktoberfest nach München ein, obwohl sie weiß, dass es bei der Floskel bleibt, sie wird Rom niemals verlassen. Sie wartet eben auf ihre Enkel. Nachdem Amelie ihr Alter verraten hat, ist sie aus dem Rennen und wird nicht mehr als Wunsch-Schwiegertochter angesehen. Gott sei Dank gab es genügend andere Themen, über die sie sich unterhalten konnten.

Amelie steht allein draußen am Kolosseum, betrachtet die alten Mauern unter dem Mondschein. Dann geht sie langsam auf Piazza Venezia zu, dann die Via del Corso entlang, am Pantheon vorbei und findet sich wenige Minuten später auf der Piazza Navona wieder. Sie empfindet so etwas wie Glück und Traurigkeit zugleich. Hätte sie in ihrem Leben bereits früher solche Menschen getroffen, dann hätte sie diese tollen Erlebnisse schon damals gehabt, vor zwanzig, dreißig Jahren, dann hätte sie auch das Glück gehabt, eine eigene Familie zu gründen und ihr Leben anders fortsetzen zu können. Sie denkt an das Gespräch mit Kommissar Hofer in ihrem Haus am Tegernsee zurück, er hat verstanden, dass man so gar nicht glücklich sein kann.

* * *

Den Tag drauf verbringt Amelie im Hotel. Es ist sagenhaft kalt, kein einziger Sonnenstrahl am grauen Himmel, es regnet sogar ab und an. Amelie beschließt, die gestrige Schlemmerei fortzusetzen. Das italienische Frühstück kann sie jedoch nicht mehr sehen, Latte und Schokocroissant, das süße Zeug jeden Tag, das ist auf Dauer eine Selbstzerstörung. Einer der Gäste am gestrigen Abend hat ihr erzählt, dass die deutsche Gewohnheit, Latte Macchiato zu jeder Tageszeit zu trinken, also auch am Nachmittag, in Italien undenkbar ist. Hier gibt es am Vormittag Latte, danach nur noch Espresso. Und auch nach jedem Essen einen Espresso, ganz egal, wie spät es ist. Heute verzichtet sie auf Frühstück. Es ist eh schon spät, da sie länger geschlafen hat. Sie hat Lust auf Fisch, so einen leckeren wie gestern in der Galleria in der Via del Babuino. Ein Blick auf Google Maps in ihrem Handy zeigt, dass ganz in der Nähe ein gutes Fischrestaurant sein soll. Lange muss sie nicht suchen, in der Via di Santa Maria dell'Anima findet sie die Osteria. Der Kellner ist sehr nett, der Fisch köstlich. Glücklich und zufrieden macht sie sich ohne bestimmtes Ziel wieder auf den Weg, landet am Tiber, geht über die Engelsbrücke, links sieht sie den Vatikan liegen, den sie nicht mehr so liebt wie früher, dann betritt sie das Castel Sant'Angelo, wie die Römer die Engelsburg nennen. Oben angelangt betrachtet sie die unter ihr liegende Stadt. Sie genießt die Atmosphäre, die Gelassenheit, all die netten Menschen, die nur eines machen: ihr Leben genießen.

STUDIE – STICHPROBE DREI, DIE ANDERE SEITE

Das Regina-Coeli-Gefängnis ist das zentrale und bekannteste Gefängnis der Stadt Rom. Es befindet sich in der Via della Lungara 29 im Stadtteil Trastevere. Amelie trifft dort ihre italienischen Kollegen, um ein Paar Untersuchungen durchzuführen. Endlich ist es so weit.

Erst einmal muss sie am Eingang ihren Pass vorzeigen und ihre Handtasche wird untersucht. Als Ausländerin genießt sie die besondere Aufmerksamkeit. Und die Leibesvisitation – ein wenig unwohl ist dabei wohl jedem. Ihre Aufgabe besteht darin, diese Untersuchungen zu begleiten, die Richtigkeit der Vorgänge zu garantieren und für die ordnungsgemäße Handhabung und Atmosphäre während der Untersuchung zu sorgen. Damit man das Verhalten von Probanden miteinander vergleichen kann, muss das Setting, der Versuchsaufbau, jedes Mal der gleiche sein.

Vorerst sollen die Profikiller die Probanden sein. Personen, die mehr als drei Morde verübt haben und in ihrer Persönlichkeitsstruktur nicht als Psychopath gelten. Psychopathen kann man schlecht miteinbeziehen, denn diese können ihren Gemütszustand schnell wechseln, je nach Begebenheit und haben die Fähigkeit, Emotionen tief zuzulassen. Dabei werden keine Unterschiede bei diesen Personen, weder im Zentrum für Mitgefühl noch in dem für Kaltblütigkeit, im Vergleich zur Normalstichprobe festgestellt. Der Unterschied liegt bei den Psychopathen darin, dass diese Menschen zwar tiefe Emotionen haben, aber damit nicht umgehen können.

Anders sieht es bei kaltblütigen Profikillern aus. Veränderte Aktivitäten in Hirnstrukturen weisen auf eine Armut in bestimmten Hirnregionen hin. Profikiller sind keine Psychopathen, deshalb kann man die Überlegung vernachlässigen, ob es hier zu Überschneidungen kommen könnte. Vielmehr sind es Taktiker, vor allem wenn es um die moralische Urteilsfähigkeit geht. Es ist das und andere Themen, die Professor Sinnlich vorbereitet hat. Sie ist froh, dass diese Änderungen noch rechtzeitig berücksichtigt werden und in die Studie mit einfließen können.

Alfonso kommt aus dem Büro des Direktors und geht direkt auf Amelie zu. Nach der Begrüßung stellt er sie dem Direktor vor, der sich sehr kompetent und sozial zeigt. Er ist Kriminologe und

Sozialarbeiter, bittet darum, dass seine Sträflinge mit der Untersuchung positive Erfahrungen machen sollten.

„Das habe ich nicht erwartet, Dottore Morani, dass das für Sie das Wichtigste ist, das ist eine sehr soziale Einstellung."

„Signora Amelia, sehen Sie", setzt er zur Erklärung an, sein Englisch ist fast akzentfrei, da er seinen Bachelor of Science in Kriminologie an der University of Greenwich gemacht hat. „Ich habe hier schon jahrzehntelang mit Jungs zu tun, die aus welchem Grund auch immer auf die schiefe oder sehr schiefe Bahn geraten sind. Das Leben ist kurz, Signora, ich freue mich immer, wenn ich erfahre, dass jemand hier etwas mehr verstanden hat als das, was ich ihm vermitteln kann."

„Ich verstehe."

Wow, was für ein heißer Typ!

„Und bitte", fügt er noch hinzu, „gehen Sie im Abschlussgespräch sensibel vor, denn dann sehe ich die Chance, dass bei dem einen oder anderen etwas Positives hängenbleibt. Sie sind dann mit dem, was Sie brauchen, schon durch. Den letzten Schritt könnten Sie für uns machen. Wir bekommen so wenig Gelder für solche Operationen."

„Okay."

„Ich habe dieser Studie zugestimmt, weil ich mir davon verspreche, dass der eine oder andere etwas verstehen wird."

„Das mache ich sehr, sehr gerne", erwidert Amelie lächelnd. „Ich werde zusehen, dass ich das selbst übernehme. Allerdings ... wir haben es hier mit Profis zu tun. Ein Profikiller wartet nur auf die Gelegenheit, abzuhauen und Vergeltung zu üben. Er erahnt so eine Möglichkeit nicht einmal, dass etwas anderes passieren könnte."

„Unterschätzen Sie das nicht."

Das imponiert Amelie sehr. Sie ist nun am Zug und würde sich freuen, etwas Gutes zu bewirken. Oder verarscht er sie nur?

„Ich brauche dann nur einen sehr guten Dolmetscher", teilt sie ihm mit.

„Das lässt sich organisieren", entgegnet er und sie verabschieden sich herzlich voneinander.

Draußen zeigt sich Alfonso unzufrieden. Doch Amelie pfeift ihn sofort zurück:

„Ich bin jetzt hier und treffe die Entscheidungen. Was ist mit Ihnen los? Ich kann mich gerne um einen anderen Versuchsleiter hier in Italien bemühen, da genügt schon ein Anruf. Aber ich will vor allem wissen, was mit Ihnen los ist."

Ein Wärter kommt und unterbricht diesen Disput. Er nimmt sie mit in einen Gang, wo viele Gefangene sitzen. Sie versucht es mit Small Talk:

„Rom hat eine so hohe Dichte an historischen Gebäuden, dass sogar ein Gefängnis wie dieses von außen bewundert werden kann. Doch das Innenleben verrät die wahren Absichten der Einrichtung, die in ihren kalten Mauern alles im Verborgenen hält und nichts nach außen durchdringen lässt."

„Das brauchen wir", murmelt der Wärter vor sich hin, „genau das brauchen wir."

Amelie wird dann kurz belehrt, wie sie sich zu verhalten und zu reagieren hat, man will ja sicher sein, dass der deutsche, weibliche Gast wieder heil zurückkommt. Sie erhält eine Art Piepser, wie ein Arzt im Krankenhaus, sodass sie jederzeit Alarm auslösen kann. Auch wenn sie an *Das Schweigen der Lämmer* denkt, nimmt sie das Ganze real nicht als Gefahr wahr. Der Wächter merkt das und erzählt eine Horrorgeschichte, die hier angeblich passiert sein soll. Amelie erblasst, darauf hatte sie keinen Einfluss und der Wächter freut sich, sein Ziel erreicht zu haben, sodass alle vorsichtig sein werden. Er tritt triumphierend zur Seite, um sie vorbeizulassen. Amelie ärgert sich im Stillen, dass die Story ihre Wirkung nicht verfehlt hat.

Sie geht durch die Gänge und schaut nach rechts und links, lächelt verlegen, bis sie in einem Raum angelangt sind, in dem ein Mann sitzt und sie zynisch grinsend anschaut. Sie begrüßt ihn auf Italienisch und erläutert ihre Anwesenheit, sie hat diesen Text auswendig gelernt. Um keine Diskussion auszulösen, sagt sie, dass sie keine Konversation führen kann:

„Sono un partecipante passivo qui. Per favore perdonami per non aver risposto a nessuna domanda. Inoltre, non posso parlare italiano, tutto è tradotto per me, ma solo dai funzionari."

Damit hat er verstanden, dass Amelie nur eine passive Teilnehmerin ist, und da Sie kein Italienisch kann, auch keine Fragen beantwortet, aber alles von dem Herrn neben ihr übersetzt wird.

Sie setzt sich hin und nimmt ihre Rolle ein. Sie ist nicht nur passiv, sondern sieht auch so aus, dass einerseits der Proband relativ schnell damit aufhört, sie anzusprechen, vielleicht sogar aufhört, sie überhaupt wahrzunehmen. Andererseits ist sie für ihn da, wenn die Fragen zu tief gehen.

Dem Gefangenen wird noch einmal erläutert, was gemacht wird, ihm wird bei einem positiv ausgefallenen Ergebnis in Aussicht gestellt, dass eine Rehabilitation infrage kommen könnte. Auch wenn niemand daran zu glauben scheint, es huscht ein Hauch von Hoffnung über sein Gesicht, obwohl er das eigentlich gar nicht zeigen will.

Und Amelie? Was geht in ihr vor?

Innerlich leidet sie wie ein Hund, und das direkt aus zwei Gründen. Sie will diesen Menschen verstehen. Und dann passiert es.

Seine Art kommt ihr so bekannt vor. Sie fühlte sich wie damals in der Psychotherapie bei Hase. Je mehr sie ihn innerlich an sich ranlässt, desto mehr kommen die Erinnerungen zurück. Es ist für sie kaum vorstellbar, dass sie so einem mit einer ähnlichen psychischen Struktur mehr als zwei Jahre lang hilflos ausgeliefert war und sich nicht dagegen wehren konnte, was sich dann auch nachts in Albträumen widerspiegelte.

Doch kein einziges Mal war ihr die Idee gekommen, dass ihr mit Hase ein Psychopath in Reinkultur gegenübersaß.

Amelie fühlt sich unwohl, immer mehr Erinnerungen tauchen auf, sie muss erkennen, dass sie viel zu lange so einem Unmenschen gegenübersaß, der sie manipulierte. Immer, wenn sie sich wehrte, sich erklären wollte, ließ er das nicht zu. Dieses Ausgeliefertsein von damals steigt völlig unerwartet in ihr hoch und sie fühlt sich so klein und hilflos wie damals. Rückblickend betrachtet erscheint es ihr, dass sie für Hase nie ein Mensch, sondern nur ein Objekt war, an dem er sich austoben konnte. Seine kranken Fantasien an ihr ausleben und seine teuflischen Therapieelemente über ihr ausgießen konnte, damit sie darin ertrinken sollte. Die Manipulation, die er an ihr par excellence vollzog, hat sich in sie eingeritzt, wie die Rillen in eine Schallplatte. Sie merkt, sie erlebt gerade einen Flashback. Gott sei Dank weiß sie, wie sie damit umzugehen hat und welche Vorgänge sie in ihrem Gehirn abrufen muss, um wieder Realitätsbezug herbeizuführen.

Trotzdem bekommt sie Angst, sie weiß: Das kann innerlich ganz schön aufwühlen und einem den Boden unter den Füßen wegziehen. Sie empfindet in diesem Augenblick einen heftigen Schmerz. Denn solche Menschen mit einem solch verdorbenen Charakter wie der, der hier gerade vor ihr sitzt, haben sie nachhaltig traumatisiert und schmerzhafte Spuren hinterlassen. Das war wahre Folter. Folter in der Psychotherapie.

Amelie reißt sich zusammen und versucht, sich zu konzentrieren. Doch der Schmerz ist stärker, der Flashback reißt diese Wunden auf, die nie richtig heilen konnten. Sie will auf jeden Fall verhindern, dass sie die Emotionen körperlich spürt, denn dann merken das alle anderen auch.

Die Begegnung mit diesem Profikiller ist heftiger, als sie befürchtet hat. Geahnt hat sie auch nicht, wie sehr sie die Ähnlichkeit erkennt. Die Ähnlichkeit des Seins dieser bestialischen Gestalten. Der Psychotherapeut in der Funktion eines Profikillers. Im Auftrag des Staates. Die Frage ist und bleibt, ob der Staat das will oder ob der Staat das nicht weiß, was sich hier seit vielen Jahren abspielt.

Ich brauche ein Szenario, denkt Amelie. Sie ruft innerlich Arnold, ihren inneren Ersatzvater in sich auf und spürt, wie er sie festhält. Sie fühlt seinen starken Körper, als ob er da wäre und sie sich anlehnen, den Stress loslassen und sich in die innere Präsenz des Szenarios einfühlen kann.

Das ist so intensiv, dass er augenblicklich da zu sein scheint, für sie ist er in diesem Moment da. Schon geht es ihr besser.

Sie erkennt, dass sie hier in dem Gefängnis, in der Begegnung mit diesem Gefangenen, der einmal Profikiller gewesen ist, ihre traumatische Begegnung gerade wiederholt. Sie fühlt, sie ist mitten in der Bearbeitung ihres Traumas, das ihr zugefügt wurde. Dieser Gefangene hat es mit seinen Blicken, mit seiner entmenschlichenden Art ausgelöst, sodass sie flüchtig erlebt hat, wie sie in eine alte, ungesunde innere Welt zurückversetzt wurde.

Ja, sie erkennt das Muster wieder. Der Therapeut hat sie gefoltert. Und sie, Amelie, sie will das so differenziert wie möglich aufzeigen. In die Welt hinaustragen. Im Gesicht des Profikillers, so wie er mit anderen Menschen umgeht, entdeckt sie die Züge des Absolutismus. Kalt, professionell, ohne jegliche Emotionen. Dieses Unrecht darf sich nicht fortsetzen. Sie weiß, dass sie damit nicht allein ist. Es gibt viele Betroffene.

Der ehemalige Auftragskiller, der in diesem Moment vor ihr sitzt, hat genau diese psychische Konstitution wie ihr damaliger Psychotherapeut. Skrupellosigkeit, Entmenschlichung und Distanziertheit, die unheilige Dreifaltigkeit, die nicht angemessen ist. Das spürt sie mit jeder Faser ihres Seins. Das Bewusstsein darüber hilft ihr, konzentriert ihren Job zu machen.

Plötzlich ist sie wieder voller Energie, als ob sie ihr Leben in diesem Moment zurückbekommen hätte. Hier in Rom, der città eterna, soll ihr Leiden nach all den Jahren endlich enden!

Mein Gott, der Sinnlich. Was dachte er sich dabei, sie hierherzuschicken? Hatte er vielleicht geahnt, dass …?

Erleichtert und voller Energie beobachtet sie das Geschehen weiter. Sie macht Notizen und schreibt ihre Beobachtungen auf. Sie ist präsent und wissbegierig und merkt, dass die bösen Blicke des Gefangenen an ihr abperlen wie Regen an einer Wachstuchdecke. Vor allem aber freut sie sich auf weitere Tage in Rom.

Als sie draußen sind, sagt sie zu Alfonso: „Irgendwie tut er mir leid."

„Und zu mir sind sie so hart?"

„Das wollte ich nicht, tut mir leid."

Sie lächelt ihn an. „Haben Sie Zeit, noch etwas trinken zu gehen?"

„Das machen wir."

Sie verbringen noch paar Stunden zusammen. Sie gehen entlang des Tibers in Richtung Vatikan. Auch wenn es ein sehr persönliches Gespräch war, die professionelle Haltung haben beide bewahren können und das macht sie sehr zufrieden.

* * *

Die Nacht war kurz, aber das frühe Aufstehen ist auf Reisen Pflicht. Wer weiß, wann man wiederkommt! Geht man morgens aus dem Haus, dann kommt man am Abend um ungeahnte Erlebnisse bereichert zurück. Denn in Rom ist hinter jeder Ecke eine Überraschung, eine Kirche, ein Monument oder nur ein Wohnhaus, das sich näher anzusehen lohnt. Amelie freut sich auf weitere Tage und hat gar nicht die Absicht, ein Rückflugticket zu buchen. Sie will noch viel erleben und aus dem Vollen schöpfen, sie liebt die ewige Stadt.

Abends beginnt sie zu arbeiten und macht die halbe Nacht Notizen. Mit einer solch starken und extremen Retraumatisierung durch den Gefangenen hat sie nicht gerechnet. Ist es tatsächlich so, dass Therapeuten dieselbe Haltung einnehmen wie ein Profikiller? Das hat sie auf jedem Fall so empfunden und sie ist erschüttert.

Amelie hat vorerst die Termine im Gefängnis abgesagt, zu sehr hat sie das alles mitgenommen. Die Gespräche kann vorerst Alfonso führen. So war es ja ursprünglich auch geplant, allerdings hat sie dem Gefängnisdirektor versprochen, dass sie die Interviews leitet, er wird nicht begeistert sein. Aber die Begegnung mit dem Auftragskiller im Gefängnis hat sie doch mehr aufgewühlt, als sie anfänglich wahrhaben wollte. Sie wird alles überprüfen und leiten, das ist ok, aber sich noch einmal den Killern aussetzen, das will sie vorerst nicht.

Nun schlendert sie durch die ihr bereits vertraut gewordene Stadt. An der Fontana di Trevi wirf sie ein Centstück hinter sich. Dieses Mal mit dem tiefen Wunsch, endlich glücklich zu werden und einen Partner zu finden. Unter ihren Füßen sieht sie ein rotes Plastikherz, das hebt sie auf und will es in die Hülle ihres iPhones stecken. Doch der Wind spielt sein eigenes Spiel, reißt ihr das Herz aus der Hand und weg ist es. Wie im Leben. Sie hat kein Glück in der Liebe. Amelie ist traurig, es wäre so ein schönes Symbol gewesen. „Herzlos“ geht sie zur Piazza Venezia weiter. Sie kennt den Zustand, die Tage nach einer Retraumatisierung sind immer grausam. Deshalb sucht sie die Sonne, nette Menschen und schöne Bilder. Der Palazzo Venezia wird ihr das heute geben. Sie geht hoch, so hoch wie möglich, um noch einmal Rom von oben zu sehen. Sie hat eine wunderschöne Sicht – vom Vatikan auf der einen bis zum Kolosseum auf der anderen Seite und weit darüber hinaus. Nach dem gestrigen Tag fühlt sie sich extrem alleine, sie hat niemanden, um darüber zu reden. Es ist nicht schön, nach solchen extremen Erlebnissen so vollkommen alleine sein zu müssen.

Und genau in dem Moment, wo sie vor Einsamkeit zu sterben droht, läutet ihr Privathandy. Nicht im Geringsten hat sie Lust, zu schauen, wer sie da stört. Doch stören bei was – beim Grübeln? Sie muss so über ihren Scherz so lachen, dass sie das Gespräch dann doch annimmt.

„Ja bitte", sagt sie schroff, sie mag es nicht, wenn jemand anonym anruft. Doch dann ist sie überrascht, als sie die liebevolle Stimme vom Kommissar Hofer hört, der fragt, wie es ihr geht und wo sie denn genau wäre. Wahrscheinlich hat er von Sinnlich gehört, dass sie Termine abgesagt hat. Und genau in diesem Moment schlagen Wellen der Traurigkeit über ihr zusammen, sie bricht in Tränen aus. Heulend erzählt sie ihm, was vorgestern passiert ist, ohne dass er überhaupt danach gefragt hat. Er ist ein sehr guter Zuhörer und Amelie erzählt weiter, entschuldigt sich zugleich und am liebsten würde sie die letzten Minuten ungeschehen machen, verändern, eine neue Chance bekommen, das Telefonat noch mal neu zu beginnen.

„Sorry, könnten Sie bitte noch mal anrufen, Herr Hofer, und wir beginnen das Gespräch neu?" Sie versucht ihre Fassung wiederzugewinnen.

„Ja, das könnten wir", entgegnet Hofer, „aber das brauchen wir nicht. Ich bin da, ich bin immer für Sie da."

„Woher wissen Sie, dass ich die Termine abgesagt habe?"

„Termine? Davon weiß ich nichts."

„Warum rufen Sie dann an?"

„Um zu fragen, wie es Ihnen geht? In Rom? Was ist denn geschehen?"

Blöder geht es nicht, denkt sie. *Da vertrauen sie mir eine geheime Mission an und ich habe voll versagt.*

„Mir geht es gut in Rom", versucht sie abzulenken und erzählt über die schöne Stadt, ihre täglichen Spaziergänge, ihr Frühstücksrestaurant und das leckere Essen gestern bei Filippos Mutter.

„Das ist schön, Amelie, das ist alles schön. Ich werde heute noch mit Professor Sinnlich sprechen und nehme die Abendmaschine nach Rom. Ich lande erst nach 22:00 Uhr, ich rufe Sie an, wenn ich im Leonardo Express vom Flughafen zum Hauptbahnhof Termini sitze. Die Fahrt dauert eine gute halbe Stunde."

Schlechter hätte alles nicht laufen können, denkt sie, als sie aufgelegt hat. Wahrscheinlich ist sie jetzt aus der Geheimmission gefeuert. Sie schleppt sich durch die Straßen zum Hotel, fällt aufs Bett und schläft ein.

Sie hört Musiker auf der Piazza Navona, viele Menschen reden, sie schaut raus. Künstler verkaufen ihre Bilder, Kellner laden Menschen in ihre Restaurants ein. Sie fühlt sich besser, die Piazza scheint ihr gutzutun und bietet eine Lebendigkeit, die sie braucht. Ein Teil von Rom. Der Musiker singt eine Opernarie, das kennt sie doch? Ah, *La finta semplice* von Mozart.

Sie ruft noch schnell in Freiburg an, dort hätte sie gerne eine Wohnung. Leider wird ihr abgesagt, weil man dort nicht gern an alleinstehende Frauen vermietet. Na super, sie hofft, dass sie etwas anderes findet.

Kaum hat sie aufgelegt, klingelt ihr Handy. Es ist Hofer, er sitzt im Flughafenexpress und sie verabreden sich im UNA Restaurant am Bahnhof Termini, wo sein Zug ankommen wird. Schnell zieht sie sich um und macht sich auf den Weg ins Restaurant.

„Ameliiie", begrüßt sie Kommissar Hofer, wobei er das „I" freudig erregt in die Länge zieht. Er trägt eine bayerische Trachtenjacke und hat bereits einen Tisch für sie beide ausgesucht. Sie fühlt sich wieder etwas besser, denkt aber, dass eine Entschuldigung fällig ist. *Oh Gott, wie komme ich jetzt da wieder raus? Ich bin so blöd*, klagt sie sich an.

Als sie Hofer dann aber in dieser albernen Jacke anschaut, die so gar nicht hier nach Rom passen will, muss sie lachen. Hofer erwähnt mit keinem Wort, dass sie die Gesprächstermine im Gefängnis abgesagt hat und erzählt ihr, dass Sinnlich seine Idee gut fand, bei ihr in Rom nach dem Rechten zu sehen.

„Was passiert hier gerade mit mir?", seufzt sie und holt tief Luft.

„Es tut mir leid, wir haben Sie ins kalte Wasser geschmissen, so ist es halt oft in so einem Projekt. Wir konnten ja nicht ahnen, dass es Sie so mitnehmen würde, aber Sie sehen, wir lassen Sie nicht untergehen. Und ich bin ja nun auch hier. Wie gefällt es Ihnen denn in Rom?

„Super!" Ein Lächeln huscht über ihr Gesicht.

„Es war klug, dass Sie nur ein One-Way-Ticket gebucht haben, dann können Sie länger hierbleiben und das Projekt noch ein wenig weiter vorantreiben. Ich habe gehört, morgen geht es weiter?"

„Ja, morgen ist die Untersuchung mit dem fMRT in der Uniklinik."

„Okay Amelie, erzähl mir aber erst einmal, was gestern passiert ist."

Es ist das erste Mal, dass er sie duzt, und als er seine Hand auf ihre legt, lässt sie ihn gewähren. Sie ist warm, genau wie der Blick aus seinen braunen Augen.

„Meine Aufgabe war die Dokumentation des Geschehens, möglichst differenziert. Die Schritte der Studie sind mir ja bekannt, sodass ich nur damit beschäftigt war, das Gesagte zu protokollieren. Ich bin ziemlich unbefangen an die Sache herangegangen, und da der Gefangene Englisch konnte, habe ich alles auf Anhieb verstanden, auch ohne den anwesenden Dolmetscher."

Amelie nimmt einen Schluck Wein, in Gedanken ist sie aber immer noch bei dem Auftragskiller.

„Und an einem bestimmten Punkt, da ist es dann passiert. Ich könnte gar nicht genau sagen, was der Auslöser war. Es war ein Gefühl, als ob ich schwächer werden würde. Das ist erst mal nichts Ungewöhnliches, weil ich viel arbeite und Erschöpfung nun mal da ist. Doch das fühlte sich anders an als sonst, komisch, und irgendwie merkte ich, dass ich nicht mehr in der Gegenwart war, sondern …"

Sie holt tief Luft, eine Träne läuft über ihre Wange, die Hofer mit einer zärtlichen Geste wegwischt.

„Auf einmal war die Realität aufgehoben, Zeit und Raum verwischten, und ich saß wieder bei Hase in der Therapie. Erst versuchte ich mich noch gegen die Gefühle und Erinnerungen zu wehren, die mein Unterbewusstsein so gnadenlos an die Oberfläche spuckte. Doch es sollte wohl genau in diesem Moment passieren, mir wurde mit voller Wucht bewusst, wie skrupellos Hase war. Er hat versucht, mich auseinanderzunehmen und nach seinen Vorstellungen neu zusammenzusetzen. Er hat mich entmenschlicht, aus mir ein dummes kleines Kind gemacht. Sie … du erinnerst dich, dass ich dir das schon einmal erzählt habe, aber das war nur die Spitze des Eisbergs. Was mir da im Interview passiert ist … es war, als ob all das, was ich so tief in meiner ganz persönlichen Büchse der Pandora versteckt hatte, nun herauskam. Sich nach all den Jahren befreite, um mir die Augen zu öffnen. Dafür, warum ich so unglücklich bin, in meinem Beruf nicht weiterkomme."

Sie schweigt kurz, dann fährt sie fort:

„Weißt du, er hat absichtlich meine Ich-Strukturen gebrochen. Tag für Tag und hat mich immer wieder mit medizinischen Fachbegriffen überschüttet. Das war skrupellos, emotionslos und kalt. Er wusste, was er tat, und er rechtfertigte die Tat vor sich selbst wahrscheinlich damit, dass er dachte, wenn er sich an meinem Unglück ergötzt, dass es dann auch für mich ein Stück weit Heilung bringt. Schwachsinn hoch drei!"

„Kannst du ein Beispiel nennen?"

„Oh, das ist eine lange Geschichte."

„Ach, säßen wir beide doch jetzt bei einem guten Glas Wein in einem Restaurant in Rom …" Jetzt hat er sie tatsächlich zum Lachen gebracht. „Hey, ich bin hier, um zu sehen, wie es dir geht, also erzähl!"

„Okay, du hast recht. Meine Mutter hatte einen Geliebten, Hans, und als ich auf die Welt kam, hatte mein Vater viele Jahre lang gedacht, ich wäre das Kind von Hans. Und so hat er mich dann auch behandelt, er hat mir stets das Gefühl gegeben, fehl am Platz zu sein, überflüssig. Kein Wunder, dass ich so einen Schuss weg habe, was Männer anbelangt. Später hat er dann aber gemerkt, dass ich ihm so ähnlich sah, und er verstand, dass ich doch sein Kind war. All das hat mein Unterbewusstsein aber ausgelöscht, wahrscheinlich, um mir den Schmerz dieser frühen Kindheitsjahre fernzuhalten. Irgendwann bin ich dann zu Hase gegangen und bat ihn, dass wir meine Geschichte rekonstruieren und uns nicht permanent nur auf das kleine Mädchen konzentrieren. Aber genau das war es ja, was er wollte: ein kleines, hilfloses Mädchen aus mir machen, das er rumschubsen konnte. Er hat mich als Erwachsene ausgeschaltet und infantilisiert. Ich wollte endlich meine Geschichte klären und kein kleines Mädchen sein. Es war nicht alles in meiner Kindheit schlecht. Auf eine Art wurde ich sehr geliebt, aber ich musste verstehen, was da geschehen ist."

Hofer hört gebannt zu. Er weiß bereits aus den Berichten von Hofers anderen Patienten, dass diese ähnlichen Foltermethoden in seiner Praxis erlebt haben.

Sie fährt fort: *„Seine Therapiemethoden waren so rabiat, dass ich das Gefühl hatte, er bringt mich um. Er ließ mich eine Absolutheit spüren, die mich dazu gezwungen hat, meine Bedürfnisse zu verleugnen. In einer Beziehung will man lebendig sein, und das gilt auch oder sogar gerade in der Beziehung zu seinem Psychotherapeuten, der ja eine* *wichtige Bezugsperson ist, einem helfen soll. Stattdessen aber wurde ich gänzlich entmündigt und von ihm zur Null reduziert.*

Das schockierte mich und natürlich habe ich ihn irgendwann durchschaut. Ich begann, Fragen zu stellen, wollte die Absichten hinter seiner Therapiemethode erklärt haben. Dabei stieß ich aber bei ihm auf eine Mauer des Schweigens, ja viel schlimmer noch: Er begann, jede meiner Fragen in eine psychiatrische Diagnose zu verpacken. Borderline war eine davon. Dann unterstellte er mir, dass ich mehrere Persönlichkeiten hätte. Ich bat ihn nochmals inständig, mir bei meinem Prozess zu helfen, ich habe nach 30 Jahren meine Schwester gesehen und hätte weiß Gott Bedürfnis, darüber zu sprechen.

Das war einer der schlimmsten Momente, als er sich geweigert hat, das mit mir aufzuarbeiten. Das war an der Grenze des Aushaltbaren, das alleine zu schaffen, gleichzeitig noch seine Manipulation auszuhalten und seine Angriffe mit Diagnosen, die absoluter Bullshit waren.

„Habe ich kein Recht, meine Lebensgeschichte erklärt zu bekommen, therapeutische Hilfe zu erhalten?"

„Doch, das hast du", entgegnet Hofer. Er hält immer noch ihre Hand, die er aber nun loslässt, da der Kellner das Essen bringt.

„Tja und gestern … Als da dieser Profikiller vor mir saß, war es echt so, als wäre er Hase."

„Wie ging es denn weiter, als du für dich klar hattest, was Hase mit dir gemacht hat? Und hat der Profikiller eigentlich gemerkt, was dich da gerade bewegte?"

„Ich glaube nicht, ich merkte die Retraumatisierung ziemlich deutlich, da musste ich es geschehen lassen. Ich habe es ziemlich gut geschafft, mich auf beide Ebenen zu konzentrieren. Ich versuchte, das Beste daraus zu machen, und ging in Konzentration über."

„Wie das?"

„Retraumatisierung ist ein Zustand, der den Menschen aus der aktuellen Realität entfernt und kurzzeitig in die Vergangenheit versetzt. Der Moment wird noch mal wiedererlebt, als man damals das Schlimmste erlebte. Ich bin darin geübt und sobald ich das merke, kehre ich mit Hilfe von Psychischen Neuroimplantaten in die aktuelle Realität zurück. Was bleibt, ist die Erkenntnis, dass Hase tatsächlich so schlimm war. Das war das, was am Anfang der Untersuchung gestern anders war, bis dahin hatte ich nämlich daran gezweifelt, ob er wirklich so schlimm war. Jetzt zweifle ich nicht mehr daran.

Alle Puzzlesteinchen legten sich plötzlich an den richtigen Platz, sodass sich ein Gesamtbild ergab. Es war, als hätte jemand einen Schleier von meinen Augen gezogen, und alles war mit einem Schlag wieder normal."

„Du hast viel im Leben erreicht und so einen Umgang nicht verdient." Da ist sich Hofer sicher.

„Er hat mir alle positiven Eigenschaften einfach weggenommen, als ob ich diese nicht hätte. Das war so grausam, das kannst du Dir nicht vorstellen. Zu dieser Zeit damals habe ich Tag und Nacht gearbeitet, ich pflegte Beziehungen und war beliebt. Und dann kam er und später noch die Gutachterin, die mich so extrem verletzt hat. Hase hat alles Gute in mir vernichtet, eins nach dem anderen, indem er auf die positiven Anteile meiner Persönlichkeit gar nicht erst einging, sie bewusst vermieden und verleugnet hat und mich permanent in die Regression zwang."

„Und genau diese Skrupellosigkeit hast du gestern während des Interviews mit dem Killer wieder gespürt?"

„Genau, es war, als hätte man mir den Boden unter den Füßen weggezogen. Und die unausgesprochene Botschaft von Hase hallt wie in einer Endlosschleife in mir nach: ‚Du bist nichts und nur durch mich bist du jemand.' Schrecklich!"

„Es tut mir leid", sagt Hofer und winkt dem Kellner. „Il conto, per favore."

Danach gehen sie Hand in Hand durch Rom, schweigend und in einem tiefen Verständnis füreinander. Noch nie hat Amelie irgendjemandem ihre Geschichte außerhalb der Therapie erzählt, und bei Hofer so viel Verständnis zu finden, empfand sie als ein unfassbares Glück.

Er begleitet sie bis in die Hotellobby. Ja, er ist zweifellos ein attraktiver Mann und sie fühlt,

Hofer ist Gentleman genug, es bei einem Kuss auf die Wange zu belassen.

Sie verabreden sich zum Frühstück, sie hat ihn im Eifer des Gefechts gar nicht gefragt, wo er untergebracht ist, wann er wieder fliegt, aber eines weiß sie mit Sicherheit: Sie hat einen Freund in Hofer gefunden, der sie versteht und vor allem nicht für verrückt hält.

Sie legt sich ins Bett und zum ersten Mal seit sehr langer Zeit schläft sie mit einem Lächeln auf dem Gesicht ein und wacht mit dem Gefühl des Glücks auf.

* * *

Der nächste Morgen beginnt mit einer Überraschung. Wie immer geht sie zum Frühstück in das gegenüberliegende Restaurant. Sie schaut raus, da sitzt schon der Hofer. Man, der kann echt Gedanken lesen. Sie nimmt schnell ihren Laptop in die Hand und rennt runter.

„Buongiorno Signore", begrüßt sie ihn lachend. Ihr fällt ein, dass sie ihm von diesem Restaurant erzählt hat und dass sie hier immer frühstückt. „Schlau", meint sie und blinzelt ihm zu. „Die Überraschung ist dir gelungen." Sie trägt ihr neues Wickelkleid, das sie sich gestern in der Via Condotti gegönnt hat, die Sonne scheint und sie freut sich, den neuen Tag mit einer so netten Gesellschaft zu beginnen. „Ich werde mir ein englisches Frühstück bestellen", sagt er, „dieses ..."

Und sie beendet den Satz für ihn: „… süße Zeug am frühen Morgen kann man nicht essen!"

Sie lachen und unterhalten sich unbeschwert. Zu der nächsten Untersuchung in der Klinik um 11:00 Uhr begleitet Hofer sie noch. Als sie ankommen, sieht er ihr dann aber traurig in die Augen.

„Ist was?" Amelie fragt sich, ob sie etwas falsch gemacht hat.

„Ich muss zum Flughafen. Nach Berlin, Sternberg hat mich gebeten zu kommen."

„Sehen wir uns …?", setzt Amelie an.

„Ja, das hoffe ich doch sehr." Wie gestern Abend küsst er sie zuerst auf die Wange, um sie dann an sich zu ziehen und ihr vorsichtig einen Kuss auf den Mund zu geben.

Verlegen weiß sie mit dieser Situation nicht so recht umzugehen. „Ich mache mich dann mal auf den Weg in die Radiologie. Bin gespannt, was für fMRT-Maschinen die haben."

Hofer geht zum Bahnhof Termini, um den nächsten Flughafenexpress zu nehmen. Er fühlt sich maximal angefressen, er wäre gern noch bei ihr in Rom geblieben.

Amelie kommt ein wenig atemlos in der Germelli-Klinik an. „Guten Tag Dottore, hat die Untersuchung schon begonnen?"

„Nein, nein, alles gut", entgegnet der Arzt.

„Sind die Geräte bereit? Wo befindet sich der Proband?" Amelie ist total aufgeregt, ein wenig hat sie Angst, nochmals so einen Flashback zu erleben.

„Keine Panik, Signora Amelie, nun lassen Sie mal Ihre teutonische Hektik beiseite." Er lacht, dass Amelie keine gebürtige Deutsche ist, kann er ja nicht wissen. „Außerdem laden wir gerade noch die neue Software für die Auswertung herunter."

„Diese Verspätung ist aber jetzt typisch italienisch", neckt Amelie den Dottore. Sie merkt, dass sich eine ungeheure Leichtigkeit ihrer bemächtigt hat, ein völlig neues Lebensgefühl. Früher hätte sie nie mit einem wildfremden Mann geflirtet. „Dottore Bertolini wird uns umbringen, wenn hier etwas schiefläuft.“ Sie gibt ihrer Stimme absichtlich einen oberlehrerhaften Ton und beide lachen.

Amelie nutzt die Wartezeit und geht zu dem Probanden. Auch hier merkt sie, dass sie mutiger ist als gestern noch.

„Buongiorno Signore Gernelli, nice to meet you.“

„Was für ein Vergnügen“, entgegnet er in recht passablem Englisch, „wir bekommen hier viel zu wenig Frauen zu Gesicht.“

„Wie geht es Ihrer Familie?“, fragt sie ihn.

Mit dieser Frage hat er nicht gerechnet. „Was geht Sie meine Familie an!“ Er versucht aufzuspringen. Wird wütend. Der Beamte hält ihn an der Schulter fest und drückt ihn nach unten.

„Das größte Gut, das wir haben, ist die Familie“, antwortet Amelie mutig. „Wie konnten Sie es vor Ihrem Gewissen vereinbaren, Kindern für Geld ihren Vater zu nehmen?“

„Ganz einfach, meine Kinder sind in einer Privatschule, das Haus muss noch abbezahlt werden, woher soll das Geld kommen?“

„Es gibt normale Schulen und Wohnungen zur Miete“, entgegnet sie sehr kühl.

„Was reden Sie da?“

„Das hört sich für mich so an, als wenn das der einzig mögliche Job für Sie wäre, koste es, was es wolle.“

Für einen Moment kehrt ein unangenehmes Schweigen ein.

„Also, wenn das alle so machen würden …“, echauffiert sie sich.

„Jeder lebt sein Leben“, meint er schulterzuckend.

„Das Sie dann auslöschen.“

„Auftrag ist Auftrag.“

„Solch einen Auftrag sollte niemand annehmen.“

„Jedem sein Leben.“

„Eben. Und das darf niemand auslöschen!“

„Wenn Sie das sagen …“

An den Typen kommst du nicht heran, denkt sie. Ich hab alles vermasselt.

Sie geht wieder auf den Flur und wartet lieber, bis es losgeht. Sie ärgert sich dermaßen über sich selbst. *Das war so unprofessionell!*, tadelt sie sich.

Als es dann endlich losgeht, ist sie distanziert und voller Wut. Sie schaut den Probanden nicht einmal an.

„Sie haben mich bereits abgeschrieben, stimmt's?", hört sie ganz unerwartet von ihm.

„Hängt von Ihnen ab", brummelt sie immer noch missgelaunt.

Ihre Antwort ist schroff, sie ist aber auch nicht bereit, dem noch etwas hinzuzufügen.

„Sie denken, Sie sind etwas Besseres als ich?" Er kommt nicht damit klar, dass sie ihn schneidet.

Sie wendet sich ihm ruhig zu und sagt mit einem nahezu liebevollen Ton:

„Lassen Sie uns bitte …", sie holt tief Luft, „… hier unsere Aufgabe erfüllen, ich muss den Termin einhalten. Ich würde mich gerne weiter mit Ihnen unterhalten, vielleicht ein anderes Mal. Bitte lassen Sie uns jetzt die Untersuchung durchführen."

Sie macht eine kurze Pause und schaut ihm direkt in die Augen. Nicht aufdringlich, nicht unangenehm, aber so, dass er spürt, dass Sie keine Angst vor ihm hat. Und er spürt das. Der Killer und die Untersuchungsleiterin. Für Amelie ist es Triumph und Beruhigung zugleich, festzustellen, dass sie keine Furcht empfindet, anders als noch gestern, wo ihr Unterbewusstsein ihr einen Streich spielte und sie gedanklich in die Zeit der schlimmen Therapie zurückkatapultierte.

„Wann ist Ihnen eigentlich Ihr Mitgefühl abhandengekommen?", rutscht es ihr heraus. Wo immer diese Frage auch herkam, aber sie bringt ihre Gefühle auf den Punkt.

„Sie sind anders als die Psychologen und Bullen, mit denen ich es sonst zu tun habe. Sie stellen andere Fragen."

„Das ist aber keine Antwort auf meine Frage." Amelie merkt, dass sie Oberwasser hat in dieser Diskussion.

„Wann? Ich war sehr klein …"

„Signora Amelie, wir müssen weiter", ruft der Arzt ihr in Erinnerung.

„Warten Sie", versucht der Ex-Killer es noch einmal.

Von mir kriegst du keine Absolution, du Scheißkerl! Das denkt sie jedoch nur, sagt dann zu ihm:

„Das können wir im Rahmen eines Interviews besprechen."

Später hat sie Hofer am Telefon, der sich meldet, um ihr zu sagen, dass er gut in Berlin angekommen ist.

„Ich gab ihm die Hand und wunderte mich, dass ich nicht mehr kotzen musste", berichtet sie ihm.

Jeder Experte von traumatischen Erlebnissen würde direkt verstehen, was hier passiert ist. Man spürt traumatische Erlebnisse im Alltag nicht. Wenn man aber in eine ähnliche Situation wie seinerzeit bei der Zufügung des Traumas gerät, dann wird dieses wiederbelebt. Wird das verstanden und der Schmerz durchlebt, dann kann es sich auflösen. Zeigt ein Mensch dabei ehrliche emotionale Zuwendung und Verständnis, sodass der Betroffene das Gefühl hat, sich anlehnen zu können, den anderen als stärker zu erleben, dann hat er gute Chancen, dass das Trauma sich ganz auflöst.

Amelie hat durch die heutige Begegnung mit dem Auftragskiller die frühere Folter durch die Psychotherapie verarbeiten können.

STUDIE – STICHPROBE DREI – MICHELANGELO

Dem Tag im Vatikan gebührt ein neues Kapitel. Manche nennen es Vorbestimmung, Amelie nennt es Intuition. Es gibt entscheidende Momente, die das Leben lenken, oder vielleicht passieren, weil man auf einem guten Weg ist und das Richtige tut.

Nun steht sie vor der Sixtinischen Kapelle und ist sehr aufgeregt, fast aufgewühlt, will gar nicht hineingehen. Sie ist aus der Kirche ausgetreten, weil einige Familienmitglieder väterlicherseits katholische Fanatiker waren. Dennoch weiß sie, dass sie zutiefst religiös ist. Leider kann sie das nicht ausüben. Sich der Macht der Kirche beugen, das kann, das will sie nicht.

Warum ist sie dann heute hier? Gerade nach dem Tag gestern? Sie fühlt sich immer noch sehr aufgekratzt. Manchmal versteht sie sich selbst nicht, aber sie muss das heute machen. Um einer mehrere hundert Meter langen Schlange zu entgehen, kauft sie ein Ticket für eine Gruppenführung. Halb interessiert hört sie sich die Erläuterung zu der Sixtinischen Kapelle an:

Auf dem Frontalbild rechts unten sehen Sie das Fegefeuer und einen Mann. Das soll den damaligen Papst darstellen. Michelangelo malte das hinein, als die Wände bereits abgedeckt wurden, um sie am nächsten Tag einzuweihen. Es ist leicht vorstellbar, was in Michelangelo vorging, als er sich zu einem solchen Schritt bewegen ließ.

Eine sagenhaft mutige Tat für die damalige Zeit, *die wahrscheinlich nur möglich war, weil Michelangelo ein begnadeter Künstler und auch für seine Starrköpfigkeit bekannt war. 400 Quadratmeter Fläche, die nicht gerade, sondern gewölbt ist, das hat dieser wunderbare Mensch mit seiner Kraft, seinem Geist und seiner Begabung geschafft.*

Wird ein Mensch an die Grenzen seiner Kraft getrieben, dann bringt er plötzlich eine Energie auf, die ihn psychisch befreit, keine

Einschränkung duldet und ihm eine Sicht auf das Leben verleiht, die ihn von den anderen Menschen unterscheidet. Ein Grad der Freiheit, von der Masse erhaben, zu der man nie wieder zugehörig sein wird.

Diese so demonstrierte Auflehnung der katholischen Kirche gegenüber stellt er höchstwahrscheinlich auch in der linken Ecke des Bildes dar. Hier verewigt er sich selbst, in seiner unmittelbaren Nähe wird Martin Luther vermutet, der sich um 1511 zum Studium in Rom aufhielt.

Auch das mag nur eine Geschichte sein, doch allzu leicht vorstellbar ist es, dass diese Männer etwas verband: die Suche nach der Wahrheit. Ein Kampf gegen die Lüge, die versucht, sich eine Monopolstellung zu verschaffen, um andere zu manipulieren und für sich Gewinn *herauszuschlagen.*

In der Sixtinischen Kapelle kann man so lange sitzen und sich alles anschauen, wie man möchte, Hauptsache, man ist ruhig und macht keine Fotos. Amelie sitzt da und schaut. Was in ihr vorgeht, gleicht dem Ausbruch des Ätna, einer Verbindung zu den Befreiern, Revolutionären, zu den Reformern. Heute spürt sie die Kraft, zu der sie fähig ist, indem sie Themen anspricht, die zu Michelangelos Zeiten wie auch heute die Menschen ausnutzen, nichts nützen und nur Übel anrichten. Genau so, wie die katholische Kirche es immer noch zum Teil tut.

Freiheit ist das höchste Gut, das der Mensch auf dieser Erde genießen kann. Unfreiheit ist Mord, es ist wie ein Dahinvegetieren auf Erden, das Schlimmste, was einem Menschen passieren kann. Lebendig begraben. Nicht leben dürfen.

Gerade in Italien ist es vorgekommen, dass lebenslang verurteilte Häftlinge die Todesstrafe vorziehen würden. Das empfinden sie als erträglicher, statt jeden Tag immer ein Stück weit mehr zu sterben. Keiner kann das besser verstehen als Amelie.

Amelie interessiert sich besonders für das eine Monopol, das der psychischen und mentalen Gesundheit. In ihrem Bemühen, die Wahrheit aufzuzeigen, unterscheidet sie sich nicht von der Mission eines Martin Luther, das Übel des Monopols Psychologie unterscheidet sich nicht von dem Übel, das die katholische Kirche damals wie heute ihren Mitgliedern und die Psychologie wiederum ihren Patienten gegenüber anrichtet.

Amelie sitzt unter den Fresken und verbindet ihre Kräfte mit denen von Michelangelo und Luther. Sie fragt sich, ob sie die Kraft aufbringen kann, ein solches Mega-Vorhaben durchzuziehen.

Als kleines Mädchen dachte sie sich in ihrer Fantasie einen Gott aus. Sie wusste, wie er aussieht und dass er ihr positiv zugewandt ist. Sie stand oft auf dem Balkon und sprach mit ihm. Eigentlich bis heute. Er trug einen Bart, lächelte immer und hielt sie fest. Sie liebte ihn, den eigenen Gott. Dabei entwickelte sie unerschöpfliche Kräfte, allein durch die Sicherheit seiner inneren Anwesenheit.

Wenn sie heute zurückdenkt, versteht sie, dass hier zum ersten Mal, in der Gestalt des von ihr erfundenen Gottes, ein Psychisches Implantat seine Wirkung entfaltete. Amelie hat ihr Leben nur dadurch heil überstanden, weil sie sich mit Psychischen Implantaten zu helfen wusste.

Aufgrund der eigenen sehr komplexen und zugleich schwer zu verstehenden Geschichte war sie dazu gezwungen, Wege zu finden, die ihr ihre eigene psychische Gesundheit ermöglichten. Jetzt ist sie bis nach Rom gereist, um sich den Segen zu holen, um mutiger zu sein, ihr Wissen anderen zur Verfügung zu stellen. Tief in ihrem Inneren merkt sie, dass sie sich gar nicht so sehr von Luther unterscheidet, der versuchte, das Monopol der katholischen Kirche, das den Menschen damals mehr schadete als nützte, aufzuweichen. Auch die Psychotherapie, so wie sie zurzeit noch angewendet wird, schadet, das ist besonders Amelie nach ihren Erfahrungen bewusst.

In ganz Rom läuten um 12:00 Uhr wieder die Glocken, eine wunderbare Stimmung. Es hört sich majestätisch an, erhaben. Amelie wünscht sich, auch so eine Art Glocke zu haben, einen Weckruf, um die Menschen aufzurütteln, vor allem in Deutschland. Damit jeder beginnen könnte, sein Leben voller Glück zu leben, mehr auf seine Intuition hören, ohne aufzuhören, fleißig und ehrgeizig zu sein. Sie wünscht den Menschen, dass sie frei sein können.

Nach einer Stunde ruhigen Sitzens links auf der Bank in der Sixtinischen Kapelle holt sie sich den Segen für ihr Vorhaben. Demut und enorme Kraft zugleich steigen in ihr hinauf. Das Vorgehen von Martin Luther soll ihr Vorbild sein, kombiniert mit der Kraft und Intelligenz von Michelangelo. Sie betet um Weisheit und Gelassenheit zugleich, sie will nichts überstürzen, sie will diese Mission erfolgreich zu Ende führen. Sie vereint sich mit den Größten der Geschichte in dem Bewusstsein, klein wie ein Sandkorn zu sein, verneigt sich vor ihnen, dankt im Stillen und verlässt die Kapelle in Richtung Petersdom.

Unerlaubterweise schießt sie im Rausgehen ein Foto von der Decke und der Wand. *Bin ich eigentlich bescheuert?*, denkt sie. *Das darf man doch nicht*. Doch es war zu spät, es ist einfach über sie gekommen. Sie schämt sich, gleichzeitig fühlt sie sich noch mehr mit Michelangelo verbunden, der hier ebenfalls verbotene Dinge getan hat, indem er gleich einem Vexierbild die katholische Kirche in seinem Werk angeprangert hat. Ein Geschenk von ihm persönlich. Das trifft sie mitten ins Herz und sie dankt ihm zutiefst. Luther schaut höhnisch zu, als wenn er sagen wolle, dass er diese Gefühle kennt und ihm die Bekanntschaft zu Michelangelo in damaliger Zeit viel Kraft gegeben hat.

Draußen angekommen, schaut sie sich das Foto an, es ist perfekt geworden, mit einem gezielten Fotografieren wäre es nicht besser geworden. So etwas gelingt nur einmal, ohne groß darüber nachzudenken, wiederholen könnte man das nicht. Danke, Angelo!

Sie schreitet mit pochendem Herzen in den Petersdom hinein. Pracht und Größe eröffnen sich vor ihr, sie ist noch ganz demütig, die vielen Eindrücke in der Sixtinischen Kapelle. Die Welt scheint sich langsamer um sie herum zu bewegen, ihre Sinne reichen nicht aus, um alles einzufangen. Zu viel Pracht. Sie sieht die Einzelteile, mit der Ganzheit ist sie noch überfordert. Bei der Weihnachtsmesse stand hier alles voller Stühle, jetzt ist es leer. Sie will nach vorne, dahin, wo der Papst gesessen hat.

In einem langsamen Tempo geht sie auf den Wachmann zu, sie sieht, dass vorne gerade eine Heilige Messe begonnen hat. Sie fragt, ob sie beiwohnen darf, der Wachmann tritt zur Seite und lässt sie durch.

Die Messe wird in italienischer Sprache gehalten – Gott sei Dank, denn diese klerikalen Inhalte erträgt sie ja gar nicht. In italienischer Sprache hört sich indes alles viel neutraler an. Sie will nicht verstehen. Heute will sie sich nicht klein machen müssen, um Vergebung bitten, sondern ihr Anliegen vorbringen, ihr Projekt von Gott absegnen lassen. So weiß sie, dass der nächste Schritt zur Befreiung getan werden kann. Sie hadert mit sich, ein innerer Kampf, dann steht sie auf, die Füße tragen sie kaum. Sie geht zur Kommunion. Sie ist gläubig und sie ist getauft. Sie gehört nicht mehr der Kirche an. Aber Amelie weiß, sie ist eine Tochter Gottes. Ja, sie ist es. Mehr sogar noch, als sie das will. An diesem Tag begreift sie, wie sehr sie die Religion vermisst hat. Sie kehrt zurück, es ist wie ein Nachhausekommen. Nach genau fünfundzwanzig Jahren empfängt sie zum ersten Mal wieder die Heilige Kommunion. Ohne der Kirche anzugehören, ohne gebeichtet zu haben. Ein Tabubruch, aber es fühlt sich so gut an, alle Entscheidungen waren richtig.

Sie denkt an die junge deutsche Studentin, die darum kämpft, katholische Priesterin zu werden. Das lehnen die Männer der Kirche ab. Mit ihr hätte sie darüber gesprochen, obwohl die junge Frau sicher etliche Jahre jünger ist als sie. Aber sie ist charismatisch, sicher im Vorgehen und intelligent. Amelie schließt sie in ihr Gebet mit ein.

Nach der Messe muss sie sich immer wieder klar machen, wo sie ist. Vielleicht zum letzten Mal in ihrem Leben? Wer weiß. Sie liebt den Petersdom, sie liebt es hier zu sein, sie liebt es viel zu sehr.

Das merkt sie auch am nächsten Morgen. Am vorletzten Tag will sie noch mal zu Piazza Venezia gehen, zum Colosseum, sie kann ihren Gemütszustand kaum beschreiben. Es fühlt sich komisch und gut zugleich an. Wie eine extreme Tiefe, wie ein unendlicher Sog, der einen irgendwo hineinzieht, obwohl man doch eigentlich ganz woanders hinwill. Aus dem Hotel kommend will sie nach links zum Colosseum, die Beine tragen sie jedoch nach rechts, Richtung Vatikan. Sie will noch mal da sein, noch mal die Vereinigung erleben, verschmelzen mit dem Göttlichen, mit dem Universum. Sie will nicht mehr allein sein. So einen Zustand kennt sie normalerweise gar nicht bei sich, und doch fühlt es sich bekannt an. Sie weiß nicht, wann sie zuletzt so empfunden hat. Sie gibt nach und lässt sich von ihrem Herzen zum Vatikan führen. Sie weiß, dass sie es schafft, wie mit dem Foto in der Sixtinischen Kapelle, sie weiß, dass sie es schaffen wird hineinzukommen, ohne zu warten. Und so ist es dann auch, plötzlich ist sie umringt von einer Gruppe japanischer Touristen, mit denen sie hätte hineingehen können, keiner hätte etwas bemerkt.

Aber sie bleibt stehen und empfindet es so, als wenn sie einen Kampf zwischen dem eigenen Willen und der spirituellen Verschmelzung führen würde. Es ist ein unglaublich schwerer Kampf, zu dem sie niemand bewogen hat. Sie lässt es geschehen, übernimmt bewusst keine Entscheidung, sie spürt immer mehr den Willen, der allmählich wieder die Macht über ihren Körper zu gewinnen scheint.

Der Wille setzt sich immer mehr über das Himmlische durch, in dem sie sich, wie sie jetzt glaubt, seit gestern befindet. Sie befindet sich in der unendlichen Welt des Göttlichen und empfindet es als Realität. Hier auf der Erde ist sie jedoch in diesem Zustand verloren. Diese Wirklichkeit, die sich ozeanisch anfühlt, keine Verantwortung verlangt, nicht einmal Selbstverantwortung, das ist fast ein Suchtgefühl.

„Sucht!", sagt sie laut, sodass sich ein paar deutsche Touristen nach ihr umdrehen. *Egal*, denkt sie, *die kennen mich nicht*. Sucht ist es, das ist Suchtgefühl, deshalb kam ihr das so komisch vor, sie ist in einem Gefühl von Sucht gefangen. *Achtung, das ist ganz schön gefährlich*, meldet sich ihr inneres Warnsystem. Wie konnte das passieren? Amelie fühlt sich unruhig, an was erinnert sie dieses Gefühl?

Dann fällt es ihr wie Schuppen von den Augen. Dieses Gefühl hatte sie auf Schritt und Tritt in der Psychotherapie, in der erzwungenen Beziehung zu dem Therapeuten begleitet. Er brachte immer wieder so tiefe Gefühle hinein, er hat sie permanent abhängig gemacht. Das fühlte sich ähnlich an. Wie Sucht.

„Was für ein Arschloch ist das!", murmelt sie. *War*, sagt ihre innere Stimme, *er ist tot*. Trotzdem, sie wird wütend, er hat ihr damit extrem viel weggenommen. Vor allem ihr Ich-Gefühl, das Recht, sie selbst zu sein. Sie neigte nie zur Sucht, jetzt sind alle Grenzen aufgeweicht und schlimme Erinnerungen gewinnen schnell die Oberhand. Amelie ist sehr verzweifelt, sie könnte schreien, was für bestialische Taten! Sie ist nicht nur traumatisiert aus der Psychotherapie rausgekommen, sondern auch völlig durcheinander.

Im Hotel legt sie sich ins Bett und fällt in einen tiefen Schlaf. Dass hier in Rom so viele Dinge an die Oberfläche gekommen sind, die jahrelang versteckt in ihr schlummerten, hat sie ausgelaugt.

* * *

Am nächsten Morgen ist die Erschöpfung einer enormen mentalen Klarheit gewichen. Amelie will noch mehr, noch mehr Segen, noch mehr Sicherheit, noch mehr Kraft. Sie ist im sozialistischen Polen aufgewachsen, bereits ab dem dritten Lebensjahr konnte sie lesen und schreiben. Zur damaligen Zeit wurde das als gefährlich angesehen, weil solche Kinder nicht nur zu viel wissen, sondern auch zu viel ausplaudern könnten. Das Ende vom Lied: ihre Eltern verboten ihr, zu lernen und zu lesen, der Vater warf ihre Bücher auf den Müll. Die paradoxe Botschaft, die ihr dabei vermittelt wurde: *Entwickle dich nicht, aber niemand darf es merken.* Der Angriff auf ihre intellektuelle Entwicklung war so stark, dass sie Todesangst hatte, wenn sie lernen sollte, und auch wenn Erfolge in greifbarer Nähe waren, so hat sie diese unbewusst immer umgangen. So war sie zu Misserfolgen verdammt. Dieser anerzogene geistige Stillstand sollte ihr Ruhe geben, dass unterschwellig jedoch immer Todesangst ihr Begleiter war – all das wusste sie nicht.

Erst jetzt nach und nach, mithilfe ihrer Methode mit den Psychischen Implantaten und weil sie sich dadurch endlich ihrer Vergangenheit stellen kann, bringt sie ihr Gehirn dazu, richtig zu funktionieren, sich darüber klarzuwerden, wer und wie die wahre Amelie ist. Erst jetzt bröckelt ein Trauma nach dem anderen. Psychische Neuroimplantate werden zum Teil ihrer selbst. Niemals kann man einen Menschen dazu bringen, Traumata ganz fallen zu lassen, davon ist sie überzeugt. Es funktioniert nur dann, wenn der Mensch einen sicheren inneren Gesprächspartner hat, der als stärker empfunden wird. Dann lernt man, sein eigenes Leben richtig zu empfinden, es zu lieben und durch die Wirkung anderer Menschen eine bestimmte Position annehmen. Egal ob im realen Leben oder in mentalen Szenarien.

Vor einiger Zeit hat Amelie Paul Watzlawicks Buch *Anleitung zum Unglücklichsein* gelesen und, sozusagen als Gegenentwurf, für ihr Buch ein Kapitel unter dem Motto *Anleitung zum Glücklichsein* geschrieben. Es ist eine Abhandlung über die Verarbeitung von traumatischen Situationen und darüber, wie man Bedürfnisse stillt.

Für die Verarbeitung vom Traumata ist eine Art Transformation notwendig. Das, was passiert ist, muss von Inneren Repräsentanzen aufgefangen werden, die stärker sind als das Trauma. Erst wenn die Inneren Repräsentanzen innerlich vorstellbar sind, erst dann können weitere Schritte unternommen werden. Das Wichtigste ist die Besetzung der Inneren Repräsentanzen in Form von Menschen und Aktionen zueinander. Ob man sich nun Arnold Schwarzenegger als eine Art Ersatzvater vorstellt, der für einen da wäre, oder James Bond für die Situationen im Leben, die gefährlich sind, oder irgendjemanden, den man schätzt oder bewundert – das hängt jeweils von den persönlichen Bedürfnissen ab. Die Vorstellungsebene und die Intuition geben jedem Menschen Bilder und Assoziationen, was notwendig ist, um eine Ebene zu erreichen, auf der man mit seinem Trauma nicht mehr allein ist. Diese innere Umgebung zu schaffen, die Basis für die neue Homöostase ist, das ist die allerwichtigste Voraussetzung, das real Geschehene überhaupt zulassen zu können. Das sind Vorgänge, die nicht bewusst ablaufen, sondern in den Tiefen des Unterbewusstseins und erst mit der richtigen Basis zur neuen Homöostase zum Vorschein kommen.

Der nächste Schritt, wenn die innere Basis mit den neuen Repräsentanzen, die zu der Bildung der neuen Homöostase unerschütterlich sicher ist, besteht darin, die eigenen Tiefen und die eigene Verzweiflung bis hin zu Todesgedanken zuzulassen, die Tiefe zu erreichen, die für die Transformation wichtig ist. Diese Tiefen müssen gereinigt werden, um die Quelle des Lebens und der individuellen Bestimmung frei fließen lassen zu können.

Amelie bedient sich der Technik der Psychischen Neuroimplantate und möchte, dass diese in der aktuellen Forschung einen größeren

Platz einnehmen, denn sie weiß, dass verinnerlichte Szenarien eine neue positive Erinnerung schaffen und eine nachhaltige Wirkung mit sich bringen. Es handelt sich also um eine nachhaltige Veränderung der psychischen Homöostase.

In den Szenarien ist es von entscheidender Bedeutung, dass Zuwendung, Wohlwollen und Liebe von diesem gewählten Menschen unmittelbar fließt und der Hauptakteur dieser Szenarien, der immer der Betroffene ist, aus der Liebe und Zuwendung unmittelbar schöpft. Diese Szenarien müssen einen so tief berühren, dass sie sich real anfühlen, auch wenn diese Akteure nur im Inneren agieren. Dieses Gefühl der tiefen Zuneigung muss spürbar wie ein reales Erlebnis werden.

So wie für Amelie auf der Piazza Navona, als sie mit dem, was sie dort sah, Szenarien aufbaute, dass diese ganz normalen Menschen in ihrer Vorstellung die Fähigkeit hatten, Liebe zuzulassen und ihr zu geben. In ihrer Vorstellung war sie sich sicher, dass, wenn diese Menschen ihre Not kennen und wissen würden, wie schlimm ihr Leben teilweise gewesen ist, viele von ihnen ihr unmittelbar und mit viel Liebe helfen würden.

Es sind einige Tage seit diesem Erlebnis vergangen, Amelie hat seit diesen Szenarien keinen einzigen Moment erlebt, in dem sie das Leben nicht genossen hätte. Der Flirt mit Hofer. Ihr Mut dem Auftragskiller gegenüber. In so einer Lebensstimmung haben nicht lebensbejahende Gedanken keinen Platz.

Sie weiß, wie sie mithilfe dieser positiven Szenarien das schöne Lebensgefühl wiederherstellen kann, die Mittagsglocken, die Menschen, die durch Rom schlendern und ganz normal fühlende Menschen sind, all das ist nun ein Teil von ihr. Diese Menschen wissen nicht, wie sehr sie ihr geholfen haben. Aber sie weiß es und fühlt eine tiefe Dankbarkeit. Als sie jetzt durch Rom schlendert, nascht sie an einem Eis. Es schmeckt so göttlich! Sie geht sehr langsam, mitten auf der Straße steht ein kleines, vielleicht dreijähriges deutsches Mädchen, das mit ihren Eltern Rom besucht, wahrscheinlich das erste Mal für sie. Sie hat große Augen, lockige schwarze Haare und sieht Amelie mit offenem Mund beim Eisessen zu, gerade so, als ob sie sagen wollte „Gib mir ein bisschen ab!" So ein süßes Mädel. Sie wendet sich ihr sehr behutsam zu und sagt: „Oh, da bist du jetzt zu spät, ich habe schon alles aufgegessen." Sie ist sooo niedlich. Amelie ist sich sicher, dass ihre Eltern ihr noch viel Eis kaufen werden. Eine nette Begegnung.

Amelie bedient sich der Technik der Psychischen Neuroimplantate und möchte, dass diese in der aktuellen Forschung einen gebührenden Platz einnehmen, denn sie weiß, dass verinnerlichte Szenarien eine neue positive Erinnerung schaffen und eine nachhaltige Wirkung mit sich bringen. Es handelt sich also um eine nachhaltige Veränderung der psychischen Homöostase.

Amelie fliegt noch heute nach Barcelona, sie will dort Mary treffen, um mit ihr über Sinnlichs Studie zu sprechen. Sie möchte die Sagrada Família und den Park Güell besuchen, den Geist des genialen Künstlers Gaudí in sich aufnehmen und dadurch neue Szenarien in sich aufbauen. Wenn sie ihn wirklich treffen würde, was würde er wohl zu ihr sagen?

KAPITEL SIEBEN

BARCELONA – AMELIE IN GEFAHR

Draußen ist es kalt, es weht ein eisiger Wind, ab und zu fallen Schneeflocken herunter. Hofer ist in Berlin angekommen und alles andere als begeistert. In Rom war schöneres Wetter – vor allem aber war dort Amelie, an die er ununterbrochen denken muss. Diese Frau kriegt er nicht mehr aus dem Kopf!

Beim BKA angekommen, wird er gleich zu Große durchgelassen. In seinem Büro sitzt eine Frau, die er nie zuvor gesehen hat.

„Hannibal", stellt sie sich vor und reicht ihm eine Hand. Sie fühlt sich eiskalt an.

„Wie der vom Schweigen der Lämmer?", kann Hofer sich nicht verkneifen.

Große eilt sofort zur Hilfe, er will nicht, dass die beiden sich jetzt schon in die Wolle kriegen, lieber wäre ihm gar nicht, aber das wird wohl unvermeidbar sein.

„Das ist mein Kollege Hofer aus Bayern", sagt er und versucht, seiner Stimme einen besonders freundlichen Klang zu geben.

„Mit ihren bayerischen Kollegen habe ich bislang nur gute Erfahrungen gemacht."

Ein Lächeln liegt auf ihrem Gesicht, Hofer erkennt jedoch, dass es falsch ist, denn es erreicht ihre Augen nicht.

Hofer schüttelt sich innerlich, selten war ihm jemand auf Anhieb so unsympathisch wie diese Frau.

„Nun?", setzt Hofer an., *Mit mir nicht, wenn sie die Unwahrheit sagt!*, denkt er, sagt aber: „Was will die Frau, die die Wahrheit manipuliert?" Das Fragezeichen nach dem „nun" ist aggressiv genug und auf die Spitze getrieben.

„Ich bin Gutachterin bei Gericht, ich sage immer die Wahrheit, vergessen Sie das nicht." Sie wirft ihm ein triumphierendes Grinsen zu und setzt sich wieder hin.

Hofer holt sein Handy heraus und wählt Amelie an, absichtlich stellt er auf Lautsprecher, damit Frau Hannibal alles mitbekommt.

„Hofer, was für eine Überraschung!" Als er ihre Stimme hört, durchzuckt ihn ein Trennungsschmerz, wie er ihn noch selten erlebt hat. „Bist du gut in Berlin angekommen?"

„Hallo, Amelie. Ja, alles gut bei mir. Bleib noch ein paar Tage in Rom und komm erst einmal nicht nach Deutschland zurück. Ich melde mich später."

Er wendet sich wieder der Gutachterin zu – hat sie Amelies Stimme erkannt?

Er hofft es sehr.

Mit erhobenem Zeigefinger geht er auf sie zu.

„Eines sage ich Ihnen, sie werden niemandem mehr erpressen. Sie werden keine Menschen mehr schädigen. Das, was Sie machen, ist unerhört und entbehrt jeglichen Anstands!"

„Herr Hofer, nun machen Sie aber mal einen Punkt." Sie ist in keinster Weise beeindruckt von ihm, was ihn ärgert. „Wir haben hier in Deutschland eine Rechtsprechung, und was diese Frau macht, geht entschieden zu weit." Sie meint Amelie, müsste aber kotzen, spräche sie ihren Namen aus. So viel Wut trägt sich in sich. „Sie wissen von dieser App und dem Buch, das sie bald auf den Markt bringt?"

Sie hat ihre Stimme also erkannt, sehr gut. „Ja, natürlich weiß ich das, sie hat mir sogar selbst davon erzählt. Eine großartige Sache, wie ich finde!“

„Wenn es nach mir ginge, dürfte das in Deutschland gar nicht zugelassen werden. Das ist …“

„Was?“, unterbricht Hofer sie mitten im Satz. „Und jetzt sagen sie nicht Blasphemie, sonst wird mit schlecht!“

„Reden sie nicht so einen Unsinn. Blasphemie, Blödsinn! Nein, sie ist eine Unruhestifterin und sollte einfach nur ihren Mund halten. Wir sind für diesen Bereich der Psychotherapie verantwortlich, nicht diese Amelie. Wir steuern in diesem Land die Prozesse, wie sich Menschen entwickeln sollen!“

Ihre Stimme droht sich zu überschlagen, jetzt hat auch sie endgültig die Fassung verloren. Sie springt von ihrem Sessel hoch. „Passen Sie auf, was Sie tun und lassen sich vielleicht erst einmal erklären, um was es hier tatsächlich geht!“

„Mir braucht niemand etwas zu erklären“, sagt er völlig ruhig und lehnt sich lächelnd zurück. „Soweit ich mich erinnere, ist Deutschland ein freies Land, eine Demokratie, und in einem hat Amelie …“

Gerade noch rechtzeitig bremst er sich, er wollte sagen, dass Amelie recht hat und die faschistischen Methoden in einer Demokratie keinen Platz haben. Er schluckt es jedoch runter.

Große hat bisher noch nichts gesagt und alles nur beobachtet. Er kann diese Frau genauso wenig leiden wie Hofer, aber trotzdem versucht er, die Lage zu beruhigen. Er geht auf die Beiden mit fuchtelnden Händen zu.

„Meine Herrschaften, bitte, bitte, wir kühlen uns jetzt erst einmal wieder ab. Das war jetzt eine hitzige Vorstellung, da hat sich wohl einiges angestaut.“

Als Hofer das selbstgefällige Grinsen der Gutachterin sieht, bricht es aus ihm heraus: „Sie haben gegen mehrere Gesetze verstoßen, Bestechlichkeit ist dabei noch das Geringste. Sie müssten eigentlich verhaftet werden oder aber besser noch für immer in die Psychiatrie eingeliefert werden. Sie sind gefährlich, Sie sind …"

„Was bin ich?" Ihre Stimme trieft vor Sarkasmus.

„Eine Schande für die Demokratie und vor allem für Ihre Berufsgruppe!"

Hofer steht jetzt ganz dicht vor ihr und nutzt den Schreckmoment. Mit einer schnellen Bewegung packt er ihre rechte Hand, und ehe sie sich versieht, zieht er den Ring herunter. Und da ist es: das Zeichen. Das böse Zeichen. Ein kleines Hakenkreuz, das sich an den Enden nochmals nach rechts verzweigt.

„Das ist gewaltsame Amtsanmaßung", schreit sie völlig außer sich.

„Das was Sie tun, das ist Gewalt." Hofer wirft ihr den Ring zu, den sie nicht fangen kann und nun krabbelt sie unter den Schreibtisch. Die beiden Kommissare sehen sich an, Große ist sogar noch etwas mehr verdutzt, weil er Hofer wohl unterschätzt hat.

In diesem Moment geht die Tür auf, Sternbergs Assistent steht vor Ihnen. „Schulze, was gibt es?", fragt Große ihn und grinst, denn er sieht, wie sein verwirrter Blick auf Frau Doktor Hannibal ruht, die ihn böse anfunkelt.

„Ach nichts", murmelt er, dreht sich um und verlässt den Raum direkt wieder.

„Das werde ich alles Ihrem Vorgesetzten in München berichten", giftet Frau Dr. Hannibal nun Hofer an und zupft die für ihre Figur viel zu enge Kleider zurecht.

Hofer und Große wechseln einen vielsagenden Blick, denn was sie noch nicht weiß: Sternberg hat dafür gesorgt, dass Hofers Chef mit sofortiger Wirkung versetzt worden ist. Nach Flensburg, für einen waschechten Bayern eine doppelte Bestrafung. Hofer würde es nicht wundern, wenn er an seinem Ringfinger unter seinem Ehering auch das böse Zeichen tragen würde. Sinnlich hat die Ergebnisse seiner Studie fast in Echtzeit immer an Sternberg weitergegeben, und dieser hat direkt gehandelt und auch in den Reihen der Polizei aufgeräumt. Als Feind wollte man so jemanden nicht haben, aber für diese Angelegenheit war er der richtige Mann am richtigen Ort.

Die Gutachterin gibt immer noch keine Ruhe. „Diese Amelie wird in der Psychiatrie landen, für immer, dafür werde ich sorgen. Sie hat meinen Kollegen Hase umgebracht!"

„Welche Beweise haben Sie dafür?" Hofer ist geschockt, seine Amelie eine Mörderin?

„Und wie soll sie ihn nach oben auf den Maibaum bekommen haben?", fragt Große. „Seien Sie vorsichtig mit solchen Anschuldigungen!"

„Wollen Sie mir drohen? Ich habe Zeugen", sagt Hannibal und zeigt auf Hofer.

„Zeugen?" Die beiden Männer können den Mund nicht zukriegen. Nach dem ersten Schock aufgewacht sagen Sie im Chor: „Sie haben die Verpflichtung …" Sie schauen sich an und Große beendet: „Zeugen zu benennen, sobald sie Fakten kennen."

Ohne auch nur noch ein Wort zu sagen, zieht sie davon und schwört sich: *Ich werde diese Frau finden. Diese aufgeblasenen Affenärsche tun nichts!*

* * *

Hofers Anruf erreicht Amelie auf dem Weg zum Flughafen in Rom, von wo aus sie nach Barcelona zu Mary fliegt.

Was sollte das denn gerade?, fragt sie sich. *Darf ich wirklich vorerst nicht nach Deutschland zurück?*

Sie schaltet ihr Handy aus und steigt in den Flieger. Da sie die Letzte ist, muss sie ihr Handgepäck abgeben.

Sie ist stinksauer. Zudem ist der Flieger voll bis auf den letzten Platz.

Auf dem Flughafen in Barcelona sein Gepäck abzuholen ist der reinste Horror! Lange Wege, keine Wegweiser, nichts! Gar nichts. Oder ist sie nur so durch den Wind, weil der Anruf von Hofer sie aufgewühlt hatte? Immer noch grübelt sie, was er ihr damit sagen wollte. So beginnt ihr Besuch in Barcelona schon anders als geplant. Wo ist ihre römische Ruhe hin, die sie gestern noch so tief empfunden hat?

„Das Hotel ist das Letzte", schreit Mary fast schon ins Telefon, als Amelie sie aus dem Taxi anruft.

„Was ist denn los?", fragt sie.

„Ich habe keine Lust, die Bettgymnastik und das Stöhnen aus dem Zimmer nebenan zu hören, als wenn ich danebenstehen würde!"

„Wie jetzt, treiben die es auf dem Hotelflur?" Sie versteht gerade gar nichts.

„Nein, das nicht, aber man hört alles, was die Leute da treiben, lachen oder andere Dinge anstellen. Und dafür hundertdreißig Euro die Nacht, das zahle ich niemals."

„Dann lass uns ein anderes Hotel finden, wenn ich gleich bei dir bin."

„Das Arschloch an der Rezeption hat meine Kreditkarte schon belastet."

„Das kann ich mir nicht vorstellen", versucht Amelie sie zu beruhigen, „höchstens zur Sicherheit, belastet wird sie erst bei Abreise. Außerdem sind es hundertdreißig Euro für drei Nächte, so habe ich das jedenfalls verstanden."

„Oh", kommt es von Mary, dann ein kurzes Schweigen, „ich hasse dieses Hotel trotzdem!"

„Dann lass uns umziehen, ich wollte sowieso lieber an der Küste wohnen. Da gibt es ja mit Ozeanblick nur das mit dem Casino, da will ich aber nicht hin."

„Jein, ich habe eine Freundin, die kennt dort eine gewisse Cataleya, sie arbeitet in einem Hotel, irgendwo dort, mit Blick aufs Meer und einem Schwimmbad auf dem Dach."

„Wow, très cool, wo ist das?"

„Am Meer. Da treffen wir uns dann dort." Sie gibt Amelie die Adresse und legt auf.

Cataleya freut sich die beiden zu sehen. Sau teure Zimmer, aber super eingerichtet und mit Blick aufs Meer. Das Frühstück ist hervorragend, die City ist fußläufig erreichbar. Sie gehen am Strand entlang, tauschen sich über alles aus, was in den letzten Tagen passiert ist, schubsen sich ins Wasser, lachen, machen Quatsch, nehmen sich in den Arm. Das Leben ist schön.

„Du bist frisch verliebt, Amelie!", sagt Mary.

„Wie kommst du … ja, stimmt. Zwischen Hofer und mir hat es ein wenig gefunkt, aber es ist noch ganz frisch. Mal sehen, was aus uns wird."

„Oh Hase", Mary nimmt ihre Freundin in den Arm, „ich freue mich ja so für dich!"

„Haaase", zieht Amelie den Hasen in die Länge und kriegt sich nicht ein vor Lachen. Welches Tier hast Du noch nicht an mir gesehen? Lachend und glücklich schlendern sie an der Küste entlang.

Nach einem guten Mittagessen wartet Mary auf Amelie, die wieder viel zu lange vor dem Spiegel in Toilettenräumen steckt. Mary zahlt und wartet. Und wartet.

Sie geht die Treppen runter und sieht umgeschmissene Vasen, das reinste Chaos. Mary ruft den Chef des Restaurants, bittet ihn um Hilfe.

Mary ruft Amelie auf dem Handy an, dann im Hotel, zum Glück ist Cataleya am Telefon. Mary spricht schnell und besorgt, Cataleya hat Amelie aber auch nicht gesehen. In dem Moment fällt Mary der

Überfall in Hamburg ein und sie zittert am ganzen Leib. Sie gerät in Panik und ruft Hofer an.

„Herr Hofer“, schreit sie ins Telefon, „Amelie ist weg, sie wurde entführt. Wir sind hier in Barcelona und …“

„Nein, Amelie ist in Rom“, unterbricht Hofer sie.

„Sie ist heute Vormittag hier gelandet und direkt zum Hotel gekommen. Es konnte aber niemand wissen, welches Hotel, da ich es heute ganz spontan gewechselt habe, vor drei Stunden erst.“

„Irgendjemand muss es aber dann doch gewusst haben. Ich rufe Sie gleich zurück.“

* * *

Amelie wacht auf einer Liege auf und weiß nicht, wo sie ist. Ihr ist schlecht, sie sieht einen Wasserhahn und stürzt sich darunter, aber jetzt kann sie nur noch kotzen. Dieser Geschmack auf der Zunge – ekelhaft!

Nach und nach kehrt ihre Erinnerung zurück. Sie ist von Rom nach Barcelona geflogen, Mary hat gerade das Hotel zu Cataleya gewechselt, sie waren essen, danach ist sie auf die Toilette gegangen und dann – Schulze!

„Schulze, was machen Sie denn hier?“, hat sie ihn gefragt. „Und außerdem ist das hier die Damentoilette!“

Statt einer Antwort drückte ihr der Mitarbeiter von Sternberg ein weißes Tuch mit einer süßlich riechenden Flüssigkeit ins Gesicht und fing sie auf, als sie in seine Arme kippte. Danach wurde alles schwarz um sie.

Neben ihr sieht sie eine Plastikflasche mit Wasser, der Verschluss ist noch unbeschädigt. Sie drückt mit voller Kraft, Gott sei Dank tropft es nicht raus. Trotzdem riecht sie daran – scheint sauber zu sein – und trinkt gierig fast die Hälfte aus.

Was ist hier los?, denkt Amelie. *Warum hat Hofer angerufen und gesagt, ich soll in Rom bleiben? Und vor allem: Welche Rolle spielt Schulze in diesem Spiel?*

* * *

„Gut gemacht", sagt eine weibliche Stimme am Handy zu Schulze, „Sie haben was gut bei mir."

„Und was machen wir jetzt?"

„Nichts, sie soll verrecken!"

„Ich will nicht für den Tod einer Unschuldigen verantwortlich sein."

„Unschuldig, dass ich nicht lache. Die ist genauso wenig unschuldig wie Sie, Sie Schlaumeier. Sie tun jetzt gar nichts, sonst verrecken auch Sie in einem spanischen Kerker. Ich hoffe, ich habe mich klar und deutlich ausgedrückt!"

Schulze ist am Boden zerstört, damit hat er nicht gerechnet. Diese Frau hatte ihn erpresst, aber dass Amelie dabei sterben sollte … *O Gott, was mache ich jetzt*, denkt er.

„Sie brauchen gar nichts mehr zu tun. Ab jetzt übernehmen das meine Leute in Spanien."

Und ohne ein weiteres Wort zu verlieren, legt sie auf.

* * *

Jemand macht die Türe auf und schiebt eine Pizza und Wasser hinein. Das alles sieht wie eine kleine Wohnung aus, man kann nur die Fenster nicht aufmachen und die Mauern scheinen so dick zu sein, dass Schreien vergeblich ist, niemand würde sie hören.

„Lassen Sie mich raus, sagen Sie mir, was wollen Sie von mir. Was soll das Ganze?"

Statt einer Antwort geht die Tür wieder zu. Ein geschlossener und schalldichter Raum, nichts dringt nach außen. Eine Falle.

* * *

Hofer versucht, die Ruhe zu bewahren. Er würde die ganze Welt auf den Kopf stellen, um Amelie zu finden.

Wer steckt dahinter?

Wutentbrannt geht er in Sternbergs Büro.

„Wir müssen rausfinden, wer Kontakte nach Spanien hat. Wer konnte wissen, dass Amelie in Spanien ist? Nicht einmal ich wusste, dass sie nach Barcelona fliegt, ich habe ihr sogar heute Morgen am Telefon noch gesagt, dass sie in Rom bleiben soll."

„Ich kümmere mich darum", knurrt Sternberg kurz angebunden. Hofer geht wieder in Großes Büro und nimmt sich einen Kaffee. Die Warterei macht ihn wahnsinnig.

Sternberg überlegt kurz, wer aus seinem Team dahinterstecken könnte, als ihm einfällt, dass Schulze in Urlaub ist. In Spanien – und Zufälle gibt es ja bekanntlich keine. Er ruft ihn auf dem Handy an.

„Sternberg hier. Schulze, wo sind Sie?"

„In Urlaub."

„Von wem genehmigt?"

„Überstunden."

„Erzählen Sie mir keinen Quatsch! Sind Sie in Barcelona?"

Zuerst sagt er nichts, dann kommt: „Ja."

„Wo ist Amelie?"

„Ich …", stottert Schulze. „Ach Scheiße, Sie bekommen es ja doch raus. Ich bin erpresst worden."

„Sie Idiot! Hat das was mit Ihrer Vergangenheit zu tun? Sie wissen schon, wegen dieser Sache damals ... Also raus mit der Sprache, was haben Sie mit dem Verschwinden von Amelie zu tun?“

„Doktor Hannibal“, heult Schulze, „sie hat mich erpresst, ich weiß nicht, woher sie mein Geheimnis kennt. Ich sollte Amelie auflauern, betäuben und in eine Wohnung am Stadtrand bringen. Durch das Diensthandy konnte ich sie ja ganz leicht orten. Das habe ich gemacht, habe dieser Hannibal dann aber gesagt, dass ich nicht weitermache, ich will für niemandes Tod verantwortlich sein. Dann hat sie mich abgezogen und Amelie abholen lassen. Sie hat hier viele Kontakte, ich weiß nicht, wo Amelie jetzt ist.“

„Sie sind erledigt“, schreit Sternberg ins Telefon. „Was für einen Assistenten habe ich mir da geholt?“ Sternberg kann es nicht fassen. Er hat ihn in sein Team geholt, weil er ihm eine Chance geben wollte, damals, nach dem Tod seines Vaters.

„Sie kennen einen Teil meiner Geschichte nicht“, versucht Schulze einzulenken. „Ich habe mich so geschämt, diese Hannibal hat mich damit erpresst, dass sie Ihnen alles erzählt.“

„Junge, ich weiß, dass Du in der Psychiatrie warst. Wir arbeiten beim Geheimdienst, wir wissen alles! Was denkst Du denn?“, sagt er. Er machte eine Pause an und war nun wieder förmlich. „Warum habe ich Ihnen diese Mission anvertraut?“

Betroffenes Schweigen von beiden Seiten.

„Ich gebe Ihnen eine Adresse, gehen Sie dorthin und geben alles weiter, was Sie haben. Und halten Sie mich auf dem Laufenden, verstanden?“

„Ja, sicher.“

Schulze fühlt sich, als hätte man ihm den Boden unter den Füßen weggezogen. Eine Mischung aus Reue und Verzweiflung. Damit kann er seine Karriere beim BKA vergessen.

Er läuft wie besinnungslos zum Taxi und gibt dem Fahrer die Adresse. Dort angekommen, rennt er über die stark befahrene Straße.

Da wartet schon ein Mann auf ihn, das Gesicht hinter einer Sonnenbrille versteckt.

Schulze erzählt, was er wo gemacht hat. Nur nicht warum. Sich von einer irren Psychiaterin erpressen zu lassen und eine unschuldige Frau in Gefahr zu bringen, erscheint ihm wenig ritterlich.

„Ich melde mich, wenn ich Sie brauche", sagt der Mann zu Abschied. Nur eine Frage noch: „Warum?"

Schulze bleibt ihm die Antwort schuldig, dreht sich um und geht. Er schämt sich, dass er nach dem Tod seines Vaters so schwach war, dass er sich das Leben nehmen wollte und in die Psychiatrie eingeliefert wurde. Er schämt sich, dass er sich dieser Ärztin anvertraut hat, der er von vornherein nicht vertraut hat. Er schämt sich, dass er so eine Angst hatte, dass er sich erpressen ließ. Er schämt sich, dass er Amelie so schlimme Sachen angetan hat. Er mochte sie von allen im Team am liebsten.

Schulze sitzt an einem der langen Stege, die ins Meer hineinragen und weiß, dass er auf ganzer Linie versagt hat. So wie Doktor Hannibal es ihm während der Therapie immer gesagt hat: „Aus Ihnen wird nie was werden. Sie haben zu viel erlebt, das schlimm war. Sie sind gestört, haben posttraumatische Belastungsstörungen und obendrauf noch Münchhausen-Syndrom. Und daran wird sich nie etwas ändern!"

Das sagte sie zu ihm.

Sie hatte recht. Er sitzt mit dem Gesicht in den Händen und sieht alles nur noch schwarz.

„Es gibt keinen anderen Ort als die Erde. Hier müssen wir alle miteinander auskommen." Das hat Amelie in der Besprechung in Berlin gesagt. Ihre Worte klingen in ihm nach wie in einer Endlosschleife.

BARCELONA – ALLE SUCHEN HANNIBAL

Die Psychiaterin und Gutachterin Hannibal ist spurlos verschwunden. Sie ist nicht aufzufinden. Sternberg hat alle Geschütze aufgefahren und nach ihr fahnden lassen. Flughäfen, Bahnen, Busse – alles wurde durchgekämmt, und zwar sowohl in Deutschland als auch in Spanien. Sogar den Geheimdienst hat er eingeschaltet.

Mitten in den Ermittlungen ergeht ein Anruf:

Am Ufer unweit des Casinos wurde eine männliche Leiche entdeckt. Mitte 30, deutscher Staatsangehöriger. Tobias Schulze.

Die Nachricht erwischt Sternberg eiskalt. Warum nur?

Er ruft Hofer, der aufgrund der akuten Lage noch in Berlin war, in sein Büro.

„Tobias ist … war der Sohn von Raimund Schulz. Sie erinnern sich vielleicht, er wurde vor einigen Jahren bei einer Razzia erschossen, der Fall ging bundesweit durch die Presse. Dem Jungen ging es damals extrem schlecht, er wollte sich das Leben nehmen. Daraufhin hat man ihn in die Psychiatrie eingeliefert, und da er seinerzeit in München lebte, ist er dort dieser Hannibal in die Finger geraten. Ganz schlimm, sage ich Ihnen, ganz schlimm, was sie da mit ihm gemacht hat."

„Ja aber warum um Gottes Willen bringen Sie ausgerechnet den in diese Mission hinein?", will Hofer wissen. „Sicherlich haben Sie hier noch genügend andere Dinge zu erledigen."

„Ich dachte, das würde ihm guttun. Es geht ja hier um etwas, was er nur allzu gut kannte. Deshalb glaubte ich …"

„Sie haben ihn reingenommen, damit er sieht, wogegen wir kämpfen. Ich war der Meinung, das würde ihm helfen." Hofer versteht so langsam Sternbergs Beweggründe.

„Ja, wie bei Amelie und Conny, die sind auch Betroffene und wollten dagegen kämpfen."

„Ja, aber miteinander", korrigiert Hofer ihm. „Sie haben den Vorteil, zu mehreren und miteinander etwas bewegen zu wollen. Er jedoch, er stand ganz alleine da."

„Na, nicht ganz", wehrt Sternberg ab, „er hätte jederzeit zu mir kommen können. Aber kann ich denn ahnen, dass die Hannibal Tobias erpresst und droht, uns zu erzählen, dass er in Psychiatrie war? Er hat sich zu Tode geschämt. Verflucht, er dachte, ich weiß nichts davon, hätte ich doch bloß mal mit ihm darüber geredet."

„Wir müssen Amelie finden!", drängelt Hofer.

„Und die Hannibal", donnert Sternberg. „Die kriege ich wegen versuchten Mordes und Mord dran."

„Wir wissen ja gar nicht, ob sie Schulze ermordet hat", gibt Große zu bedenken.

„Das hat sie", ist sich Sternberg sicher. Er denkt kurz nach und fährt fort: „Es wird der erste Prozess in Deutschland sein, bei dem es diesen alten Nazi-Seilschaften an den Kragen geht. Und all die Psychotherapeuten, die ihre Macht gegenüber ihren Patienten missbrauchen, werden folgen. Das schwöre ich Ihnen, und wenn es das Letzte ist, was ich auf dieser Welt tue!"

Der Tod von Tobias Schulze hat ihn sehr mitgenommen, er fühlt sich schuldig, nicht besser auf ihn achtgegeben zu haben.

Nach einer kurzen Pause meint er: „Und wir setzen alles dran, um die Wahrheit herauszufinden. Ich meine, unsere Mission."

„Leider gibt es immer noch diese unabhängigen Richter, die ihre ganz eigene Meinung dazu haben", gibt Hofer zu bedenken.

„Ja, noch aus dem Faschismus stammend!" Sternbergs Faust knallt auf den Schreibtisch. „Die werden mich kennenlernen. Man kann nicht das eigene Land sabotieren!"

„Na, dann ist das Wichtigste, dass sie ihren Posten noch lange behalten und die Presse Ihnen so wenig wie möglich schadet", lacht Hofer.

„Auch so ein Thema." Sternberg grinst. „Trump hat nicht immer unrecht, mit den fake Nachrichten."

„Bis gerade mochte ich Sie noch", meint Hofer lachend, „jetzt verderben Sie das nicht!"

„Nein, nein, ich bin ja froh, dass wir die Presse haben", beeilt Sternberg sich zu antworten. „Wann fliegen Sie nach Barcelona?"

„Heute Abend noch."

„Bringen Sie den Leichnam des Jungen mit?"

„Das mache ich."

Sternberg und Hofer schauen sich an, alles ist gesagt. Es tut weh, alte Wunden wurden aufgerissen. Die Unzufriedenheit über den aktuellen Zustand der Psychotherapie im Land scheint den Gipfel der Unzufriedenheit erreicht zu haben. Der Ruf nach Gerechtigkeit ist lauter denn je zuvor.

* * *

„Das ist der Fluch der absoluten Macht", sagt die stämmige Frau zu ihrem Spiegelbild und begutachtet ihre frisch rot gefärbten und kurz geschnittenen Haare.

Diese kleinen Hosenscheißer vom Geheimdienst, denkt sie und lacht, *dachten, sie könnten mich überlisten!*

Sie ist zu gut in ihrem Job, als dass sie die zwei Männer, die Sternberg ihr hinterhergeschickt hatte, nicht gleich entdeckt hätte. Unsteter Blick, betont lässiges Auftreten. „Da müsst ihr schon früher aufstehen, wenn ihr mich aufs Glatteis führen wollt, ihr Stümper", murmelte sie, während sie versucht, ihrem Gesicht mittels Make-up ein anderes Aussehen zu verleihen.

Es war schon ärgerlich genug, dass dieser Sternberg herausgefunden hatte, dass sie zu einem Vortrag in Berlin war und sie zum Verhör einbestellt hatte. Den würde sie nur allzu gerne einer ihrer

Spezialtherapien unterziehen und ihn zu ihrem Sklaven machen. Sie lacht bei dieser Vorstellung und sie muss zugeben, dass sie ihn attraktiv findet.

Sie hat kaum das BKA-Gebäude verlassen, da bemerkt sie die beiden Beamten in Zivil auch schon und schafft es, sie unterwegs abzuschütteln. Dann flüchtet sie in die Wohnung eines V-Mannes – ihr Netzwerk funktioniert bundesweit perfekt, um genau zu sein sogar weltweit.

Ein letztes Mal überprüft sie ihr Aussehen, die neue Frisur gefällt ihr sogar ausgesprochen gut. Schuldgefühle? Nein, die hat sie nicht. Sie dient Deutschland! Sie packt den perfekt gefälschten Ausweis ein, den ihr der V-Mann, ein Kollege von ihr aus Berlin, besorgt hat. Und so macht „Frau Doktor Meier" sich auf den Weg zum Flughafen, um nach Marseille zu fliegen und von dort weiter nach Argentinien. Nie die direkte Strecke nehmen, sondern alle Spuren verwischen, so ihr Plan.

* * *

Ob Amelie verreckt oder nicht, das scheint niemanden zu interessieren. Wenn da nicht der Spanier wäre, der seinen Auftraggeber nicht mehr erreichen kann. Bei ihm gibt es noch so etwas wie ein Gewissen. Er schleicht sich nachts zu ihr, macht leicht die Türe auf, stellt eine Flasche Wasser in die Türspalte und verschwindet dann wieder wie der Blitz.

Amelie wacht auf, sie kann weder denken noch fühlen. Sie ruft sich Arnold Schwarzenegger ins Gedächtnis und macht ihn zum Helfer. Er ist nicht nur furchterregend groß, sondern auch intelligent. Das braucht sie. Während sie noch mit geschlossenen Augen da liegt, fühlt sie einen leichten Luftzug. *Irgendwo muss hier etwas offenstehen*, denkt sie.

Sie schaut sich um, niemand ist da. Sie sieht die Flasche Wasser an der Tür und den offenen Spalt und – Bingo, es ist offen. Sie rennt los, die Treppen runter, auch die Haustür ist nicht abgeschlossen. Unten auf der Straße fragt sie den nächstbesten Passanten: „Do you speak English?"

Noch immer außer Atem, fragt sie nach dem Weg zu ihrem Hotel. Sie fragt danach, wo das Meer ist, denn das Hotel war direkt am Meer. Sie rennt ohne Schuhe, sie fühlt den Schmerz nicht, wenn sie auf Steine tritt. Sie kann es von Weitem sehen, das Hotel. In wenigen Minuten wird sie Mary wiedersehen.

* * *

Hofer ist noch in Barcelona unterwegs, seine Suche nach Amelie war bislang erfolglos, aber er konnte sich darum kümmern, dass der Leichnam von Tobias Schulze nach Deutschland überführt wird.

Endlich kommt der erlösende Anruf von Sternberg: Amelie ist ins Hotel angekommen.

Sofort macht er sich auf den Weg dorthin, seine spanischen Kollegen befragen Amelie und Mary bereits. Doch: Amelie kann sich an nichts erinnern. Hofer eilt zu Amelie und reißt sie in seine Arme. Nachdem der erste Schreck verflogen ist, staucht er sie erst einmal zusammen: „Hatte ich dir nicht ausdrücklich gesagt, du sollst in Rom bleiben?"

„Ich … ich kann mich an nichts erinnern", schluchzt sie, „nur dass Schulze mir dieses widerlich stinkende Tuch ins Gesicht gedrückt hat."

Chloroform, geht es Hofer durch den Kopf. *Kein Wunder, dass sie einen Blackout hat.* „Hannibal, die Bitch, wird mir nicht entkommen", zischt er zwischen den Zähnen. Das nimmt er sich ganz fest vor. Und da er niemandem traut, will er sie selbst kriegen.

* * *

Sternberg, der gar nicht mehr nach Hause fährt und im Büro schläft, zuckt zusammen, als sein Telefon klingelt. Die Gesichtserkennungssoftware der Kameras auf dem Flughafen in Marseille hat eine Frau Doktor Gertrud Meier erkannt, die nach Argentinien weiterfliegt, die eine frappante Ähnlichkeit, mit der von ihm ach so geliebten Frau Doktor Hannibal aufweist. Eine Großfahndung ist schon herausgegeben, bislang jedoch erfolglos geblieben.

Eva Hannibals Alarmglocken haben wieder einmal perfekt funktioniert und es ist ihr gelungen, das Flughafengelände zu verlassen. Es war eine Odyssee, aber nun steht sie im Hafen von Marseille und wartet auf die Fähre nach Algier. Ihr V-Mann hat ihr zum Glück noch einen weiteren gefälschten Ausweis mitgegeben, nun reist sie als Linda Müller nach Algerien, wo sie einen bestimmten Plan verfolgt.

Mitten in der Nacht klopft sie an die Türe ihres alten Freundes Marc, der anscheinend schon geschlafen hatte.

„Eva, was machst du denn hier?"

„Du schuldest mir was!", kommt sie direkt zur Sache, schiebt ihn zur Seite und tritt ein.

Vor Jahren hat er eine schwere Straftat verübt und sie half ihm mit einem Gutachten aus der Patsche. Sie stehen in der Küche, wo sie ihm eine etwas abgeänderte Version ihrer Flucht erzählt. Ein wildgewordener Ehemann wäre hinter ihr her und … Ja, die Geschichten ihrer Patienten speichert sie alle sehr gut in ihrem Gedächtnis und kann sie jederzeit wieder abrufen – oder so wie jetzt eine komplett neue Story daraus stricken.

„Marc?", hören sie dessen Frau aus dem Schlafzimmer fragen.

„Schatz, alles in Ordnung, schlaf weiter", versucht er sie zu beruhigen, doch sie steht schon in der Türe.

„Wer ist das?“, will sie wissen.

„Eva“, stellt sie sich vor und gibt ihr die Hand.

„Emily“, entgegnet Marcs Frau, „nice to meet you.“ Ah, eine Amerikanerin, geht es Hannibal durch den Kopf.

„Du kannst hier unten auf dem Sofa schlafen“, schlägt Marc vor, „morgen sieht die Welt schon anders aus.“

„Gute Idee“, sagt Eva – denn sie hat schon den nächsten Plan. Und der ist wie immer perfekt. Sie muss verschwinden von hier, sich in Luft auflösen und zu einer neuen Person werden. Als sie sicher ist, dass Marc und seine Frau schlafen, geht sie an deren Handtasche und nimmt ihren Ausweis heraus.

„Emily McDonald“, murmelt sie und wirft einen letzten Blick in den Spiegel im Flur. „Willkommen in deinem neuen Leben, Emily McDonald!“

Leise zieht sie die Tür hinter sich zu und verschwindet in der Dunkelheit der Nacht.

* * *

Als Amelie erfährt, dass Hannibal hinter ihrer Entführung steckt, ist sie entsetzt und erleichtert zugleich. Denn damit verliert auch das Gutachten, dass Hannibal über sie geschrieben hat, an Glaubwürdigkeit. Es wurde von einer manipulativen Verbrecherin geschrieben, deren Familienwurzeln bis in die Gaskammern von Ausschwitz zurückreichen, wie ihr Hofer mittlerweile erzählt hat. Ihre Großgroßmutter stand als Wächterin vor der Gaskammer und ließ Tausende von Menschen hinein, die dann sterben mussten.

Der Umstand, dass niemand weiß, wo sich Hannibal befindet, beunruhigt Amelie. Könnte es sein, dass sie ihr irgendwo auflauert? Könnte es sogar sein, dass Hannibal den Spieß umdreht und Amelie die Schuld am Tod von Hase gibt?

Hofer geht mit ihr in das Restaurant, wo Schulze ihr aufgelauert hat. Dort kann sich aber niemand an sie erinnern. Direkt vor der Tür steht eine Frau mit einem Waffelstand. Diese bestätigt, dass hier gestern ein Mann entlanggging, der eine ohnmächtige Frau auf dem Arm hatte. „Die Hitze", hatte er auf ihre Frage geantwortet, was los sei. Die Frau kann Hofer das Haus auf der anderen Straßenseite zeigen, wo er mit Amelie auf dem Arm hineingegangen ist. Einige der Wohnungen stehen leer und die Spurensicherung macht sich sofort an die Arbeit.

„Du bleibst keinen Tag länger hier in Barcelona", teilt Hofer Amelie mit strenger Stimme mit. „Das gilt auch für Sie, Mary. Wir fliegen alle zurück nach Deutschland."

„In Deutschland bin ich doch noch mehr in Gefahr! Du sagtest doch …"

„Keine Angst", beruhigt er sie, „das, was sich Hannibal erlaubt hat, das hat sie enttarnt. Sie ist nun eine gesuchte Verbrecherin, und alle von ihr gefertigten Gutachten werden nun noch einmal überprüft. Glaub mir, so schnell werden wir die nicht wiedersehen. Und Deutschland ist sicher das letzte Land, wo sie jetzt hinkommt. Du brauchst keine Angst zu haben" lächelt er sie an.

Marys Blick geht von Amelie zu Hofer und wieder zurück und sie muss grinsen. Die beiden passen zuckersüß zusammen.

„Wir haben übrigens herausgefunden, dass die Großmutter von Hannibal Hand in Hand mit Eichmann an der Vernichtung der Juden gearbeitet hat. Das Interessante daran ist: Sie hat sich damals rechtzeitig nach Argentinien abgesetzt und dort eine Kosmetikfirma aufgebaut."

„Kosmetikfirma?", fragt Amelie entsetzt. „Im KZ vergast sie die Juden und in Argentinien macht sie einen auf Schönheit? Pervers, oder?"

„Ja, allerdings", stimmt Hofer ihr zu, „aber die Firma existiert noch und wirft viel Geld ab. Deshalb wollte ihre Enkelin wohl dorthin, das haben wir aber verhindern können. Wir suchen nach ihr, sie wird nicht weit kommen."

„Aber sie ist gerissen, und sie hat die Praktiken der Nazis im Blut."

„Ja, das hat sie", sagt Hofer und lächelt sie an, „wenn dir danach ist, geh noch eine Zeit lang nach Rom."

„Ja, das werde ich tun, gute Idee. Mary, was machst du?"

„Ich bleibe noch ein bisschen in München und schaue bei Sinnlich nach dem Rechten. Kann ich noch bei dir wohnen? Ja, hüte die Wohnung und wenn sie jemand kaufen will, dann mache Besichtigung, ok?"

KAPITEL ACHT

SIE WOLLTEN ES NICHT AHNEN

Für den Abend hat Sternberg ein Treffen im Bayerischen Hof in München organisiert. Er hat das Ministerzimmer gebucht. „Das haben wir uns nach all den Aufregungen verdient", meint er bei einem Drink an der Bar. Danach schlüpft er in seine Badehose und verschwindet ganz nach oben in das Blue Spa, wo ihn bereits jemand erwartet. Eine gutaussehende, etwas mollige Lady mit dickem blondem Schopf sitzt dort an der Bar. Eine Augenweide. Es hat noch ein wenig Zeit, bis die Ergebnisse der Studie präsentiert werden.

„Hallo, meine Schöne", flüstert er ihr zu und beißt sie ins Ohrläppchen, sanft.

Mittlerweile sind alle in München angekommen, für die anderen Teilnehmer aus Hamburg und Zürich liegt München fast genau in der Mitte, also annehmbar.

Die Ergebnisse der zwei Stichproben aus der Kontrollgruppe der Nicht-Psychotherapeuten und der Gruppe, in der nur Psychotherapeuten untersucht wurden, sollen zusammengetragen werden.

Im Mittelpunkt der Studie stand das Merkmal „schwere seelische Abartigkeit" aufgrund des Mangels an Mitgefühl im Unterschied zu Empathie.

Dabei schloss die Kontrollgruppe sehr gut ab, die Hamburger haben tolle Arbeit geleistet.

Die Hamburger berichten:

„Es hat Spaß gemacht, Interviews mit unseren Probanden zu führen, die sich emotional bewegt gefühlt haben. Wir waren sehr gerührt, dabei Menschen zu erleben, die reich an Zuwendung und voller Liebe zu ihren Mitmenschen sind und sich Gedanken um die Zukunft machen.

Interessant waren die Unterschiede zwischen den Probanden. Manche waren familiär orientiert, die anderen wiederum reine Karrieremenschen", berichtet der Untersuchungsleiter, „jedoch verfügten alle ausnahmslos über eine hohe Fähigkeit zum Mitgefühl."

„Die gesunde Mitte", kommentiert Große.

„Ja, sozusagen. Auch der Nebeneffekt der Studie war interessant. Sicherlich haben Sie schon mal etwas über die Maslowsche Bedürfnispyramide gehört."

„Wie schön, Herr Kollege", meint Hügli und schmunzelt, „aber vielleicht sollten wir es den Herren von der Polizei kurz erklären. Es geht dabei, ganz grob gesagt, um Bedürfnisse, physiologische, Sicherheitsbedürfnis, soziale und Individualbedürfnisse sowie an der Spitze der Pyramide um Selbstverwirklichung. All diese müssen erfüllt werden müssen, um weitere Bereiche der Hierarchie zu erreichen."

„Danke, Professor Hügli", sagt der Hamburger Kollege, „und alle Probanden haben es irgendwie hingenommen, wie es um sie steht. Aber kein einziger Proband hat mit sich selbst in Verbindung gebracht, dass seine Bedürfnisse auch zu kurz gekommen sind. Kein Proband hat es bis jetzt trotz unendlich vieler Seminare verstanden, was das Wesentliche für eine psychische Entwicklung ist."

„Und wie sah es mit den Fragebögen aus?", möchte Sinnlich wissen.

„Genau, dem gegenüber stand der Fragebogen, in dem psychische Bedürfnisse abgefragt wurden, die zu einem psychischen Leiden führen können, wenn sie nicht erfüllt werden würden. Und siehe da, jeder Proband hat von vierundsechzig Bedürfnissen zumindest fünf bis fünfzehn als nicht erfüllt angekreuzt."

„Das ist paradox", kommentiert Sinnlich und alle nicken zustimmend. „Denn wenn jemand seine Bedürfnisse nicht erfüllt bekam, dann müsste er das mit der Bedürfnispyramide in Verbindung bringen", ergänzt er.

„Noch verwunderlicher ist der Teil der Probanden, die bereits eine Psychotherapie gemacht haben. Auch sie wussten den Zusammenhang zwischen ihren psychischen Bedürfnissen und der Maslowschen Pyramide nicht. Durch die Studie veränderten sie den Blickwinkel und konnten nun endlich ihr eigenes Leben in der Ganzheit betrachten und einiges verstehen, was vorher nicht verständlich gewesen ist."

„Können Sie sagen, was sich nach der Teilnahme der Studie verändert hat?", fragt Sinnlich.

„Die überwiegenden Aussagen waren, dass man nie die Möglichkeit gesehen hat, dass die biografischen Bedürfnisse im späteren Lebensalter gestillt werden können."

„Wundert Sie das?" Sinnlich schaut ihn fragend an. „Das war bis jetzt nie ein Thema. So erreichte diese Tatsache, dass man geschwächt durch das Leben geht, wenn Bedürfnisse nicht gestillt werden, nie die Herzen der Kursteilnehmer, die die Bedürfnispyramide vor Augen hatten. Wir werden die Studie nutzen, um Empfehlungen auszusprechen. Jetzt bin ich auf die Ergebnisse aus Zürich gespannt. Professor Hügli, wenn ich Sie bitten darf!"

Die Züricher hatten es mit ihren Probanden wesentlich schwerer. Hügli ist desillusioniert, ja fast schon ratlos. Die Kollegen aus der Psychotherapie sind schon harte Brocken.

„Die Interviews waren auffallend emotionsloser, was man unter dem Begriff ‚professionell' verpackte. Es hat sich herausgestellt, dass die Psychotherapeuten exzellent gelernt haben, professionell zu arbeiten – was falsch verstanden wurde, da sie ohne Mitgefühl arbeiten."

„In dieser Distanziertheit erleben die Patienten das Antlitz des Unerreichbaren. Das, was sie schon kennen", fasst Sinnlich zusammen.

Das Problem sehen die Experten darin, wenn Menschen zu einem Psychotherapeuten kommen, dann muss professionelles Vorgehen an erster Stelle stehen. Gleichzeitig muss es möglich sein, dass die Hilfesuchenden einen warmherzigen Umgang erfahren. Psychisches Leiden ist deshalb entstanden, weil menschliche Bedürfnisse nicht oder falsch gestillt wurden, sei es durch Abstoßung, eine zu enge Bindung, oder dass ein Elternteil verhinderte, dass das heranwachsende Kind sich frei entfalten konnte etc.

„Diese und viele anderen Nuancen der Bindungen und Beziehungen müssen Einzug in die therapeutische Behandlung halten", bringt es Hügli auf den Punkt.

„Der Therapeut muss für die emotionale Sättigung sorgen. Mitgefühl muss ein Teil der psychotherapeutischen Behandlung werden, sodass der Hilfesuchende seine psychischen Bedürfnisse erfährt, sich klar macht, was zu kurz kam und diese lernt zu stillen", sagt der Hamburger Professor.

„Tja …" Hügli schaut in die Runde. „Wie hatten achtunddreißig von vierzig Probanden, die selbst emotionslos, man könnte sagen gefühlsmäßig unterernährt oder traumatisiert sind, aber nichts davon wissen wollen."

„Selbsteinsicht in die eigene Seele war schon immer ein Problem in den Kreisen", wirft Sinnlich ein.

„Ja, das stimmt."

„Aber was ist mit den Messungen des Mitgefühls, die Fähigkeit, Mitgefühl zu empfinden?“, möchte Sinnlich wissen.

„Wir haben Folgendes gemacht: Den Probanden wurden im fMRT Bilder dargeboten. Eine liebevolle Familie – keine Regung. Dann Sitzungen mit Patienten, die weinen – ebenfalls keine Regung. Schließlich Bilder der eigenen Familie – da war dann eine Regung erkennbar.“

Daraufhin meldet sich Versuchsleiter der Hamburger Gruppe, der berichtet, dass in der Normalgruppe ein solches Verhalten nicht zu beobachten war. Hier haben die Probanden zwischen eigenen Familien und fremden Menschen nicht unterschieden.

„Mein Gott, was haben wir denn aus unseren Experten gemacht?“, spricht Hofer das laut aus, was alle denken.

„Wir haben zu sehr die Professionalität betont und den Ausgleich, also Mitgefühl einfließen zu lassen, nicht gefördert“, sagt Sinnlich. „Auch keine Instrumente entwickelt, die den Arzt hätten schützen und gleichzeitig den Verlauf einer Psychotherapie begünstigen können.“

„Ja, aber Empathie und Mitgefühl ist uns Menschen doch angeboren“, meint Hofer. „Dann ist die angebliche Professionalität nur falsch anerzogen, oder wie?“

„Es ist ein Balanceakt“, erklärt der Hamburger Versuchsleiter. „Aber der muss gelehrt werden. Von alleine entwickelt sich nicht die Kompetenz zu lieben, wertzuschätzen und Achtung vor der menschlichen Entwicklung zu haben.“

„Na, da scheint ja ein dringender Nachholbedarf zu herrschen!“ Professor Sinnlich ist tief betroffen. „Wir brauchen neue Regeln für die Entwicklung des Handwerks Psychotherapie. Eines steht fest: ein Mangel an Mitgefühl kann viel Schlimmes anrichten.“

„Ich habe eine Frage“, meldet sich der Assistent aus Zürich, „was passiert, wenn ein junger Mensch mit wenig Mitgefühl auf einen

Psychotherapeuten mit wenig Mitgefühl trifft? Wo führt das das hin?"

„Das sind alles Fragen, die noch nie erforscht wurden", sagt Sternberg.

„Wir müssen Korrelationen finden und Beispiele aufbauen. Denn hier geht es um noch etwas viel Schlimmeres", antwortet Sinnlich.

Alle hören gebannt zu. „Geht ein Mensch, der wenig Liebe erfahren hat, in eine Psychotherapie, dann kann sich Folgendes abspielen: Zu Beginn vertraut dieser Patient dem Therapeuten. Dieser steuert, dass der Patient eine Bindung zu ihm aufbaut. Der Therapeut spürt ab einem gewissen Moment, dass er eine Abgrenzung schaffen will. Das kriegt der junge Mensch nicht zusammen. Bereits innerlich verbrannt und nach Mitgefühl hungernd, kann er das emotional kaum aushalten. Neigt jemand zu Aggressionen, dann ..."

Sie diskutieren noch lange, keiner möchte sich ausmalen, wohin diese seit Jahrzehnten in Deutschland falsch durchgeführten Psychotherapien führen. Denn trotz Milliardenausgaben werden keine Studien gemacht, wie Erfolge festgehalten werden könnten.

Sternberg vergnügt sich inzwischen im Spa-Bereich. Seine Begleitung will sich nicht offenbaren, wenn später alle nach der Studienpräsentation zum Abendessen kommen. Sie hat ein wenig Angst vor der Reaktion von Amelie, von Emma, von Mary...

Was niemand weiß: Während der erfolglosen Suche nach Amelie in Barcelona rief Sternberg Conny an, um ein paar Fakten zu vervollständigen. Sie sprachen lange ... viel zu lange. Dann haben sie sich in Wiesbaden gesehen, sie waren zusammen in Bad Homburg, dann kam Conny für ein verlängertes Wochenende zu Sternberg nach Berlin ...

So erfuhren Mary, Amelie und Emma nichts davon, alle waren so beschäftigt, dass sie einige Zeit keinen Kontakt hatten, was nicht ungewöhnlich war. Denn unterwegs waren sie sowieso ständig.

Conny wusste nicht, wie sie das den anderen verklickern soll, noch schwieriger fiel es Sternberg, das zu offenbaren. Er wollte Conny jedoch nicht kränken und zumuten, dass sie es geheim hält.

„Sollen wir es für uns behalten?", fragt Conny, während Sternberg ihr gerade den Nacken massiert.

„Nein, das wäre nicht fair, vor allem dir gegenüber, meine Liebe. Wir machen es so: Du wartest auf mich im Zimmer, an der Bar oder wo auch immer, und nach dem Umtrunk verkünden wir es den anderen. Ich liebe dich." Er zieht sie an sich und küsst sie, nicht nur einmal, er drückt seien Lippen an die ihren und will damit nie wieder aufhören.

Sie antwortet nicht. Sie lächelt nur mit einem Gefühl im Bauch, das sie in dieser Form schon lange nicht mehr kannte und doch stets vermisst hat.

Conny ist immer noch in der Veränderungsphase ihrer psychischen Konstitution. Als sie vor ein paar Wochen den Brief von Amelie bekam, wusste sie ganz genau, dass darin die Möglichkeit bestand, nicht nur die emotionalen Bedürfnisse zu stillen, sondern auch ihre traumatischen Erfahrungen mit dem verflixten Therapeuten zu verarbeiten. Psychische Neuroimplantate! Geschenk des Himmels! Connys Stärke war Ausdauer und Konzentration auf das Wesentliche, und in schlimmsten Zeiten hat sie die Begabung, das Leben wie ein Spiel zu betrachten. Da sie einen sehr hohen IQ hat, konnte sie das meiste immer strategisch lösen.

Amelie schrieb in ihrem Brief:

Die Wunden der Vergangenheit kannst du mit Psychischen Neuroimplantaten schließen, die Zukunft kannst du mit Impulsgebern kräftigen und Visionen im Vision Board aufbauen. Warte, bis meine dazugehörige App auf den Markt kommt.

Genauso tat sie es, dann kam das Telefonat mit Sternberg, dem dann die große Liebe folgte.

Sternberg schreitet die Treppen herunter, dem Schicksal dankbar dafür, diese Frau gefunden zu haben. Es ist um sie beide geschehen. Schon damals in Berlin hat es bei ihm gefunkt, und nach dem Telefonat wusste er, dass sie die Richtige ist. Der sonst immer so starke Sternberg, der Heros an allen Fronten, der Macher, erkennt plötzlich seinen Schwachpunkt: die fehlende Liebe in seinem Leben. Und dann kommt da diese Frau daher, die ihn schwach werden lässt. Die niemals dem Ideal der schlanken Frau entspricht. Zum ersten Mal versteht er Pierce Brosnan, den hat er mal auf dem Wiener Opernball kennengelernt. Wenn er ehrlich ist, dann hat er ihn beneidet, denn seine Frau ist ein Goldschatz und Gott sei Dank auch nicht so eine klapperdürre Bohnenstange. Und so jemanden hat er nun auch an seiner Seite.

Noch halb in seinen Träumen versunken betritt er den Saal. Amelie, Emma, Professor Sinnlich, Hofer und Große, auch Hanna ist aus den USA angereist. Er schämte sich ein wenig, dass er den ersten Teil der Diskussion geschwänzt hatte, aber Conny ist es wert gewesen. Außerdem hat er das alles schon vorher gelesen.

Amelie berichtet gerade über die Untersuchungen in Rom, Hanna danach über zwei Fälle in den USA, Mary aus Barcelona und dann kamen noch die weiteren Untersuchungen zur Sprache. Die signifikanten Punkte wurden bereits in den Berichten festgehalten. Hier kommt nun alles zur Sprache. Sternberg ist stolz auf die Truppe. Er hört den Gesprächen nur halb zu, zu sehr sind seine Gedanken bei Conny und ihrer hoffentlich gemeinsamen Zukunft.

„In dem zweiten Interview merkte ich, dass ich den Menschen erreichen konnte", erzählt Amelie gerade, als Sternberg reinkommt, „so perfekt er in seiner gelernten Tarnung war, so konnte er auch daraus auftauchen."

„Das passt zu den Ergebnissen der fMRT", bestätigt Sinnlich,

„denn da kam etwas Interessantes bei heraus: absolute Kälte, absolut keine Regung bei der Betrachtung von Bildern, die soziale Begegnungen darstellen, die bei jedem normalen Menschen Emotionen hervorgerufen hätten. Als er allerdings Bilder aus der eigenen Familie gezeigt bekam, da veränderte sich das Bild seines Gehirns massiv."

Alle nicken und sind sich einig, dass die Ähnlichkeit zwischen den Psychotherapeuten und den Auftragskillern gespenstisch ist.

„Aber ein Großteil der Untersuchungsergebnisse der Gruppe drei sieht aus wie von uns abgeschrieben", scherzt Emma und grinst Professor Hügli ganz breit an. Der ist empört, der ist erschüttert.

Die Studienergebnisse sind anders ausgefallen, als erwartet. Heftiger, drastischer. Diesen extremen Unterschied zwischen der Kontrollgruppe und der Gruppe der Psychotherapeuten hat keiner so erwartet. Das will auch niemand kommentieren. Sternberg macht kein Hehl daraus und macht einen Vorschlag:

„Jeder muss unterschreiben, dass er niemals Informationen aus den Untersuchungen weitergibt. Für die Unis wurden Berichte angefertigt, natürlich nur pro forma in einer geschönten Version. Die wahren Ergebnisse liegen im Stahlschrank des BKA in Berlin. Wer etwas davon verrät, dem flattert eine Anzeige wegen Landesverrat ins Haus. Das sollten Sie ernst nehmen", wettert er.

Alle nehmen die Erklärungen an sich und unterschreiben gleich, ohne zu zögern. Manche Wahrheit tut weh! Die Wahrheit kennen sie nun, der Wille zum Handeln ist bei allen vorhanden. Eine Veränderung der Strukturen des Psychologiestudiums ist notwendig. Im nächsten Schritt werden Empfehlungen ausgearbeitet, um die Berufsgruppe der Psychotherapeuten neu in die Gesellschaft zu integrieren.

So viel des Negativen, so viel Arroganz und Überheblichkeit findet man wohl in keiner anderen Berufsgruppe.

Sinnlich verteilt die restlichen Aufgaben, wer welche Vorschläge ausarbeitet, wer was noch zu erledigen hat. Gerade wollen alle zum Abendessen gehen, als Sternberg laut ruft:

„Alle sind zu einem Umtrunk an der Bar eingeladen, Anwesenheit ist Pflicht!"

„Was ist mit dem los?", flüstert Emma Mary ins Ohr. Aber Mary ist irgendwie abgelenkt und antwortet nicht. Da steht plötzlich Conny vor ihnen.

„Conny, was machst du denn hier?" Emma ist überrascht, nicht einmal sie, die beste Freundin, ahnt, was alles passiert ist.

„Warte, gleich erfährst du's", gibt Conny sich selbstbewusst.

„Hui, so kenne ich dich gar nicht", staunt Emma.

Conny schaut zur Türe und setzt ein geheimnisvolles Lächeln auf.

Sternberg kommt auf Conny zu, die lächelt verlegen.

„Meine Damen und Herren", holt seine Stimme sie in die Wirklichkeit zurück, „darf ich Ihnen meine zukünftige Frau vorstellen?" Er gibt ihr einen leidenschaftlichen Kuss.

Einen schöneren Heiratsantrag vor ihren besten Freunden kann sie sich gar nicht vorstellen. Mit Freudentränen in den Augen nimmt sie den wunderschönen Diamantring von ihm an.

Lange sitzen sie noch alle zusammen, bis tief in die Nacht hinein. Amelie fährt nicht zum Tegernsee zurück, das Haus zu sehen, das bald nicht mehr ihres sein wird, ist ohnehin ein unerträglicher Gedanke. Irgendwann sieht Mary, wie sie Hand in Hand mit Hofer den Raum verlässt. Mary bleibt noch ein wenig mit Große an der Bar sitzen, die beiden haben in den letzten Wochen gemerkt, dass sie viel gemeinsam haben. Hanna fühlt sich zwischen den vielen neu entstandenen Paaren – Conny und Sternberg, Amelie und Hofer, Mary und Große – ziemlich einsam. Gut, dass Emma noch da ist, während diese auf ihren Mann wartet, unterhalten sie sich ausgiebig.

Nur einer bleibt allein. Immer wieder im Leben musste er die Erfahrung machen, dass er niemanden an seiner Seite hat. Mit einer tiefen Traurigkeit im Herzen verlässt er den Bayerischen Hof.

KOMPLOTT

Am nächsten Morgen fliegt Amelie mit Hanna in die USA. Amelie fliegt erst nach New York, wo sie mit dem Verleger die Marketingstrategie für das Release ihres Buches in Amerika besprechen wird. Später will sie noch nach Miami zu Hanna. Die Freunde von Hanna sind verreist und Amelie hat für die paar Tage ihre schöne Wohnung ein Stockwerk höher vom Cafe Mogador Williamsburg bekommen. Morgan vom Surf Club wird ihr morgen helfen, die Präsentation ihrer App vorzubereiten. Für den deutschen Markt will sie die Rechte an ihrer App behalten, um sie dort selbst zu vermarkten. Der Verlag in New York hat ein großes Interesse gezeigt, die psychische Situation in den USA ist auch nicht rosig.

New York ist ein großes Abenteuer für Amelie. Schon immer hat sie davon geträumt, die Skyline von Manhattan zu sehen, die 5th Avenue entlangzuschlendern, im Central Park Yoga zu machen oder die Freiheitsstatue anzuschauen.

Sie hat im Flieger den Film *Maria Montessori* angeschaut, der immer noch in ihr nachwirkt. „Aus sich heraus zu handeln, aus sich heraus zu wollen …“, geht ihr durch den Kopf.

In New York herrscht eine besondere Atmosphäre. Die Menschen eilen jeder für sich ihren Geschäften nach, und doch halten sie irgendwie zusammen. Hier verbindet die Menschen mehr, als in anderen Städten der Welt. Ob es die Anschläge von 9/11 waren, durch die die New Yorker eine gemeinsame Geschichte haben, getreu dem Motto: „Wenn wir zusammenhalten, schaffen wir alles“, oder die schreckliche Erlebnisse nach dem Corona-Virus, New Yorker beklagen sich nicht, sie machen weiter.

Amelie genießt die Atmosphäre im Big Apple mit allen Sinnen ihres Seins.

* * *

Nachdem der Hauptteil der Studie abgeschlossen ist, fällt Sinnlich in ein tiefes Loch. Zurück in seinem normalen Leben, fühlt er sich einsamer denn je. Das alles war sehr intensiv, es war sein Plan, doch was hat er am Ende davon? Gar nichts. Er verschwindet wie immer aus dem Blickwindel der anderen. So empfindet er es jedenfalls. Die Zusammenarbeit war eng und emotional, und jetzt sind alle wieder weg.

Alles geht ihm so nah, das wühlt ihn auf. So etwas erlebt er zurzeit auch bei der Burschenschaft an der Uni, dort wollen sie ihn ebenfalls loswerden. Die Mutter seiner Tochter hat sich aus dem Staub gemacht, die Tochter hat sich mit 18 umgebracht und wären da nicht die Enkel von der anderen Tochter dann wäre er längst weg. Verbitterung macht sich breit und eine Welle von Schmerz überflutet seine Gedanken. Der ganze Körper schmerzt, er fühlt sich gelähmt, wie in Watte verpackt. Er hasst das Gefühl, in solchen Momenten hat er Sehnsucht, Sehnsucht nach der Burschenschaft. Das ist Sehnsucht nach Ordnung, Herrschaft und Brüderlichkeit.

Plötzlich, wie gerufen, läutet das Telefon – mit unterdrückter Nummer, wer kann das sein? Gestern hat er auch schon einen anonymen Anruf erhalten. Immer ist ihm mulmig zumute, wenn so ein Anruf kommt …

„Niemand verlässt so einfach unseren Geheimbund, Siggi!" Es ist die Stimme dieser Frau, die er seit 35 Jahren fürchtet. Einst waren sie in der gleichen Burschenschaft, sie ist dort als Mann verkleidet reingekommen, keiner hat den Schwindel bemerkt. Erst später. Diese Frau, eine Ärztin, war die erste Frau, die in einer Burschenschaft gewesen ist. Dann hat sie ihn in die arische Verbindung geholt.

„Das sehe ich anders", entgegnet Sinnlich.

„Vooorsicht, Siggi, du warst immer schon wie mein kleiner Bruder. Niemals die Hoffnung aufgeben, egal wie viele Feinde man hat."

„Das Spiel erfordert eine Strategie."

Diesen Schlagaustausch gaben sie sich immer, er hat kein einziges Wort davon vergessen. Auch seine Rolle nicht.

„Es ist unentschuldbar, das Leben so zu vergeuden …"

„… wenn das Blut eines Killers in deinen Adern fließt", beendet Sinnlich den Satz für sie.

„Na siehst du, du kannst es noch. Aber warum lässt du die Schlampe unsere Tradition zerstören?"

„Das war nicht meine Absicht", erklärt Sinnlich und klingt dabei wie ein eingeschüchterter Fünftklässler.

„Niemand verlässt den Geheimbund, du hast einen lebenslangen Schwur geleistet. Wer sich nicht beugt, der wird …"

Diesmal beendet er den Satz nicht, sondern fragt:

„Bist du dran schuld, dass Hase auf dem Maibaum gelandet ist?"

„Bist du bescheuert? Das war keiner von uns. Das sind unsere Feinde, die das gemacht haben. Sie werden jedoch nicht zerstören, was schon Tausende von Jahren existiert."

„Aber wir müssen unseren Kodex dem aktuellen Leben, der Realität anpassen", beharrt Sinnlich.

„Du hast den Kodex gebrochen!", zischt sie.

„Nein, das habe ich nicht. Die Studie wird nie veröffentlicht, aber wir haben einen Auftrag."

„Und der lautet?"

„Die Lizenz Profikiller wird aufgehoben."

„Was ist aus dir geworden? Du lässt dich quälen, du kriechst ins Verderben …"

„In mir steckt nun mal kein Killer. "

„Wir haben den Auftrag zu killen und den werden wir erfüllen!"

Sinnlich ist durcheinander, er fühlt, dass er hier gerade einen geistigen Spagat macht. Das wusste er schon, als er die Studie vorgeschlagen hatte. Er fühlt sich schuldig und kann sich richtig weder der einen noch der anderen Seite anschließen. Die haben ihn abserviert, seine Arbeit nicht gewürdigt, obwohl er doch fast alles im Alleingang gemacht hat. Ohne ihn hätten sie nichts in der Hand.

Wäre Sternberg jetzt hier, dann hätte er nur kurz gesagt: „Deep Impact!" Und Sinnlich hätte verstanden, dass sein Anteil ganz klein war, unbedeutend. Aber Sternberg war nicht hier bei ihm, er hat sein Glück bei Conny gefunden und lebt mit ihr in Liebe und Verbundenheit.

„Warum rufst du an?", kommt Sinnlich zur Sache.

„Du musst mir helfen, sonst bist du der Verräter unserer Zunft. Und du weißt, was das bedeutet!"

„Wo bist du denn? Ich hörte, man sucht dich", versucht er abzulenken.

„Sie wird unserer Zunft nicht schaden. Niemals!", donnert sie.

„Was meinst du?" Sinnlich stellt sich absichtlich dumm.

„Sie hat eine App entwickelt, die zeitgleich hier in Deutschland und in den USA auf den Markt kommt und damit verlieren wir Kunden. Ich muss, so schwer es mir auch fällt, zugeben, dass ihre Techniken besser sind, als es unsere je waren. Sie trifft uns damit ins Mark! Wir heilen unsere Patienten nicht, wir beleben ihre Traumata wieder, sodass sie von uns abhängig werden. Aber damit ist nun mal unser Einkommen gesichert. Und wenn das nicht hilft, stecken wir sie für ein paar Wochen in eine Klinik, da knickt jeder ein. Wir können von Glück reden, dass bislang noch niemand auf die Idee gekommen ist, dass man das anders machen sollte. Bis jetzt, und nun kommt Amelie und hat diese Idee mit den Psychischen Implantaten.

Oh, ich könnte …“ Man hört, wie sie vor Wut schnaubt.

„Da hast du Recht, so habe ich das noch gar nicht gesehen“, murmelt der Professor.

„Und damit noch nicht genug, Amelie legt alles offen, was wir sicher unter Verschluss hatten. Und ihre Freundin Mary reibt sich bestimmt auch schon die Hände, weil sie dadurch eine fette Enthüllungsstory machen kann.“

„Mmh, ja.“

„Das wird sie nicht überleben!“ Mittlerweile schreit sie vor lauter Wut.

„Jetzt können wir sie aber nicht mehr bremsen“, gibt Sinnlich zu bedenken.

„Ich muss sie finden!“

„Wo bist du?“

„Ich werde den Teufel tun und dir verraten, wo ich bin. Du bist ein Weichei geworden Siggi, wer weiß, ob du dich nicht bei irgendwem verplapperst. Also, wo ist die Schlampe?“

„In den Staaten. Sie will dort mit ihrem Pitch Investoren überzeugen und stellt die App bei einem Verlag vor.“

„What? Das darf doch wohl nicht wahr sein. Wir müssen sie stoppen, sofort, sonst können wir unsere Kliniken und Praxen schließen. Wo genau ist sie?“

„New York.“

„Wo übernachtet sie?“

„Ich hörte, wie sie Mary erzählte, dass sie in eine Wohnung bei Bekannten in Brooklyn bekommen hat, die verreist sind.“

„Adresse!“ brüllt Hannibal

„Das weiß ich nicht.“ Sinnlich ist verzweifelt. „Das ist die Wohnung der Smiths, die in der Botschaft in Frankfurt arbeiten. Die sind mit Hannah befreundet. Das ist irgendwo bei dem Marsha P. Johnson State Park oberhalb von einem Café.“

Sinnlich denkt nach diesem Telefonat noch lange nach. Bildung ist gefährlich, jeder hat Zugang zu der Wahrheit. Aber vielleicht stimmt es ja, die Kliniken und Praxen sind voll und kein Patient merkt, was wirklich läuft. Jeder ist erleichtert, dass sich ihm jemand zuwendet und keiner wehrt sich, weil man schon das als Hilfe empfindet, dass jemand überhaupt da ist.

Und jetzt kommt Amelie daher, eine kleine unbedeutende Aussiedlerin und erschüttert die Psychotherapie, wie sie bislang praktiziert wurde, bis ins Mark. *Da hat Hannibal recht!,* denkt er sich.

Emotional gesehen sind die Patienten in der Falle, sobald sie eine Praxis oder eine Klinik betreten. Niemand kommt auf die Idee, dass das alles so verdammt schiefläuft. Ein bisschen Gruppentherapie mit Gleichgesinnten – man gerät in den Strudel der Probleme der anderen, einer traumatisiert den anderen. Patienten werden krank gemacht.

Sie sind AHNUNGSLOS, was mit ihnen in den Praxen und Kliniken passiert. Sie ahnen es nicht, und wenn sie es zu ahnen beginnen, dann wird das im Keim erstickt.

* * *

Niemand weiß, wo sie gerade ist, die Hannibal. Ihre angebliche Flucht nach Algerien war ein genialer Schachzug. Unter dem Namen McDonald bucht sie einen Flug nach York und nimmt sich ebenfalls ein Zimmer im Williamsburg Hotel. Schon sitzt sie mit einer verdunkelten Brille auf der Nase hinter der The New York Times.

„Die kleine Ratte wird mich erst jetzt kennenlernen“, sie hat einen Plan. Dazu schleicht sie sich am Abend in die Gassen, das sind, wie sie sagt, die Loser, denen sie Leben rettet, weil sie ihnen paar Gramm Crystal Meth, genannt Breaking Bad, und eine kleine Waffe abkauft. So was Schmuckes wollte sie schon immer haben.

* * *

Amelie bereitet den Pitch vor. Morgen wird sie ihre App in der Fernsehsendung Shark Tank vorstellen, sie hofft auf Investoren, damit sich ihre Methode auf dem Markt durchsetzen kann. Sie ist froh, dass Morgan dabei ist.

„Danach gehen wir surfen", versucht er sie aufzuheitern. Sie ist mega nervös.

„Ich kann nur windsurfen, die Wellen werden mich umbringen!"

„A ke!" kommt von Morgan „lass uns erst den Pitch machen!" Er denkt kurz nach. „Was ist das Wesentliche deiner Erfindung?"

„Dass wir Menschen einander brauchen", antwortet Amelie und muss lachen, weil Morgan sie mit großen Augen anschaut. „Nun, ich erkläre es dir. Die Bedürfnisse, bei denen jemand zu kurz gekommen ist, die begleiten uns lebenslänglich. Das wirkt sich auf die emotionale Stimmung aus, aber auch die Intelligenz leidet. Intelligenz muss man pflegen und ausbilden, so wie Körperpflege. So wie unsere Sinne Reize erhalten, so muss auch Intelligenz mit Lust gelebt werden. Nur erfüllte Bedürfnisse machen Lust auf intelligente Lebensgestaltung. Ich wäre sogar der Meinung, dass Depression deshalb entsteht, weil man Bedürfnisse, Lust und Intelligenz nicht fördert."

„das kann ich verstehen", sagt Morgan.

Sie bereiten noch ein Video vor und Morgan unterlegt es mit Musik, sie weiß schon, warum sie gerade ihn um Hilfe gefragt hat. Sie haben mehrere Exemplare des dazugehörigen Buches eingepackt, das Amelie als ergänzendes Material zur App geschrieben hat. Leider haben sie noch keine Studie. Komisch, dass Sinnlich ihr da nicht weiter helfen konnte. Sie ahnt es nicht.

Am Abend telefoniert sie lange mit Hofer, schon nach einem Tag in New York vermisst sie ihn. Sie ist sich unschlüssig, ob ihre Präsentation gut ankommen wird, aber irgendwie kriegt Hofer es immer hin, ihr ihre Würde aufzuheben, so dass sie durch ihn immer wieder zu sich, ganz tief innerlich finden kann. So hat sie ihn schon in Rom erlebt, und auch jetzt findet er die richtigen Worte. Sie ist froh, dass sie ihn hat und möchte dieser noch jungen Liebe eine Chance geben. Mit jeder Faser ihres Körpers wünscht sie sich nichts sehnlicher, als endlich die große, die wahre Liebe gefunden zu haben. Vertrauen ist ein schönes Gefühl und sie vertraut ihm. Amelie liegt beim Telefonieren auf dem Bett. „Wenn ich an dich denke, schlägt mein Herz immer ganz laut", sagt sie zu Hofer.

„Lass hören!", entgegnet er lachend und sie legt den Hörer auf ihr Herz.

In diesem Moment geht die Tür auf und eine Frau steht vor ihr. Es dauert einen Moment, bis sie erkennt, dass es Eva Hannibal ist, mit ihren kurzen roten Haaren sieht sie völlig verändert aus.

„Frau Hannibal, was wollen Sie denn hier?" Amelie spricht mit Absicht laut und deutlich und hofft, dass Hofer am anderen Ende der Leitung versteht, was hier gerade geschieht.

„Bleib da liegen, du kleine Kakerlake."

„Was wollen Sie von mir?"

„Du wirst dein Projekt auf der Stelle absagen. Deine …", sie betont die folgenden Worte wie etwas, das in ihrem Mund pures Gift ist und ausgespuckt werden will, „… Psychischen Implantate sind der letzte Dreck, Schwachsinn. Vor allem aber zerstören sie alles, wofür wir gearbeitet haben."

„Und wer ist *wir*?" Amelie ist erstarrt vor Angst, diese Frau ist gefährlich, wie der wahnsinnige Glanz in ihren Augen deutlich zeigt.

„Die, die über dir stehen, du kleine Wanze!"

Amelie fasst all ihren Mut zusammen und schleudert ihr entgegen: „Haben Sie etwa Angst, dass ich ihre tausendfachen missbräuchlichen Gutachten öffentlich mache? Dass Sie Menschen in Ihrer Therapie so fertig machen, um sie anschließend in die Klinik zu stecken, wo sie erst richtig traumatisiert und von Ihnen abhängig gemacht werden? Und diese gar nicht wissen, was da mit ihnen passiert? Dass Sie lügen, wenn Sie sagen, dass man Mitgefühl angeblich nicht ausbilden kann, obwohl Sie ganz genau wissen, dass das ein Entwicklungsprozess ist und man den sehr wohl fördern kann? Dass man es auch die Kindheit durch beobachten kann und individuell fördern? Ihre Berufsgruppe hat es doch versäumt, solche Entwicklungsprozesse bereitzustellen. Meinen Sie das?"

„Du kannst doch gar nicht mitreden, du bis zu dumm und zu gestört. Ich lass dich lebenslänglich in die Klapse einsperren!"

„Und wegen was?" Amelie staunt selbst, wie ruhig sie bleibt. Ob es daran liegt, dass sie Hofer am anderen Ende der Leitung weiß?

„Weil du uns im Weg stehst!", donnert Hannibal.

„Was haben diese Menschen getan, dass sie das verdient haben? Was haben sie Ihnen getan, ein seelischer Tod ist viel schlimmer als der leibliche. Sie wissen nicht, ob diese Menschen schlecht waren oder warum sie so geworden sind. Manchmal reicht doch eine kleine, die kleinste gute Erfahrung und ein Mensch kann aufwachen, das Leben lieben. Sie urteilen und verurteilen, ohne die kleinste Studie oder Forschung im Hintergrund."

„Das basiert auf langjähriger Erfahrung."

„Was für eine Erfahrung? Wer gekillt werden soll?"

„Niemand darf die Gesellschaft schwächen", antwortet Hannibal mit einem unerträglichen Pathos in der Stimme. „Wer nicht mitspielen kann, der muss sich … nun, zurückziehen."

„Sie spielen Gott, das dürfen Sie nicht", schreit sie Amelie an. „Mit den von mir entwickelten Psychischen Neuroimplantaten werden Menschen wieder kraftvoll und dann können sie der Gesellschaft positiv und kraftvoll dienen."

„Wir haben den Auftrag, die Massen zu säubern, nicht du!"

„Sagen Sie mal, hören Sie sich selbst zu? Mörder seid ihr!"

„Im Auftrag des Staates!", brüllt Hannibal, sodass Amelie Angst hat, dass die Gutachterin gleich Amok laufen wird.

„Da haben Sie wohl etwas falsch verstanden! Sie gehören zu den letzten Nazis, die die Gesellschaft säubern wollen, so wie damals Ihre Großmutter …"

„Woher …?" Ihre Lippen beben. „Meine Großmutter geht dich nichts an!"

„Doch, weil Sie keine Einsicht haben, vielleicht keine haben können, wenn Sie von dieser Großmutter abstammen, die damals Unschuldige in den Tod geschickt hat und das auch vor sich und dem ach so geliebten Staat gerechtfertigt hat."

Über 4.000 Meilen entfernt hört Hofer jedes Wort und nimmt das Ganze auf. Parallel hat er Sternberg, seinen Mitarbeiter, wissen lassen, er soll bitte sofort Amelies Handy orten lassen. Als Sternberg Amelies Aufenthaltsort kennt, benachrichtigt er sofort die NSA, die das Haus bereits umstellt hat.

Hofer will weiterhören, was Hannibal von sich gibt, Amelie sagt gerade:

„Aber Sie können sich ändern. Sie haben sich Ziele zu Ihrem eigenen Vorteil verschafft, um zu überleben. Sie sind nichts anderes als eine Landesverräterin und eine Feindin der Demokratie."

„Wir sind diejenigen, die den Staat und die Wirtschaft mit unserem Handeln und unseren Entscheidungen stark machen. Dank uns stehen wir so gut da, wie nie zuvor. Wir verändern den Alltag für die Menschen unseres Landes, wir verändern den Lauf der Geschichte, wir setzen die Ziele fest und bestimmen, wer mitmacht und wer nicht. Ist einer eingeknickt, schwächt er die anderen."

„Sie machen sich zu Gott! Wer gibt Ihnen das Recht dazu?"

„Der Staat." Sie sagt das mit einem solchen Selbstverständnis, dass Amelie kurz schwindelig wird.

Stimmt das? Sind die alten Nazi-Seilschaften immer noch aktiv und ziehen die Strippen hinter den Kulissen?

„Nein", entgegnet Amelie mit fester Stimme, „der Krieg ist seit fünfundsiebzig Jahren zu Ende, bei uns ist Demokratie!"

„Nein, wir sind, wie wir waren. Wir sind geblieben …" Ihr Kopf fährt herum in Richtung Tür. „Kriegst du noch Besuch?" Sie meint, dort etwas zu hören.

„Sagen Sie noch eins, Frau Doktor Hannibal, woher wissen Sie, dass ich hier bin? Dass ich in Barcelona war."

„Siehst du, das haben wir euch voraus, wir sind schlau und hören zu. Als ich im Verhör bei Hofer in Berlin saß, habe ich euer Telefonat gehört. Ach, wie süß, die Irre und der unfähige Kommissar, ihr seid ja so ein perfektes Paar. Ich habe dir nach Barcelona den Schulze hinterhergeschickt, er hat dein Handy geortet und wusste, wo du bist."

„Schulze hat mit Ihnen gemeinsame Sache gemacht?" Amelie ist fassungslos. „Aber er lebt doch nicht mehr."

Die Ärztin grinst breit, zu breit. „Ja, und dass du jetzt hier bist, hat Sinnlich mir gesagt. An dem Abend neulich im Bayerischen Hof hast du es ja breit erzählt, dass du dein Projekt hier in New York vorstellst."

„Sinnlich?" Im ersten Moment denkt Amelie, sie müsste ohnmächtig werden. In Gedanken ist sie jeden durchgegangen, hat sich gefragt, wer Hase umgebracht hat beziehungsweise wer mit dieser arischen Verbrecherbande unter einem Hut steckt. Aber Sinnlich? Auf den wäre sie nie gekommen.

„Ja, er weiß, dass du morgen deinen Schwachsinn hier vorstellst. Das wirst du nicht tun, auch wenn ich dich killen muss. Du störst, du Ratte! Wir können alle einpacken, wenn du deinen Scheiß rausbringst!" Sie nimmt die Hand in die Tasche und holt ihr neu erworbenes Schmuckstück, die kleine Smith & Wesson raus. So eine Waffe hat sie schon immer gewollt.

„Sie sind doch krank. Hören Sie damit auf!“

Plötzlich ertönt ein dumpfer Rrruums an der Tür und ein Sonderkommando stürmt das Zimmer. Es geht alles so schnell, dass Eva Hannibal sich noch nicht einmal wehren kann, als sie an die Wand gepresst wird.

„Everything fine with you?“, fragt einer der Cops.

„Yes, yes thanks. How did you know …?“

“You know a certain Mister Sternberg from Germany? You have to thank him.”

Handschellen klicken und sie bringen Hannibal raus.

„Eins noch“, ruft Amelie ihr hinterher und sie dreht sich noch einmal um, zumindest so gut sie es im festen Griff des Polizisten schafft. „Was hat Professor Sinnlich mit all dem zu tun?“

„Sinnlich?“ Sie lacht, es klingt, als ob sie kurz vor einem Nervenzusammenbruch steht. Sie lacht laut und hysterisch. „Sinnlich ist ein Hosenscheißer, er kann sich nicht entscheiden, auf wessen Seite er steht. Er will die Welt retten, aber am Ende des Tages ist er uns ergeben. Und er weiß: Verräter enden hinter Psychiatriemauern. Einer für alle, alle für einen. Und dir rate ich: Komm am besten gar nicht erst wieder nach Deutschland zurück, du wirst in die Klapse eingesperrt oder besser noch …“

Obwohl der Cop kein Wort versteht, merkt er, dass seine Gefangene irre ist. „C'mon“, sagt er, „Jail is waiting for you.“

Amelie sitzt zitternd auf dem Bett. Sie kuschelt die Bettdecke um sich rum. Was ist hier gerade passiert? Und welche Rolle spielt Sinnlich?

Plötzlich hört sie Hofers Stimme aus ihrem Handy: „Amelie, Schatz, alles okay bei dir?“

„Ja … ja alles ist gut.“

Kurz schweigen sie, dann bricht Amelie in Tränen aus.

„Was … was hat Sinnlich damit zu tun?“, bringt sie unter Schluchzen hervor.

„Das frage ich mich auch. Ich fahre gleich morgen in die TU, Hannibal sitzt in U-Haft und kann ihn nicht vorwarnen. Mal sehen, ob er einknickt und mit der Wahrheit rausrückt.

„Prima. Aber ich muss jetzt schlafen."

„Viel Glück morgen und schlaf gut, jetzt kommt ja niemand mehr zu dir."

„Versprochen?" Amelie lächelt.

„Versprochen. Schlaf mit dem Gedanken ein, dass ich dich festhalte."

„Danke, bis morgen. Ich melde mich nach der Präsentation." Sie trinkt einen Schluck Wasser, so wie immer vor dem Einschlafen.

HITCHCOCK, IMMER WIEDER HITCHCOCK

In der Vorstellung, fest in Rons Arme geschlossen zu sein, schläft Amelie tief und fest ein. Die Realität entflieht der Vorstellung und das innere Sein verselbständigt sich in Parallelwelten, die jeglicher Realität unerreichbar bleiben; nicht einmal der Hauch des Realen bleibt beibehalten.

In der süßen Traumwelt gefangen, kuschelt sich Amelie in den Kissen ein. Sie vergisst die anstehende Präsentation und träumt von wolkenartigen weißen Schäfchen, in die sie sich einkuschelt, wie einst in ihrer Kindheit. Sie merkte das Crystal Meth in ihrem Glas nicht, sie merkt keine Realitäten mehr, nur noch eine steile Fahrt in das Universum. Noch nicht angekommen, sieht sie sich in paradiesischem Geschehen, umgeben voller Glück und Unendlichkeit.

Wenn nichts endlich ist, dann herrscht Frieden. Dann, wenn nichts mehr außergewöhnlich ist, wenn alles wie auf einer Wasseroberfläche gleitet, ohne Auf und Ab, ohne Welle, dann verliert die

Zeit an Wirkungskraft. Dann fühlt sie Hunderte von Luftballons um sich wie eine tragende Kraft Richtung Himmel und keiner kann sie mehr aufhalten. Sie wird getragen, nach oben, immer höher, immer weiter, durch die Wolken durch.

Das Donnern an der Türe hört sie nicht mehr, die Präsentation hat sie verpasst, kein Pitch, keine Investitionen; mit einer im Glas aufgelösten Tablette und einem ihr zugeschobenem Trunk, versehentlich oder mit Absicht von Dritten zugeschoben, verändert sich krass die Welt.

Schnell sind wir
im Zerstören!

Im Verhörraum spielt sich Hannibal besonders klug auf und bringt alles zum Einsatz, um die eigene missliche Lage zu retten und andere schuldig zu machen.

„Das, was sie gehört haben", sagt sie aus „das war bloße Ablenkung. Ich bin Gutachterin und ermittle verdeckt – denn diese Frau brachte gefährliche Drogen mit ins Land. Gehen sie hin, diese sind in ihrem Koffer. Wahrscheinlich liegt sie zugedröhnt in ihrem Bett."

Die Beamten sind verunsichert und schauen sich gegenseitig an. Ordnungshalber müssten sie das überprüfen. Hannibal gibt nicht auf: „Darin ist ihr Freund, der bei der Polizei ist, mitverwickelt und das geht bis in die höchsten BND-Etagen rüber, eine Journalistin King aus London hilft bei dem Verschleiern der Wege. Sie lenkt mit ihren Nachrichten ab."

„Und woher wissen sie das alles?"

„Weil ich Gutachterin bin! Auch für die kleine Ratte!" Sie zeigt mit dem Finger Richtung … irgendeine Richtung, weil sie längst die Orientierung verloren hat.

„Für die Amelie musste ich Gutachten schreiben, für das Gericht, solche Kakerlaken haben in Bayern kein Recht aufzumucksen. Intelligente Leute, und das ist sie zweifellos, haben immer viele Hintertüren. Dies habe ich eruiert, weil das Gutachten stichfest sein musste!"

„Haben Sie nachgeholfen?"

Die Beamten haben keine Antwort bekommen, sind verunsichert und machen sich auf den Weg nach Brooklyn. Dort angekommen, glauben sie ihren eigenen Augen nicht. In der Türe steckt eine Metzgeraxt, von innen, an Amelie klebt Blut, sie atmet schwer und krabbelt auf allen vieren auf dem Boden.

„Nein", schreit sie, „Neeeein"

„Was ist, Ma'am", fragt der Beamte betroffen, nahezu liebevoll.

Amelie kann seine Stimme nicht hören, weil sie wie ein Echo klingt. Sie kann nicht erkennen, wo die Stimme herkommt und dreht sich wie betrunken mal hierhin mal dorthin. Der Beamte will sie aufheben, sie wehrt sich und versucht, sein Gesicht zu fassen. Es kommt ihr vor, als hätte er ein gläsernes Gesicht, sie will das Glas zerstören. Es kommt zu einem heftigen Ringen mit ihm, und sie kratzt sein Gesicht von der Stirn bis nach unten. Der Beamte fasst sich mit beiden Händen vor Schmerz schreiend ins Gesicht und Amelie schlägt, in den in Wahnsinn getrieben, um sich. Dann ist ihr lautes Lachen zu hören, keiner lacht mit.

Zwei weitere Beamte springen zur Hilfe, reißen Amelie von dem Kollegen weg. Sie schreit, dass sie Angst hat, klammert sich an die Füße des anderen Beamten, umringt ihn wie eine Schlange – vielmehr fühlt sie die Angst und fällt in Ohnmacht.

Der Einsatzleiter hebt die im Koffer gefundenen Tabletten triumphierend nach oben. Endlich ist der Krankenwagen da.

Amelie wird nach unten getragen, sie sieht den Krankenwagen vom Flur aus und schwebt in Erinnerungen an die Kindheit, als ihr Vater sie in die Baustellengrubbe hineingeschmissen hat. Sie war zwischen ihrm vierten und fünften Lebensjahr. Sie erinnert sich daran, dass man sie trägt und ihre rechte Hand nach unten fällt. Wie jetzt. Sie versucht, die Vergangenheit von Realität zu unterscheiden.

Kann aber den Arm nicht auf die Liege heben. Er baumelt, seit 50 Jahren, so kommt es ihr vor. Mal fühlt sie sich wie vorm Haus des Vaters, dann wieder in New York, so kurz vor ihrem Ziel, so zum Greifen nah und weit entfernt wie noch nie. Unerreichbar.

Sie hört Fragen, sie kann nicht antworten.

„Das sind die neuen, extrem starken Crystaldrogen, die in Europa massenhaft Menschen vernichten. Diese sind mit Gift vermischt. Ein sehr schwer zu händelnder Cocktail, um Gegensubstanz herzustellen", so der Arzt in der Klinik, ratlos hört er sich an.

„Aber sie werden sie retten."

„Wir machen, was wir können"

Amelie vernimmt jedes Wort, ohne ein Wort sagen zu können. Sie gibt innerlich jegliche Ansprüche und jeden Wunsch und jegliche Regung auf. Das Gehirn ist in den Arealen taub, wo es aktiv sein müsste.

Hannibal hat es geschafft. Hannibal hat es geschafft. Haben Amelie und alle anderen sie unterschätzt?

In München, Wiesbaden, Berlin, London und Basel laufen Razzien auf vollen Touren. Der Einzige, der Grund hat, sich zu freuen, ist Sinnlich. Er wurde erneut befördert.

Bei jeder Razzia wurden gefährliche Drogen gefunden. Keiner kann erklären, woher das Zeug kommt. Conny und Mary werden verhört, je an einem anderen Ort. Conny ist am Boden zerstört, zum ersten Mal war sie glücklich. Mary versucht, an allen Stricken zu ziehen und jede denkbare Presse zu Hilfe zu nehmen – haben sie alle verloren?

Sternberg berichtet dem Innenminister. Sie kennen sich. Beide sitzen sich wortlos gegenüber. Sternberg berichtet über die Untersuchung, die – im Sinne vom Geheimdienst heimlich – gelaufen ist. Der Innenminister, ein Bayer – genau der Richtige – schlägt die

Hände über dem Kopf zusammen.

„Wir brauchen eine Instanz der Ordnung, das sind nun einmal die Psychiater", schreit er fassungslos. „Was haben Sie sich dabei gedacht? Es gibt Staatsinstrumente, die werden Sie nie aufbrechen. Niemals. Weil es Staatsmacht ist. Weil es Auftrag ist!"

Sternberg macht den Mund aus Verwunderung auf. So hat noch nie jemand mit ihm gesprochen. So hat er Demokratie noch nie gesehen. Was spielt sich ab? Er kann es nicht verstehen.

Der Innenminister verlässt den Raum und lässt den verstörten BND-Präsidenten sitzen. Bevor er die Türe zumacht, dreht er sich um:

„Ich wurde gewarnt, dass Sie nicht der Richtige sind", sagt er und verschwindet.

In München findet in der TH eine feierliche Zeremonie statt, der neue Dekan wird gekrönt. Dr. Hannibal ist die erste Vortragende, die die Wichtigkeit der Profession „Psychiatrie und Psychotherapie" betont und die Bildung und Ausbildung neuer Kollegen und Kolleginnen.

Alles scheint seine Ordnung zu haben.

Der bayerische Innenminister ist anwesend, der neue BND-Präsident, der neue Hauptkommissar des Bundes, kommt aus Berlin.

Und die Leiche auf dem abgesagten Maibaum, mit der keiner was anfangen konnte, wurde einbalsamiert und verwest zu einer eigenartig lederartigen Substanz. Wie ein ausgestopfter Igel hängt er da. In Anbetracht der vielen Geschehnissen haben die Menschen vergessen. So eine eigenartige Phrase, die für die meisten keinen Zusammenhang zum wahren Leben stellt!

Bis jetzt hat kaum einer verstanden, um was es eigentlich geht.

Aber es funktioniert doch!

Das Leben – für die meisten.

Das Gefängnis, vielmehr die Untersuchungshaft ist kein Savoy. Mary in England, Emma und Conny in der Schweiz und von Amelie hat keine mehr was gehört.

Alfred Hitchcock hätte sich dabei die Hände gerieben und einen Film daraus gemacht, dessen Ende mindestens so unerwartet und schockierend gewesen wäre wie die mumifizierte Leiche von Norman Bates Mutter in Psycho.

„Brüder töten ihre Brüder", das war schon immer so.